ヴィジュアル
Visual
栄養学テキスト

応用栄養学

編集

小切間美保・栗原晶子

監修

津田謹輔
帝塚山学院大学学長・人間科学部教授

伏木　亨
甲子園大学学長・栄養学部教授

本田佳子
女子栄養大学栄養学部教授

中山書店

監修 ──── 津田　謹輔　帝塚山学院大学

伏木　　亨　甲子園大学

本田　佳子　女子栄養大学栄養学部

編集 ──── 小切間美保　同志社女子大学生活科学部食物栄養科学科

栗原　晶子　大阪公立大学大学院生活科学研究科生活科学専攻

執筆者（執筆順）─ 小切間美保　同志社女子大学生活科学部食物栄養科学科

栗原　晶子　大阪公立大学大学院生活科学研究科生活科学専攻

松本　義信　川崎医療福祉大学医療技術学部臨床栄養学科

渡邊　英美　帝塚山大学現代生活学部食物栄養学科

岸本三香子　武庫川女子大学食物栄養科学部食物栄養学科

三浦　麻子　駒沢女子大学人間健康学部健康栄養学科

岩川　裕美　元龍谷大学農学部食品栄養学科

東山　幸恵　愛知淑徳大学健康医療科学部健康栄養学科

木村　祐子　帝塚山大学現代生活学部食物栄養学科

郡　　俊之　甲南女子大学医療栄養学部医療栄養学科

小山ひとみ　京都市教育委員会

曽根　保子　高崎健康福祉大学健康福祉学部健康栄養学科

三輪　孝士　大阪樟蔭女子大学健康栄養学部健康栄養学科

榎　　裕美　愛知淑徳大学健康医療科学部健康栄養学科

熊原　秀晃　中村学園大学栄養科学部栄養科学科

鈴木志保子　神奈川県立保健福祉大学保健福祉学部栄養学科

奥村　仙示　同志社女子大学生活科学部食物栄養科学科

下浦　佳之　公益社団法人日本栄養士会

刊行にあたって

　近年，栄養学はますますその重要性を増しています．わが国は少子化と同時に超高齢社会を迎えていますが，健康で寿命をまっとうするには毎日の食事をおろそかにはできません．わたしたちの物質としての体は，おおよそ7年で細胞が総入れ替えになるといわれています．毎日食べているもので入れ替わっていくのです．まさに"You are what you eat."なのです．このような営みが，生まれた時から生涯を終えるまで続きます．

　胎児の栄養状態は，成人になってからの健康や疾病に大きな影響をもたらす—すなわちDOHaD（ドーハッド：Developmental Origin of Health and Diseases）という考え方が，最近注目されています．学童期には心身の健全な発達のため，また将来の生活習慣病予防のために，「食育」という栄養教育が始まっています．青年期から中年期にかけての生活リズムは，たとえば50年前と今とでは大きく変化しており，生活リズムの変化が栄養面に及ぼす影響は，近年の「時間栄養学」の進歩によって明らかにされつつあります．高齢者では，たんぱく質・エネルギー不足が注目されており，身体活動低下とともに，サルコペニアやフレイルが問題となっています．このように栄養は，ヒトの一生を通じて大変に大切なものなのです．

　このような時期にふさわしい栄養学の教科書として，このたび「Visual栄養学テキスト」シリーズを刊行いたします．栄養士・管理栄養士養成校の授業で使えるわかりやすい教科書ですが，単なる受験書ではなく，栄養学の面白さや魅力が伝わるようなテキストをめざしています．また，単なる知識ではなく，現場で役立つ観点を盛り込んだものにしたいと願っています．

　そのほかに，本シリーズの特徴として，次のようなものがあります．
① 新しい管理栄養士養成カリキュラムと国家試験ガイドラインに沿った内容．
② 冒頭にシラバスを掲載し，授業の目的や流れ，学習内容を把握できる．
③ 各章（各項目）冒頭の「学習目標」「要点整理」で，重要ポイントを明示．
④ 文章は簡潔に短く，図表を多くしてビジュアルでわかりやすくする．
⑤ サイドノート欄の「豆知識」「用語解説」「MEMO」で，理解を深められる．
⑥ シリーズキャラクター「にゅーとり君」が本文中の重要ポイントをつぶやく．
⑦ 関係法規などの参考資料はネットに掲載し，ダウンロードできるようにする．

　栄養士・管理栄養士の果たす役割は，今後もますます重要になっていくことでしょう．この新しいシリーズが，その育成に少しでも貢献できれば幸甚です．

2016年2月吉日

監修　津田謹輔・伏木　亨・本田佳子

はじめに

　管理栄養士・栄養士養成において，応用栄養学は基礎の学びと実践的な分野をつなぐ重要な科目であり，学生が将来，専門職として栄養管理を行うための判断力と実践力を身につけることを目的とした科目である．

　本書では，基礎的または実践的な分野を専門とされている著名な先生方に，ご多忙の中ご尽力いただき，栄養学教育モデル・コア・カリキュラム，管理栄養士国家試験出題基準（ガイドライン）および日本人の食事摂取基準（2020年版）を十分に参照してご執筆いただいた．また，実践現場で活躍する先生方にもご執筆いただいたことで，学生が理論と実践を結びつけ，栄養管理の実際を実感し，興味を深められる内容となった．

　第1章では，栄養管理の過程を理解し，特に栄養アセスメントについて詳しく解説している．第2章では，栄養管理に必須の日本人の食事摂取基準（2020年版）についてポイントを抽出してわかりやすく解説していただいた．実際に応用栄養学を教えている経験から，学生の理解を促す工夫として，エネルギーおよび栄養素を順番に解説するだけでなく，それぞれの指標設定の基本的な考え方や算出方法をライフステージ別に整理して比較できるよう，独自の表を取り入れた．

　第3章～第6章は，ライフステージ別栄養管理の内容である．妊娠期・授乳期，新生児期の順に始まり，続いて，生理的特徴が大きく異なる成長期と成人期以降とを分けて章立てを行った．各ライフステージの内容は，生理的特徴と栄養アセスメントのポイント，栄養ケアをひとまとまりとして構成した．生理的特徴では，栄養ケアに関与する摂食，消化・吸収，代謝の機能を優先的にまとめ，栄養アセスメントのポイントおよび食事摂取基準の解説では，第1章，第2章で学んだ内容と連動するように工夫した．栄養ケアでは，環境要因等を含めたさまざまな栄養アセスメント項目の結果を総合的に判断できるよう，栄養管理のポイントごとに解説を行い，栄養管理の一連の活動がイメージできるようにした．

　第7章では，運動・スポーツと栄養について，他書にはない新しい切り口と実践的な内容を盛り込んでいただいた．第8章のストレス・特殊環境と栄養ケアでは，基礎的な内容を丁寧に解説し，また，災害時の栄養ケアでは，日本栄養士会災害支援チームの活動など，興味深い内容をまとめていただいた．

　本書は，複数の科目で学んだ知識や技術，考え方を統合し，総合的に栄養状態を評価する能力と，それを科学的・計画的に実践する能力を育むことをねらいとして編まれた．コラムやサイドノート（用語解説，豆知識，MEMO）も参考にしながら，学生には，「専門職としての総合力と実践力とはどういうことか」を学んでいただきたい．

　栄養学全般をみると，応用栄養学は学問としてまだ発展途上の部分がある．このテキストで学んだ学生たちが，応用栄養学への興味を深め，将来この分野にかかわる実践研究を一層発展させていただければ幸いである．

2020年3月

小切間美保・栗原晶子

応用栄養学　シラバス

一般目標	●管理栄養士・栄養士が行う栄養管理の概念・目的・進め方が説明できる ●「日本人の食事摂取基準」策定の考え方や科学的根拠，活用について説明できる ●各ライフステージ，運動・スポーツ時，特殊環境下における生理的・身体的特徴を理解し，適切な栄養管理の進め方が説明できる

※便宜上45回で作成している

回数	学修主題	学修目標	学修項目	章
1	栄養管理	●栄養管理の目的が説明できる ●栄養ケア・マネジメントの概要が説明できる	●栄養管理とは ●栄養管理の目的 ●栄養ケア・マネジメントの概念，概要	1
2				
3	栄養アセスメント	●栄養アセスメントの目的と方法が説明できる ●栄養アセスメントの複数の指標から総合的に栄養状態の判定を行う手順を理解できる	●栄養アセスメントの意義と目的 ●栄養アセスメントの栄養分類 ●栄養アセスメントの方法 ●食事調査などによる栄養アセスメントの留意事項 ●栄養評価結果の分析と問題点の抽出	
4				
5				
6	食事摂取基準の意義	●食事摂取基準の基本的な考え方と活用法について説明できる ●食事摂取基準の各指標の目的と種類について説明できる	●食事摂取基準の目的 ●科学的根拠に基づいた策定	2
7	食事摂取基準策定の基礎理論		●エネルギー摂取の過不足からの回避を目的とした指標の特徴 ●栄養素の摂取不足からの回避を目的とした指標の特徴 ●栄養素の過剰摂取からの回避を目的とした指標の特徴 ●生活習慣病の予防を目的とした指標 ●策定における基本的留意事項	
8				
9				
10	食事摂取基準活用の基礎理論		●活用における基本的留意事項 ●個人の食事改善を目的とした評価・計画と実施 ●集団の食事改善を目的とした評価・計画と実施	
11				
12	エネルギー・栄養素別食事摂取基準		●エネルギーの食事摂取基準 ●栄養素別食事摂取基準 　たんぱく質/脂質/炭水化物/エネルギー産生栄養素バランス/ビタミン/ミネラル	
13				
14				
15				
1	妊娠期・授乳期の生理的特徴	●妊娠・授乳における母体の生理的変化と胎児の発育について知り，栄養管理の特徴を理解する ①妊娠期の母体の生殖器に関与するホルモンの変化とそれによる生理的変化が説明できる ②妊娠期の母体の身体的変化，胎盤形成や胎児の成長について説明できる ③乳汁分泌の機序と乳汁の成分について学び，授乳の支援の方法について説明できる	●妊娠の成立と維持 ●母体の生理的・身体的変化 ●胎児の成長 ●乳汁産生・分泌の機序と乳汁の成分	3
2				
3	妊娠期・授乳期の栄養ケア	④母体の低栄養が胎児の発育不全や生活習慣病に関係することを説明できる ⑤妊娠期・授乳期に必要とされるエネルギーや栄養素について学び，特徴的な疾患への栄養介入や予防について説明できる	●妊娠期の栄養アセスメントのポイント ●妊婦・授乳婦の食事摂取基準 ●妊産婦のための食生活指針 ●妊婦・授乳婦の栄養ケア ●出産後の健康・栄養状態およびQOLの維持向上	
4				
5	新生児期・乳児期の生理的特徴	●新生児期・乳児期の成長と，哺乳や離乳食摂取における栄養管理・支援方法について理解する ①新生児期・乳児期の生理的特徴や身体的特徴を理解し，摂食・消化機能の発達が説明できる ②身体発育曲線（成長曲線）を用いた栄養評価ができる	●出生体重による分類 ●新生児期・乳児期の発育・発達	4
6				
7	新生児期・乳児期の栄養ケア	③母乳栄養と人工栄養について理解し，これらの栄養摂取下で起こりうる疾患ならびに治療・予防のための栄養介入について説明できる ④授乳・離乳の方法，支援について説明できる	●新生児期・乳児期の栄養アセスメントのポイント ●乳児期の哺乳量と食事摂取基準 ●新生児期・乳児期の疾患と栄養ケア ●授乳・離乳の支援	
8				
9	成長期の生理的特徴	●成長過程の各時期の体格変化，摂食機能，代謝機能，運動機能，精神機能，学習能力，社会性などの変化と特徴を知り，それぞれに合わせた栄養ケアについて理解する	●成長と発達 ●疾病予防の栄養管理	5
10				

回数	学修主題	学修目標	学修項目	章
11	小児期の栄養ケア	①どの時期にどのような成長や発達がみられるかを理解し，各時期の食事摂取基準の考え方について説明できる	●小児期の栄養アセスメントのポイント ◎小児期の食事摂取基準 ●幼児期・学童期・思春期の食事摂取基準	
12		②健康な発育を支える保育所給食や学校給食の取り組みや，特徴的な疾病予防のための栄養介入について説明できる	◎幼児期の栄養ケア（実際） ●幼児期の栄養ケアと「食べる力」の支援	
13			◎学童期・思春期の栄養ケア（実際） ●学童期・思春期の栄養ケアと学校給食の役割 ●学校給食摂取基準	5
		③食物アレルギーへの対応の仕方が説明できる	◎成長期の食物アレルギー対応 ●食物アレルギーの定義	
14			●加工食品のアレルギー表示 ●食物アレルギーの治療・管理の原則 ●原因食物別食事指導	
15			●保育所・幼稚園・学校における対応 ●エピペン®の使用	
1	成人期・高齢期の生理的特徴	●成人期から高齢期における生理的変化を知り，それぞれに合わせた栄養ケアについて理解する ①加齢によるエネルギー・栄養素の代謝変化および活動レベルの変化を説明できる	●加齢の概念 ●成人期・高齢期の生理的特徴	
2				
3	成人期・高齢期の栄養ケア	②加齢による摂食機能や消化・吸収・代謝の変化を説明できる	●成人期・高齢期の栄養アセスメントのポイント ◎成人期・高齢期の食事摂取基準 ●成人期の食事摂取基準 ●高齢期の食事摂取基準	
4		③更年期の生理的変化を説明できる ④社会生活と生活習慣病とのかかわり及び疾病予防のための栄養介入について説明できる	◎成人期の栄養ケア（実際） ●生活習慣病の予防 ●更年期の生理的変化 ●骨粗鬆症の予防 ●健康づくりのための身体活動基準および指針	6
5		⑤高齢者におけるQOL，ADL低下予防のための栄養支援について説明できる	◎高齢期の栄養ケア（実際） ●低栄養の予防・対応 ●サルコペニア，フレイルおよびロコモティブシンドロームの概念と予防 ●転倒・骨折の予防 ●認知症への対応 ●咀嚼・嚥下障害への対応 ●脱水	
6			●日常生活活動度：基本的ADL，手段的ADLの低下と支援	
7	運動時の生理的特徴とエネルギー代謝	●身体活動時のエネルギー代謝と骨格筋のかかわり，および呼吸・循環応答を理解する	●骨格筋とエネルギー代謝 ●運動時の呼吸・循環応答	
8		●疾病予防・治療に有効な身体活動の条件と体力を理解する	●体力と健康 ●運動の健康への影響	
9	運動と栄養ケア	●運動トレーニングの原理・原則を理解する ●スポーツ栄養学の基礎を理解する	●運動トレーニング ●糖質摂取・たんぱく質摂取 ●食事内容と摂取タイミング ●ウェイトコントロールと運動・栄養 ●アスリートの栄養の問題 ●栄養補助食品の利用 ●健康・スポーツ分野における栄養管理システム ●水分・電解質補給	7
10	ストレスと栄養ケア	●ストレス条件下，特殊環境下における生理的変化と栄養管理を理解する	●恒常性の維持とストレッサー ●生体の適応性と自己防衛	
11		①ストレスに対する生体反応および生活習慣との関連と栄養管理について説明できる	●ストレスによる代謝の変動 ●ストレスと栄養	
12	特殊環境と栄養ケア	②特殊環境下での健康障害の予防または改善のための栄養管理について説明できる	●特殊環境下の代謝変化 ●高温・低温環境と栄養	8
13			●高圧・低圧環境と栄養 ●微小重力環境（宇宙空間）と栄養	
14	災害時の栄養ケア	③災害時の栄養問題と栄養介入について説明できる	●災害発生時の状況と栄養・食生活の課題 ●優先的に管理すべき栄養素とアプローチの方法	
15			●災害時に管理栄養士に求められる業務 ●実際に用いられる栄養管理の資料	

Visual栄養学テキストシリーズ
応用栄養学

目　次

> **Column**
>
> ● 栄養素の指標の概念と特徴 … 20　● 食事摂取基準の栄養素摂取の各指標を理解する … 23　● 成人T細胞白血病（ATL）について … 62　● 小児の貧血 … 89　● 特定加工食品 … 102　● 乳児食物アレルギーの予知と予防 … 104　● たんぱく質摂取量が少ないほど将来的な除脂肪体重の減少が大きい … 130　● 身体活動量の増加とビタミンの摂取 … 145　● 災害時に役立つパッククッキング … 168

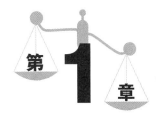

学修目標

- 栄養管理の目的が説明できる
- 栄養ケア・マネジメントの概要が説明できる
- 栄養アセスメントの目的と方法が説明できる
- 栄養アセスメントの複数の指標から，総合的に栄養状態の判定を行う手順が理解できる

要点整理

✓ 栄養管理とは管理栄養士が行う業務全般を指し，その目的は，人々の健全な成長・発達，健康の維持・増進，疾病の治療または発症予防・重症化予防，フレイルの予防である.

✓ 栄養ケア・マネジメントは，人を対象により質の高い栄養ケアの実践につなげるためのマネジメントサイクルのことである.

✓ 栄養ケア・マネジメントは，①栄養スクリーニング，②栄養アセスメント，③目標設定，④栄養管理計画の立案，⑤実施，⑥モニタリング，⑦評価，⑧修正の過程を繰り返しながら行う.

✓ 栄養アセスメントは機能別に，静的・動的・予後栄養アセスメントに分類され，評価したいタイミングによって評価項目を選択する.

✓ 栄養アセスメントでは，身体計測，臨床検査，臨床診査，食事調査を軸に，環境レベルの要因も考慮して多面的に対象者を評価し，総合的に栄養状態を判定する.

1 栄養管理

1 栄養管理とは

- 栄養管理の基礎を学ぶ目的は，管理栄養士・栄養士の職務の基本を学ぶことである.
- 栄養士法第一条では，管理栄養士・栄養士を「栄養の指導を行うことを業とする者」と定義している.

栄養士法第一条

　この法律で栄養士とは，都道府県知事の免許を受けて，栄養士の名称を用いて，栄養の指導に従事することを業とする者をいう.

　この法律で管理栄養士とは，厚生労働大臣の免許を受けて，管理栄養士の名称を用いて，傷病者に対する療養のため必要な栄養の指導，個人の身体の状況，栄養状態等に応じた高度の専門的知識及び技術を要する健康の保持増進のための栄養の指導並びに特定多数人に対して継続的に食事を供給する施設における利用者の身体の状況，栄養状態，利用の状況等に応じた特別の配慮を必要とする給食管理及びこれらの施設に対する栄養改善上必要な指導等を行うことを業とする者をいう.

- 栄養の指導とは，対象者(個人や集団)に対し，栄養・食に関する専門的知識や技術を用いて栄養素などの摂取，食事回数やタイミングなどの食べ方，栄養補給法などを調節し，対象者の栄養代謝や身体機能の調節過程に介入し制御することである(公益

社団法人日本栄養士会生涯教育基本研修資料より）．

- 栄養の指導を実践することが，栄養管理である．
- 「栄養学教育モデル・コア・カリキュラム」では，管理栄養士が行う業務全般を栄養管理と表現している．また，栄養士が行う業務全般は食事の管理を中心とした栄養管理としている．
- 栄養管理とは，対象となる個人や集団における望ましい栄養状態・食生活の実現に向けて，マネジメントサイクル（後述）に沿った活動を実践することである．

2　栄養管理の目的

- 管理栄養士・栄養士は，栄養・食を通じて栄養管理を行い，人々の健康と幸福に貢献することを目指す．
- 栄養管理は，人々の健全な成長・発達，健康の維持・増進，疾病の治療または発症予防・重症化予防，フレイルの予防を目的として行われる．
- 専門職として標準化した栄養管理を実現するために，マネジメントサイクルに沿った活動を行う必要がある．これには，PDCAサイクルの概念が取り入れられている．
- PDCAサイクルは，1950年代にエドワーズ・デミング（Edwards Deming）によって品質管理に関する概念として提唱されたもので，Plan（計画）→Do（実施）→Check（評価）→Act（修正）と進み，そして再度Plan（計画）に戻り，品質を高めていくプロセスである．

3　栄養ケア・マネジメントの概念

- 栄養管理において，人を対象に行う栄養ケア・マネジメントとは，①栄養スクリーニング，②栄養アセスメント（栄養状態の評価・判定），③目標設定，④栄養管理計画の立案（栄養補給・栄養食事相談・多職種連携による栄養ケア），⑤実施，⑥モニタリング（栄養状態や実施状況の評価），⑦評価，⑧修正の過程を繰り返すことで，サービスの評価・継続的な品質改善の活動を行うマネジメントサイクルのことである．
- ⑦修正とは，モニタリングの結果をそれぞれの過程にフィードバックして，再度詳細に栄養アセスメントを実施したり，必要に応じて目標設定の見直しや栄養管理計画の見直しを行ったりすることである．このような過程を繰り返すことにより，目標達成に近づくことができる．
- 栄養ケアとは，人を対象にアセスメントに基づいた栄養支援（栄養補給の選択，食事提供，栄養教育など）を行うことをいう．

4　栄養ケア・マネジメントの概要

- 栄養ケア・マネジメントは，対象者の栄養状態を把握することから始まる．すなわち栄養スクリーニングが第一歩であり，スクリーニングによって栄養不良のリスクがある者を抽出し，詳しい栄養アセスメントを行う．
- 栄養不良とは，食生活状況，社会環境要因の問題などによるエネルギーおよび栄養素摂取の不足または過剰，栄養素摂取の偏り，疾病による代謝異常の状態などを指す．

栄養スクリーニング

- 栄養スクリーニングの指標には，簡便で容易に行える方法を用いる．非侵襲であり低コストが望ましい．栄養アセスメントの指標と区別できるとは限らない．
- 指標には栄養素摂取状況に加え，栄養状態と関連する身体状況や臨床所見も用いられる．また，生活状況，健康や栄養に対する知識や意識，社会環境要因も栄養状態に影響することから評価項目に含まれる．
- 栄養スクリーニングの方法に主観的包括的評価（SGA）がある．
- SGAは，問診と身体計測値から対象者の栄養状態を主観的に評価する方法である．

【用語解説】
栄養学教育モデル・コア・カリキュラム：厚生労働省の予算事業として日本栄養改善学会が委託を受け，管理栄養士・栄養士養成のためのコア（全体の6割程度）となるカリキュラムを検討し，2019年（平成31年）4月に公表された（http://jsnd.jp/img/H30_houkoku_all4.pdf）．

●MEMO●
ここで用いた「栄養・食」とは，栄養管理の手段として食事・食品を扱う場合，あるいは地域，国，地球レベルでの食糧を扱う場合に用いられる表現である（http://jsnd.jp/core01.html）．

豆知識
栄養ケアプロセス（Nutrition Care Process；NCP）：アメリカ栄養士会が提案した栄養管理の手順のこと．栄養管理の過程を標準化するために，用いられている．栄養ケア・マネジメントと基本的には同じであるが，「栄養アセスメント（栄養状態の評価と判定を含む）」を「栄養評価」と「栄養診断」に分けて扱っている．日本では，医療機関などでの栄養管理に用いられ始めている．

豆知識
NCPでの栄養評価の分類コードは，食物・栄養に関連した履歴（FH；food/nutrition-related history），身体計測（AD；anthropometric measurements），生化学データ臨床検査と手順（BD；biochemical data, medical tests and procedures），栄養に焦点をあてた身体所見（PD；nutrition-focused physical findings），個人履歴（CH；client history）であり，栄養アセスメントの項目と類似している．

【用語解説】
侵襲
侵襲には，採血，手術，投薬，放射線照射，心的外傷などが含まれる．

SGA：subjective global assessment

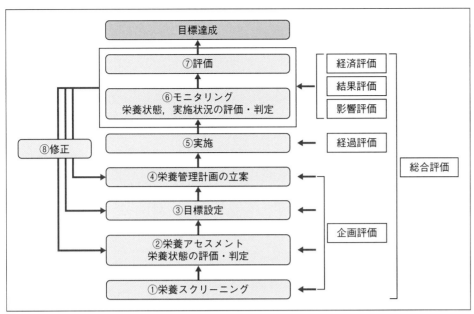

❶ 栄養ケア・マネジメント

特別な技術や検査を必要としない.

● 栄養スクリーニングには，ほかにもさまざまな方法があり，いずれも人を対象とした研究に基づいて開発されている. しかし，評価者の主観に依存する項目を含む場合は評価結果に影響が出る可能性がある. したがって，施設内で複数の評価者が行う場合は，あらかじめ評価方法の確認を行う必要がある.

栄養アセスメント

● 栄養アセスメントとは，対象者の健康や栄養状態にかかわるデータを調査し（評価），得られた因子の相互の関連性や因果関係を分析して，問題因子の抽出および優先度の高い改善項目を明らかにすること（判定）である.

● 栄養アセスメントは，身体計測（anthropometry），生化学的検査（biochemical examination），臨床診査（問診・観察）（clinical finding），食事調査（dietary survey）を基本とする. これらは頭文字をとって「栄養アセスメントのABCD」といわれる.

● 加えて，既往歴，意識や価値観，日常生活動作（ADL）の評価，喫煙（pack years），睡眠（PSQI）をアセスメントする. さらに，個人の知識・態度・行動レベルや支援者の存在，食物へのアクセス状況，経済状況なども含めた環境レベルから，対象者の状態を包括的に評価する（❷）.

● 詳細な栄養状態の評価のために，客観的データ評価（ODA）を行う. 客観的データとは，数値で示される身体計測値，生化学的検査値，食事調査の栄養素摂取量などである.

● 栄養アセスメントで得たデータから栄養状態を総合的に評価・判定し，栄養不良のリスクがある場合（問題抽出），アセスメント結果に基づいて，改善のための目標設定と栄養管理計画の作成を行う.

● 現状で問題点が明確でなくても，「このような食生活を継続すると栄養不良につながる」と判断される場合には，栄養管理を行う.

● 総合的に評価・判定するために，種々のアセスメント結果から相互関係図*1を作成すると良い.

● 栄養状態は，栄養素などの摂取状況，生活状況，嗜好や価値観，環境因子などさまざまな要素が関連している. ICF（国際生活機能分類）などを参照して対象者と面接などを行いながら，それぞれの要素のかかわりを理解することで，原因や支障となってい

豆知識

65歳以上の栄養状態を評価するために開発されたSGAに，MNA®（Mini Nutrition Assessment）があり国際的にもよく用いられている. またMNA®の精度を保ちつつ簡便にしたMNA®-SF（-short form）が使われている.

ADL：activities of daily living

【用語解説】
PSQI（Pittsburgh Sleep Quality Index）：ピッツバーグ睡眠質問票は，過去1か月間における睡眠習慣や睡眠の質に関する18項目の質問から構成されており，総合得点（0〜21点）が高いほど睡眠の質が悪いと評価される. また，6点以上は睡眠不良群と診断される.

ODA：objective data assessment

*1 相互関係図の具体的な解説は次項（p.12）を参照.

【用語解説】
ICF（International Classification of Functioning, Disability and Health）：WHO（世界保健機関）が制定した国際生活機能分類である. ICFでは，「"人が生きること"の全体」を「人はさまざまな生活機能から成り立っている」ととらえている. この生活機能は相互に関係する3つのレベルに分類され，①生命の維持に直結する"心身機能・構造"の生命レベル，②日常生活動作や余暇活動などを示す"活動"の生活レベル，③社会のなかで役割を果たす"参加"の人生レベルとされている. この3つのレベルは，それぞれ生物，個人，社会レベルとも言い換えられる. ICFにより，さまざまな立場の人たちが健康や障害の状況を共通の言語で語れるようになり，共通理解に役立っている.

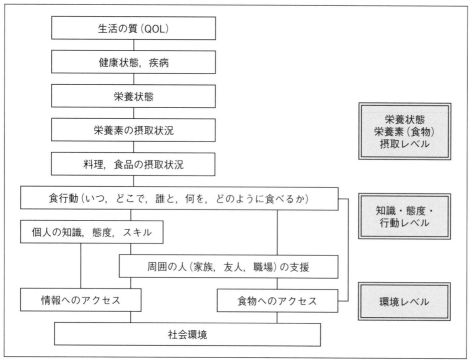

❷ 栄養・食生活と健康，生活の質などの関係

(厚生労働省. 健康日本21より. https://www.mhlw.go.jp/www1/topics/kenko21_11/pdf/b1.pdf)

る事柄を明確にし，目標設定および改善方法の検討を行うことができる．

目標設定と栄養管理計画の作成

● 目標設定は，アセスメントの結果に基づいて行われ，①栄養状態改善を実現しうる科学的根拠があること，②具体的で実行性の高い内容であること，③複数の目標に優先順位をつけること，④長期化する場合には，短期目標，中期目標，長期目標のように段階的に達成できる内容を目標に立てること，などを考慮する．

● 目標は数値で示すと行動しやすく，達成感も得られやすい．数値には，体重などの測定値，食品の重量やサービング数，摂食回数や行動の実施日数のような頻度などがある．

● 短期目標は，1〜3か月程度の期間で達成可能な内容とする．具体的な行動計画を立て，セルフモニタリングできるしくみがあると持続性が高まる．

● 中期目標とは，短期目標を5〜6か月程度継続することで達成可能な内容とする．

● 長期目標とは，解決の必要性が高かった問題が改善された状態を示す内容とする．長期目標を達成するための短期目標，中期目標であるため，それぞれ段階的で，つながりのある内容とする．

● 栄養管理計画は，栄養ケア計画や栄養ケアプランと呼ばれることもある．

● 栄養管理計画は，目的と期限を明確にする．すなわち「誰に対して」「いつ」「どこで」「誰がどのような立場で」「何を」「どのように」を明記する．

● 計画に際し，対象者の栄養摂取方法を検討する．各種疾患の有無または病状，咀嚼（そしゃく）・嚥下（えんげ）機能などのアセスメントにより，栄養補給法と食形態を選択する．

● 栄養補給法には，経口栄養法，経腸栄養法，経静脈栄養法がある．

● 食形態は摂食・嚥下リハビリテーション学会が示している「嚥下調整食分類2021」[*2] などの指標を参照する．

● 対象者の栄養状態を包括的に改善する栄養管理計画には，管理栄養士だけで実施できない事項も必要となる．計画書は他職種と連携できるよう的確な表現を用いる．

実施とモニタリング

● 栄養管理計画に従って，多職種が連携して実施する．連携のために，対象者の栄養状

専門職として管理栄養士が栄養ケア・マネジメントを行うことで，対象者の望ましい栄養状態が実現するんだね

[*2] 第6章「2-3 高齢期の栄養ケア（実際）」(p.133)を参照.

態や行動，環境の変化など最新情報を整理し，共有できるしくみをつくっておく．

● モニタリングとは，進捗状況や改善目標の達成状況を把握して，問題（目標の不適正，対象者の非同意，計画の不適正，協力者の問題など）を評価する過程である．

● モニタリングには，経過評価モニタリングと影響評価モニタリングなどがある．

● 経過評価モニタリングは，実施過程の評価のためのモニタリングである．具体的には，計画内容の周知状況，進行状況，人的資源・物的資源や予算の活用状況などを調査することである．

● 影響評価のモニタリングは，対象者の知識，技術，意識，態度，行動などを把握することである．また，対象者に影響を与える周囲の理解度や支援，社会的資源の利用頻度，環境要因の改善なども把握し，評価する．

評　価　（❷）

● 経過評価，影響評価に加え，結果評価，経済評価，総合評価などを行う．

● 結果評価では，栄養管理計画の実施による栄養状態の改善状況を評価する．当初行った栄養アセスメントの項目を再度測定することでおおむね評価できる．

● 経済評価では，実施に要した費用と効果を分析する．すなわち，ある効果を得るための栄養管理に必要な費用を算出し，評価することである．

● 総合評価とは，実施内容が対象者にとって適切であったかどうかを総合的に評価することである．たとえば，結果評価が高くても，対象者の負担感が大きかったり経済効率が悪かったりすると，継続性が低く問題が再発することになる．

参考文献

・公益社団法人日本栄養士会監修．木戸康博ほか編著．栄養管理プロセス．第一出版；2018

・木戸康博ほか編．栄養ケア・マネジメント　基礎と概念．医歯薬出版；2015.

・東口髙志ほか．栄養アセスメントとは．Medical Technology 2002；30：906-11.

・渡邊令子ほか編．健康・栄養科学シリーズ　応用栄養学．改訂第5版．南江堂；2015.

・Tokunaga K, et al. Ideal body weight estimated from the body mass index with the lowest morbidity. Int J Obes 1991；15：1-5.

・栢下　淳ほか編．栄養科学イラストレイテッド　応用栄養学．羊土社；2014.

・厚生労働省．日本人の食事摂取基準（2020年版）．令和元年12月．

カコモン に挑戦 ‼

◆ 第31回-84

栄養スクリーニングに求められる要件である．誤っているのはどれか．1つ選べ．

(1) 簡便である．

(2) 妥当性が高い．

(3) 信頼性が高い．

(4) 侵襲性が高い．

(5) 敏感度が高い．

◆ 第30回-84

栄養ケア・マネジメントの手順としては、栄養スクリーニング後，| a |，| b |，| c |，| d |の順で行い，| d |に続き，必要に応じて再度| a |を行う．

□ に入る正しいものの組合せはどれか．1つ選べ．

	a	b	c	d
(1)	栄養アセスメント	栄養ケアプラン	栄養介入	モニタリング・評価
(2)	栄養アセスメント	モニタリング・評価	栄養ケアプラン	栄養介入
(3)	栄養ケアプラン	栄養アセスメント	栄養介入	モニタリング・評価
(4)	モニタリング・評価	栄養介入	栄養アセスメント	栄養ケアプラン
(5)	栄養介入	モニタリング・評価	栄養ケアプラン	栄養アセスメント

解答

◆ 第31回-84　正解（4）

◆ 第30回-84　正解（1）

2 栄養アセスメント

1 栄養アセスメントの意義と目的

- 栄養スクリーニングで栄養不良のリスクがある者，もしくはその可能性のある者に対し，より詳細な栄養状態の評価を行うために栄養アセスメントを実施する．

- 栄養ケア・マネジメントで，重要となるのが栄養アセスメントである．栄養アセスメントで対象者の問題点を正しく抽出することができなければ，その後の過程は無駄になってしまうといっても過言ではない．

- 対象者の栄養上の問題点を検討するには，食事摂取状況だけをみるのではなく，身体の状況や対象者の生活状況，健康や栄養に関する知識や意識，QOL も評価する必要がある．

QOL：quality of life（生活の質）

2 栄養アセスメントの栄養分類

- 栄養アセスメントは機能別栄養アセスメント（静的栄養アセスメント，動的栄養アセスメント），予後栄養アセスメントに分かれる．

- 栄養アセスメントでは，より詳細な栄養状態の評価を行うために，客観的データ評価（ODA）を行う．

ODA：objective data assessment

- 身体計測値，臨床検査，臨床診査，栄養素等摂取量などの栄養指標から栄養状態を総合的に評価し，判定する．栄養上のリスクがある場合には，フォローアップ計画を作成し，栄養管理を行う．

機能別栄養アセスメント

- 栄養アセスメントでは，静的，動的，予後のどのタイミングの評価を行いたいかによって，評価に用いる項目を選択する必要がある．

- いずれのタイミングの評価でも，主観的・客観的指標を組み合わせて，総合的な評価を行うことが重要である．

- 機能別栄養アセスメントの具体的な項目について❶に示す．ただし，静的栄養アセスメントと動的栄養アセスメントの区別は必ずしも明確にできるものではないので，各項目の特徴を理解して使用する．

静的栄養アセスメント

- 長期的な栄養状態を評価するもので，栄養障害の有無やその程度を示す．

- 摂取した栄養素の過不足や疾病特有の栄養状態について，栄養不良のリスクやそのタイプを判定する．

- 評価には，身体計測指標や，代謝回転が比較的遅い血液・生化学指標，臨床検査指標を用いる．

動的栄養アセスメント

- 病態の変化，栄養介入による変化の評価（モニタリング）を行う際に用いる．

- 評価には，短期間に変動する項目が用いられる．身体計測指標では体重変化が用いられ，血液・生化学指標，臨床検査指標[*1]では，窒素平衡や急速代謝回転たんぱく質（RTP）など（血中半減期が短く合成および代謝速度が速い指標）が用いられる．

- 間接熱量計による安静時エネルギー消費量（REE），呼吸商なども含まれる．

- 得られる数値は，さまざまな原因による代謝変動に反応し変化しやすいため，結果の解釈には留意が必要である．

予後栄養アセスメント

- 複数の栄養指標を組み合わせて栄養状態を評価し，合併症の発症リスクや回復状態を予測する．したがって，外科手術や投薬などの各種治療を開始する前に行われる．

[*1] ヘパプラスチンテスト（HPT）は，肝の合成能障害の有無の判定およびビタミンK欠乏状態のスクリーニングを目的に使用される．総分岐鎖アミノ酸/チロシンモル比（BTR）は，肝臓でのアミノ酸代謝異常をみる指標で，フィッシャー（Fischer）比より簡単に測れる．

RTP：rapid turnover protein
REE：resting energy expenditure
HPT：hepaplastin test
BTR：branched-chain amino acid/tyrosine ratio

❶ 機能別栄養アセスメントの項目例

		静的栄養アセスメント	動的栄養アセスメント
身体計測指標		1) 身長・体重 　①体重変化率，②%平常時体重 　③身長体重比　④%標準体重 　⑤BMI	
		2) 皮厚：上腕三頭筋部皮下脂肪厚 (TSF)	
		3) 筋囲：上腕筋囲 (AMC) 　　　　上腕筋面積 (AMA)	
		4) 体脂肪率	
臨床検査指標	血液・生化学指標	1) 血清総たんぱく，アルブミン，コレステロール，コリンエステラーゼ	1) 急速代謝回転たんぱく質 (RTP) 　①トランスフェリン (Tf) 　②トランスサイレチン (TTR) =プレアルブミン (PA) 　③レチノール結合たんぱく (RBP) 　④ヘパプラスチンテスト (HPT)
		2) クレアチニン身長係数 (尿中クレアチニン)	2) たんぱく代謝動態 　①窒素平衡 　②尿中3-メチルヒスチジン
		3) 血中ビタミン，微量栄養素	3) アミノ酸代謝動態 　①アミノグラム 　②フィッシャー比 (分岐鎖アミノ酸/芳香族アミノ酸) 　③BTR (分岐鎖アミノ酸/チロシン)
		4) 末梢血中総リンパ球数	
	皮内反応	遅延型皮膚過敏反応	
	間接熱量		1) 安静時エネルギー消費量 (REE)
			2) 呼吸商 　(間接カロリーメーターにより測定された呼気中酸素濃度と二酸化炭素濃度および測定前日の24時間尿中窒素排泄量から算出)
			3) 糖利用率 　(間接カロリーメーターにより測定された呼気中酸素濃度と二酸化炭素濃度および測定前日の24時間尿中窒素排泄量から算出)

(東口髙志ほか. 栄養アセスメントとは. Medical Technology 2002；30：906-11を参考に作成)
Tf：transferrin，TTR：transthyretin，PA：prealbumin，RBP：retinol binding protein.

❷ 予後栄養アセスメントのための計算式

● Buzbyらの式 (消化器手術の予後栄養指標)
　$PNI = 158 - (16.6 \times 血清アルブミン〈g/dL〉) - (0.78 \times TSF〈mm〉) - (0.22 \times TFN〈mg/dL〉) - (5.8 \times DCH)$
　　DCH：遅延性皮膚過敏反応 (0：無反応，1：5mm未満，2：5mm以上)
　　50≦PNI：高度リスク，40≦PNI<50：中等度リスク，PNI<40：低度リスク

● 小野寺らの式 (消化器がん患者に対する予後予測指標)
　$PNI = (10 \times 血清アルブミン〈g/dL〉) + (0.005 \times 末梢リンパ球数〈/mm^3〉)$
　　PNI≦40：切除吻合禁忌，40<PNI：切除吻合可能

TSF：上腕三頭筋部皮下脂肪厚，TFN：トランスフェリン

● 術前の栄養状態から術後合併症の発生率，術後の回復過程の予後を推定する栄養判定指数として，予後栄養指数 (PNI) がある (❷).
● 予後栄養アセスメントにリンパ球数といった免疫能の評価項目が含まれるのは，低栄養状態や異化亢進状態で免疫能が低下するためである.

3 栄養アセスメントの方法

身体計測

● 身体計測により，普遍的な栄養状態の評価が可能であり，エネルギー・たんぱく質栄養状態をはじめとして，身体構成成分の状態を把握することもできる.
● 比較的簡便にかつ非侵襲的に測定できるものが多いため，栄養アセスメントでは広く用いられている.
● ただし，計測者の技量や測定条件によっても誤差が生じるため，計測者の訓練により

PNI：prognostic nutritional index

豆知識

Global Leadership Initiative on Malnutrition (GLIM)：
2018年9月に発表された，世界基準の低栄養診断基準にGLIMがある. 栄養スクリーニングで低栄養の中等度以上の「リスクあり」と判定された対象者について，表現型として，意図しない体重減少，BMI低値，除脂肪量低値のうち1項目以上，さらに成因として，食事量の低下または食事の吸収を妨げるような慢性的な消化管障害があるか，炎症 (急性疾患や急性傷害，または慢性的な疾患に起因する炎症) があるかが1項目以上の場合，表現型の程度に応じて，中等度または重度の低栄養と診断される.

BMI：body mass index (体格指数)

個人間および個人内誤差を小さくし，測定条件も明確に設定しておく必要がある．

身 長

- 身長は成長期であれば，身体発育の指標となり，また成人期では体格指数（BMI）や標準体重の算出に用いられる．
- 高齢期では，一定範囲以上の身長低下が椎体骨折を有する可能性を示唆する．

推定身長の計算式

- 身長測定の方法は立位身長が基本であるが，乳児では仰臥位身長，高齢者や立位が不可能な場合は，膝高などを測定し，以下の算出式にあてはめて立位身長を推算する．

男性（cm）：64.19 −（0.04 × 年齢）+（2.02 × 膝高）

女性（cm）：84.88 −（0.24 × 年齢）+（1.83 × 膝高）

体 重

- 多くの場で最も利用されている，栄養評価において不可欠な指標である．
- 一方で，急激な体重増加は，糖尿病，甲状腺機能低下症などの内分泌疾患や，心不全，腎不全などによる体液量増加（浮腫など）を示唆する．
- 標準体重との比較，BMIの算出による評価，平常時体重と計測時体重の差による栄養不良のリスク推定などに使用される．
- 計測時期は朝，起床および排泄後を基本とし，裸体と同程度（下着を着用する程度）の軽装で行う．体重の変動を把握するには，測定時刻および測定条件をほぼ同じにする．
- 計測の頻度は，施設入所の場合には月1回程度が目安となり，平常時体重や前回体重計測値からの変化をとらえる．最近1か月間，3か月間，6か月間の体重減少率が5％，7.5％，10％以上である場合は，重度の栄養不良が推測される．

推定体重の計算式（Grantの式による体重予測）

- 測定できない場合には，Grantの式によって上腕周囲長（AC），肩甲骨下部皮下脂肪厚（SSF），下腿周囲長（CC），膝高の測定値から予測体重が算出できる．
- 男性：体重（kg）= 0.98 × 上腕周囲長（cm）+ 1.27 × 下腿周囲長（cm）+ 0.40 × 肩甲骨下部皮下脂肪厚（mm）+ 0.87 × 膝高（cm）− 62.35
- 女性：体重（kg）= 1.73 × 上腕周囲長（cm）+ 0.98 × 下腿周囲長（cm）+ 0.37 × 肩甲骨下部皮下脂肪厚（mm）+ 1.16 × 膝高（cm）− 81.69

体格の評価

- 乳児・小児では，体格の評価は成長曲線と肥満度を用いて縦断的に評価する．
- 成人期以降では，BMI［体重（kg）÷ 身長（m）^{2}］は体脂肪量と相関が高く，日本肥満学会では肥満の判定基準として用いている．
- BMI高値の場合には肥満症，糖尿病，脂質異常症，高尿酸血症が，BMI低値でやせ（るいそう）の場合には貧血，呼吸器疾患，消化器疾患が多い．
- 現在，日本で使われている標準体重は（= 22 ×［身長（m）］^{2}）だが，これは30〜59歳に対象者を限定して職域健診の異常所見の合計数が最も少なくなるBMIに基づくものである[2]．
- さらに調査が進められ，BMIが23〜24.9 kg/m^{2}の群で最も死亡率が低いことが報告され，日本人の食事摂取基準における目標とするBMIの範囲として用いられている．

周囲径

- 乳幼児においては，頭部の周囲径で発育状態を評価・判定する．
- 皮下脂肪厚などとともに，体組成の間接的な評価方法としても有効である．
- 腹囲は内臓脂肪型肥満のリスク指標として用いられ，肥満の分類に使用されている．測定法は，臍の位置で水平を保ち，巻尺を一周させる．
- 近年，腹囲身長比がCTスキャンによる内臓脂肪量を腹囲よりよく反映する，あるいは心血管疾患や2型糖尿病などの肥満に伴う健康障害やメタボリックシンドロームの病態を腹囲より簡便かつより適切に評価できる，との報告もある[3]．

● MEMO ●
座高や指極（上肢を左右に水平に伸ばしたときの左手中指先端から右手中指先端までの長さ）で身長を推定することもある．

【用語解説】
浮腫：一般にむくみといわれ，皮下組織に余分な水分が溜まった状態のこと．

AC：arm circumference
SSF：subscapular skinfold thickness
CC：calf circumference，ふくらはぎ周囲長ともいう．

● MEMO ●
減量を目指す場合には，体重を頻繁に量る人ほど体重が減りやすく，少なくとも週に1回以上体重をモニタリングするべきである．毎日モニタリングをすることがより効果的であるとも報告されている[1]．

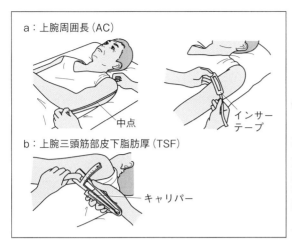

a：上腕周囲長（AC）

中点

b：上腕三頭筋部皮下脂肪厚（TSF）

インサーテープ

キャリパー

❸ 上腕周囲長の計測および上腕三頭筋部皮下脂肪厚の計測

上腕の中間点（肩峰突起と尺骨の肘頭までの中点）にてインサーテープで上腕周囲長を測定する．上腕三頭筋部皮下脂肪厚は，上腕周囲長計測部位にマークした中点の背面部位の皮膚を長軸方向平行に脂肪層と筋肉部位と分離するように親指と4本の指でつまみ，キャリパーで計測する．

- 上腕周囲長（AC），上腕筋囲（AMC），上腕筋面積（AMA）は，骨格筋肉量を間接的に評価する．腕を下げたままの状態で，肩峰点（肩峰突起）と橈骨点（肘頭）を結ぶ線の中点の位置でインサーテープを一周させる（❸）．

上腕筋囲および上腕筋面積の計算式

- 上腕三頭筋部皮下脂肪厚（TSF）と組み合わせて，上腕筋囲（AMC）および上腕筋面積（AMA）を算出し，骨格筋たんぱくの栄養状態の指標とする．

$$\mathrm{AMC\,(cm)} = \mathrm{AC} - \pi \times \mathrm{TSF\,(cm)}$$
$$\mathrm{AMA\,(cm^2)} = [\mathrm{AMC\,(cm)}]^2 \div 4\pi$$

- 下腿周囲長（CC）は仰臥位で膝を90°に曲げ，ふくらはぎの最大径の位置で皮膚に密着させ，圧迫しない程度で測定する．CCは体重と相関し，日常動作とも関連する．
- 計測値の評価は，性別・年齢別にこれらの値が示されたJARD2001の値と比較して行う．

体組成

- 体脂肪率は，上腕三頭筋部皮下脂肪厚と肩甲骨下部皮下脂肪厚から算出できる．
- 生体インピーダンス法は，生体内の電気抵抗を測定し，体重とともに体水分量から体脂肪率を測定できる．
- 生体インピーダンス法による測定は，簡便なため広く用いられているが，浮腫やそのときの飲食などの影響を受けやすい．
- より正確な測定法として，二重エネルギーX線吸収測定法（DXA）がある．体重測定および体脂肪率の算出により除脂肪体重（LBM）を算出することができる．

臨床検査

- 栄養状態を反映する血液中および尿中の成分を測定して栄養状態を評価する方法である．❹に栄養評価でよく用いられる項目をあげる．
- 血液検査，尿検査は，栄養状態だけでなく種々の影響を受けやすいため，解釈には注意を要する．

臨床診査

- 対象者への問診により，栄養状態に関連する既往歴や現病歴，家族歴，主訴，喫煙歴，飲酒歴，運動習慣などの生活習慣，対象者を取り巻く環境を聞き取る．
- 対象者の身体状況を観察し，触診することにより栄養状態を判定する．栄養障害に関連した自他覚症状については❺に概要を示す．
- 脱水：水分管理は栄養ケアのなかでも重要な項目であり，特に小児と高齢者における自他覚症状のうち脱水には留意する必要がある．脱水の分類と特徴を❻に示す．

AMC：mid-upper arm muscle circumference
AMA：mid-upper arm muscle area

TSF：triceps skinfolds

【用語解説】
JARD 2001：JARD は Japanese anthropometric reference data の略．日本人の身体計測基準値「JARD 2001」は，2001年に日本人を対象として実施されたもので，「身長」「体重」「BMI」「上腕周囲長」「下腿周囲長」「上腕三頭筋部皮下脂肪厚」「肩甲骨下部皮下脂肪厚」「上腕筋囲」「上腕筋面積」の9項目についての基準値が性別および年齢区分別に示されている．データの表現方法は，「パーセンタイル値」「クォータイル値」「平均±XS.D.（Xは1〜3）」が用いられている．臨床現場ではパーセンタイル値の利用価値が高い．

 豆知識
微弱な交流電流を生体に流し，電気伝導性（インピーダンス）を測定することにより，電気抵抗値とその長さが得られ，組織の容積を推測することができる．特に，電流はその大半が電気伝導率の高い除脂肪組織を流れるので，除脂肪組織の容積を推定できる．それと同時に体重を測定しているため，除脂肪および体脂肪量・率を推定することができる．

DXA：dual energy X-ray absorptiometry
LBM：lean body mass

 豆知識
血液検査項目の血清アルブミンは炎症による影響を受けるので，栄養状態に加え炎症も同時に確認するのが望ましい．

❹ 血液・尿の代表的な臨床検査一覧

● 血液検査

検　査	検査項目		略　語	基準値	単　位
たんぱく質関連[*1]	血清総たんぱく質		TP	6.6〜8.1	g/dL
	アルブミン		Alb	4.1〜5.1	g/dL
	RTP	トランスフェリン	Tf	190〜320	mg/dL
		トランスサイレチン（プレアルブミン）	TTR (PA)	22〜40	mg/dL
		レチノール結合たんぱく質	RBP	2.4〜7.0	mg/dL
糖代謝関連	空腹時血糖		FBS	110以下	mg/dL
	ヘモグロビンA1c（過去1〜2か月の血糖コントロールを反映）		HbA1c	4.6〜6.2	%
	グリコアルブミン（過去1〜2週間の血糖コントロールを反映）		GA	11〜16	%
脂質代謝関連	総コレステロール		TC	220未満	mg/dL
	LDLコレステロール		LDL-C	140未満	mg/dL
	HDLコレステロール		HDL-C	40以上	mg/dL
	トリグリセリド（中性脂肪）		TG	150未満	mg/dL
	遊離脂肪酸		FFA	0.1〜0.9	mEq/L
電解質関連	カリウム		K	3.6〜4.8	mEq/L
	ナトリウム		Na	138〜145	mEq/L
貧血関連	赤血球数		RBC	男性435〜555万 女性386〜492万	個/μL 個/μL
	ヘモグロビン		Hb	男性13.7〜16.8 女性11.6-14.8	g/dL g/dL
	ヘマトクリット ※平均赤血球指数（平均赤血球容積〈MCV〉，平均赤血球ヘモグロビン量〈MCH〉）を算定し，貧血の種類を診断		Ht	男性40.7〜50.1 女性35.1〜44.4	% %
	フェリチン		—	男性30〜300 女性10〜120	ng/mL
	総鉄結合能		TIBC	250〜450	μg/dL
腎機能関連	血中尿素窒素		BUN	8〜20	mg/dL
	クレアチニン		Cr	男性0.65〜1.07 女性0.46〜0.79	mg/dL mg/dL
肝機能関連	アスパラギン酸アミノトランスフェラーゼ		AST (GOT)	13〜30	IU/L
	アラニンアミノトランスフェラーゼ		ALT (GPT)	男性10〜41 女性7〜23	IU/L
	γ-グルタミルトランスペプチダーゼ		γ-GTP	男性13〜64 女性9〜32	IU/L IU/L
感染，炎症関連	白血球数		WBC	3,300〜8,600	個/μL
	C反応性たんぱく		CRP	0.14以下	mg/dL

● 尿検査

検　査	検査項目	略　語	基準値	単　位
栄養指標関連	窒素出納＝（たんぱく質摂取量〈g/日〉/6.25）−（24時間尿中尿素窒素量〈g〉＋4 g）[*2]	NB	±0	g/日
	尿中クレアチニン ※骨格筋たんぱく質量の推定が可能	U-Cre	100〜150	mg/dL
	尿中3-メチルヒスチジン ※筋肉たんぱく質の分解量の指標	3-MH	男性135〜550 女性70〜370	μmol/日 μmol/日
腎機能関連	たんぱく質	—	（−）	—
	潜血	—	（−）	—

（南学正臣総編集．内科学書．改訂第9版．中山書店；2019を参考に作成）
*1：半減期を以下に示す．
　アルブミン：20日前後．
　トランスフェリン：7日．
　トランスサイレチン（プレアルブミン）：2日．
　レチノール結合たんぱく質：0.5日．
*2：尿以外の窒素排泄量を4 gとしている．
（*1は，日本栄養改善学会監修．栄養管理の基本．第2版．医歯薬出版；2021．p.135より）

❺ 栄養障害に関係した主な症状

	主な身体徴候
一般症状（乳幼児・小児）	●低栄養：体重増加の停止，活動性の低下，不眠，慢性の下痢あるいは便秘，身体および精神的発育の遅延，食欲不振など ●過栄養：成長曲線から著しくはずれる体重増加，腋窩および後頸部（上）の皮膚の肥厚および色素沈着，皮膚線条などの皮膚所見，月経不順，運動器機能障害
一般症状（成人）	●低栄養：無月経，便秘，低血圧，徐脈，脱水，末梢循環障害，低体温，産毛密生，毛髪脱落，柑皮症，浮腫，口唇・舌あるいは肛門の腫脹，眼球の痒み，倦怠，不眠症，抵抗力減退，手・足・舌の知覚異常，消化機能障害，吐き気，食欲不振，食物忌避や食物への無関心など ●過栄養：体脂肪量の増加，呼吸数の増加，月経異常・不妊，運動機能障害など
脈拍数	●低栄養：減少．1分間40以下
血　圧	●低栄養：降下 ●過栄養：上昇傾向
毛　髪	●低栄養：毛根が細くなる．毛の形が変化する（重症のたんぱく質・エネルギー栄養障害〈PEM〉）
眼	●ビタミンA，ナトリウム欠乏：角膜の構造変化 ●カルシウム，ビタミンB₂，トリプトファン欠乏：水晶体の構造変化 ●コリン欠乏・ビタミンA過剰：網膜の構造変化
舌	●鉄欠乏：乳頭の萎縮（プランマー・ビンソン〈Plummer-Vinson〉症候群） ●悪性貧血（ビタミンB₁₂欠乏）：粘膜の発赤，平滑舌（ハンター〈Hunter〉舌炎）
口　唇	●ビタミンB₂欠乏：口角炎
皮膚・粘膜	●たんぱく質不足：セロファン様皮膚 ●ビタミンA欠乏：角質増殖を伴った皮膚の乾燥症 ●ビタミンB₂欠乏：頭部や顔面の皮脂分泌のさかんな部位にみられる湿疹（脂漏性皮膚炎） ●ナイアシン欠乏：露光部に生じる紅斑や黒褐色の色素沈着，皮膚萎縮（ペラグラ皮膚炎） ●ビタミンC・ビタミンKの欠乏：紫斑 ●脱水：皮膚ツルゴール低下 ●高張性脱水（水分欠乏性脱水）：皮膚粘膜の乾燥 ●たんぱく質・亜鉛不足：褥瘡の要因 ●ビタミンB₁欠乏かつ高糖質食摂取時，低たんぱく（アルブミン濃度低下），エネルギー欠乏：浮腫 ●腎疾患，心疾患などによる水分，ナトリウム貯留：浮腫
骨（骨格）	●リン，ビタミンD欠乏：骨格異常（くる病・骨軟化症）

PEM：protein energy malnutrition.

❻ 脱水の分類と特徴

	分　類	特　徴	身体所見	対　応
高張性脱水（水分欠乏性脱水）	電解質に比べ，水分の喪失が大きい状態	●水分摂取不足，過剰な水分喪失（消化管，腎臓，不感蒸泄から），過剰なナトリウム（Na）投与，ステロイド過剰症（クッシング〈Cushing〉症候群，副腎皮質ホルモン投与），本態性高ナトリウム血症などでみられやすい ●高熱患者，腎濃縮力が低下している幼少者や高齢者，意識障害患者，口渇中枢が障害されている患者などでみられる	●血漿浸透圧の上昇による口の渇きや口腔粘膜の乾燥，尿量の減少などを呈する．手足は冷たくならず，脈拍もしっかりと触れる．高度の水分欠乏時には，意識は保たれるが不隠・興奮の状態となる ●血清Na濃度150 mEq/L以上，血清Cl濃度110 mEq/L以上が目安	水分の補給を基本とし，可能であれば経口補給，これが不可能または緊急性の高い場合には，経静脈的に低張性の輸液での水分補給を行う
低張性脱水（ナトリウム欠乏性脱水）	細胞外液の電解質（Na）の喪失が主となる状態	●下痢・嘔吐，発汗時に水のみ補充し続けると起こる．Na摂取量の減少，Na排泄増加（利尿薬の過剰使用，消化管からの喪失，甲状腺機能低下症なども原因となる）	●発熱や口渇感を伴いにくく，皮膚・粘膜の乾燥も少ない．全身倦怠感や眠気がみられ，手足は冷たく脈拍が弱くなる．循環血液量の減少による血圧低下のため頭痛やめまい，吐き気，立ちくらみなどの循環器症状がみられる ●血清Na濃度140 mEq/L以下，血清Cl濃度110 mEq/L以下が目安	輸液療法を中心に，特に中枢神経症状があるような重症の場合，高張性食塩液をゆっくりと輸液にて補給し，血中Na濃度を徐々に上昇させる．その後，等張性の生理食塩液や乳酸加リンゲル液に切り替える
等張性脱水	水分と電解質の喪失が正常時の組成割合のまま喪失する状態	●大量出血，熱傷，大量嘔吐・下痢，消化器疾患でみられやすい．口渇感を伴うため，低張性脱水に移行しやすい	●口渇感を伴う	細胞外液の減少により循環不全を起こすような重症の場合には，等張電解質を輸液で補給する

食事調査

- 食事調査は，対象者への面接や調査票をもとに食品ならびにエネルギー・栄養素摂取量の把握，また食生活パターンや嗜好を把握するうえで行われる．
- 食事調査は管理栄養士・栄養士が最も専門的に行える評価であり，具体的な栄養補給計画を立てるうえでも重要な項目となる．
- 食事調査では必ず「誤差」が生じるものであることを認識しておく必要がある（次項参照）．
- 食事調査で得られた結果のみで判断するのではなく，身体計測値や生化学検査値などと併せて，総合的に評価するべきである．
- 食事調査の各方法の特徴や長所・短所については❼に示す．各方法の性質を理解し，目的に応じて使い分ける必要がある．
- 秤量法および陰膳法は，普段の食事と食事内容が変更されやすい．
- 24時間思い出し法は，対象者の記憶および面接者の技量に正確性が左右される．
- 食物摂取頻度調査法および食事歴法質問票による食事調査は，簡便に行える分，妥当性の検討が十分になされた調査票を用いる必要がある．

豆知識
臨床では，より正確なたんぱく質摂取量やナトリウム（Na）摂取量を把握するために，生体指標を用いた評価を行うことが多い（24時間尿中尿素窒素や，24時間尿中Naを用いる）．

4 食事調査などによる栄養アセスメントの留意事項：測定誤差

- いかにていねいな方法で食事調査を行った場合でも，測定誤差は必ず生じる．測定誤差は系統誤差と偶然誤差に分かれる．
- 系統誤差とは，測定値が真の値から特定の方向へ偏る"ずれ"（偏り）のことであり，偶然誤差とは，特定の方向に偏らない"ずれ"のことである．すなわち，測定する対象を増やしていくと，その和はゼロに近づく．
- 測定値は，正確度（妥当性）と精確度（再現性）によって評価される．
- 正確度（妥当性）は系統誤差の大きさによって決まり，精確度（再現性）は偶然誤差の大きさによって決まる．
- 実際に口にしたものを評価する食事記録法および24時間思い出し法には，過小評価（系統誤差）と日間変動（偶然誤差）の要素が含まれている．
- 食物摂取頻度調査法や食事歴法の質問票では，開発した質問票から得られるエネルギーおよび栄養素，または食品群摂取の推定値が正しいか（妥当性），また同じ対象者が複数回回答しても同様の値を示すか（再現性）を検証する必要がある．
- 妥当性の検討については，ていねいに行われた複数日の秤量法や24時間思い出し法の値や，生体指標をゴールドスタンダードとして用いる．
- 特定の食品に特徴的に含まれている栄養素（例：ビタミンAやD）は，誤差（変動係数）が大きくなるので，評価したい栄養素の変動係数の大きさを認識し，栄養評価に用いるべきである．

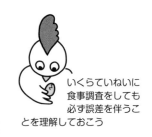
いくらていねいに食事調査をしても必ず誤差を伴うことを理解しておこう

●MEMO●
個人の習慣的な真の摂取量をより正確に把握するには「調査日数」を増やすこと，また集団の平均摂取量をより正確に把握したければ「調査例数」を増やすことが求められる．

5 栄養評価結果の分析と問題点の抽出

- 臨床診査（問診・観察），身体計測，生理・生化学検査，食事調査を行い，基準値やカットオフ値と照らし合わせて問題点を抽出する．
- 通常，複数の問題点が抽出されるが，複数の栄養管理計画を実行するのは難しい場合が多い．そのため，対象者にとって最も問題となる事項を選定する必要がある．
- 複数の問題があるなかで，優先順位をつけるには相互関係図を利用するのも一つの方法である（❽，❾）．
- 相互関係図には問題と判断した根拠，問題リストを書き出し，臨床診査で聴取した内容をもとにその原因と考えられる行動を列挙する．
- 異なる問題点であっても，共通する問題行動が把握できることがあるので，一つの栄養管理計画で複数の問題を解決できる可能性もある．

豆知識
カットオフ値：ある検査の陽性・陰性を識別する数値のことで病態識別値とも呼ばれる．

❼ 食事調査の特徴

		特　徴	長　所	短　所
食事記録法	秤量法	●摂取した食物を調査対象者が自分で秤や計量カップ，計量スプーンなどで実際の食品重量や容量を測定し，記載する方法．調理前の食材重量，廃棄量，料理としての重量，残食量などを測定する	●対象者の記憶に依存しない ●複数日の調査は，他の調査票の精度を評価する際の，ゴールドスタンダードとして使われることが多い ●日本の「国民健康・栄養調査」で使用されている	●対象者の負担が大きい ●調査期間中の食事が，通常と異なる可能性がある．コーディングに時間がかかる ●食品成分表を用いて栄養素摂取量を計算するため系統誤差を伴う ●多くの栄養素では，長期間の調査を行わないと，個人レベルでの長期間の平均的な摂取量を評価できない
	目安量法	●秤量を行わず，個，本，枚，杯などの目安量を記録する ●各食品についての1回分の目安量とそれに対応する重量を定めて標準化を図り，対象者と共通認識をもっておくことが必要である		
24時間思い出し法		●前日の食事，または調査時点からさかのぼって24時間分の食物摂取を，調査員が対象者に20〜40分（1日分の調査）程度問診する ●フードモデルや写真を使って，目安量を尋ねる	●対象者の負担が，比較的小さいため，比較的協力を得られやすい ●米国の国民健康・栄養調査（National Health and Nutrition Examination Survey：NHANES）をはじめとしていろいろな国で用いられている	●聞き取り・把握能力に熟練した調査員が必要 ●対象者の記憶や説明力，食への関心度に，調査の精度が依存する ●過小・過大申告がみられることがある ●コーディングに時間がかかる．食品成分表を用いて栄養素摂取量を計算するため系統誤差を伴う ●多くの栄養素では，長期間の調査を行わないと，個人レベルでの長期間の平均的な摂取量を評価できない
陰膳法		●摂取した食物の実物と同じものをもう一膳分集め，食物試料を化学分析して，栄養素摂取量を把握する	●対象者の記憶に依存しない．食品成分表に記載されていないものにも有効である	●対象者の負担が大きい ●試料の分析に，手間と費用がかかる ●調査期間中の食事が，通常と異なる可能性がある ●実際に摂取した食品のサンプルを，すべて集められない可能性がある ●多くの栄養素では，長期間の調査を行わないと，個人レベルでの長期間の平均的な摂取量を評価できない
食物摂取頻度調査法		●対象者の一定期間（少なくとも1週間，長い場合は1年間）の平均的な食物摂取状況を把握する ●数十〜百数十項目の食品の摂取頻度を，調査票を用いて尋ねる．その回答をもとに，食品成分表を用いて栄養素摂取量を計算する ●疫学調査で広く用いられている	●簡便に調査を行える．対象者1人あたりのコストが安く，データ処理に要する時間と労力が少ない ●標準化に長けている ●個人レベルでの長期間の平均的な摂取量を評価できる	●対象者の記憶に依存する ●得られる結果は質問項目や選択肢に依存する ●食品成分表の精度に依存する．調査票の精度を評価するため，複数日の食事記録または生体指標との比較による妥当性研究を行う必要がある
食事歴法		●数十〜百数十項目の食品の摂取頻度を，調査票を用いて尋ねることに加え，食行動，調理や調味などに関する質問も行う．その回答をもとに，食品成分表を用いて栄養素摂取量を計算する ●疫学調査で広く用いられている	●対象者1人あたりのコストが安く，データ処理に要する時間と労力が少ない ●標準化に長けている ●個人レベルでの長期間の平均的な摂取量を評価できる	
生体指標		●血液，尿，毛髪，皮下脂肪などの生体試料を採取して，化学分析する	●対象者の記憶に依存しない．食品成分表の精度に依存しない ●摂取量の大部分が吸収され，かつ，その大部分が尿中に排泄されるミネラル（ナトリウムやカリウム）では有用な調査法	●摂取量を直接に測定するわけではないため，あくまでも摂取量の代替値としての扱いにとどまる ●試料の分析に，手間と費用がかかる ●試料採取時の条件（空腹か否かなど）の影響を受ける場合がある ●摂取量以外の要因（代謝・吸収，喫煙・飲酒など）の影響を受ける場合がある ●個人レベルでの長期間の平均的な摂取量の評価の可否は，栄養素によって異なる

（厚生労働省．日本人の食事摂取基準〈2020年版〉を参考に作成）

❽ 事例検討：対象者のプロフィール

A. 身体状況	B. 臨床検査	
対象者：43歳，女性，専業主婦 身長：156.0 cm 体重：62.0 kg BMI：25.5 kg/m² 標準体重：53.5 kg 腹囲：90 cm 体脂肪率：33.0% ％IBW：116%	Hb：14.0 g/dL Ht：35% FBS：105 mg/dL HbA1c：5.8% 総コレステロール：250 mg/dL LDLコレステロール：160 mg/dL HDLコレステロール：41 mg/dL	トリグリセリド：203 mg/dL 血圧：136/88 mmHg AST：24 IU/L ALT：33 IU/L

C. 臨床診査	D. 食生活状況
●母親が糖尿病で治療中 ●本人に既往歴，合併症などはない ●喫煙歴なし ●20歳時より体重が10 kg程度増加している．最近は，階段の昇り降りで息切れ症状がある ●専業主婦であり，家事で体を動かす以外，運動習慣はない．買い物などは自転車を利用している ●運動をするのが嫌い ●本人も減量の必要性は感じている	●エネルギー摂取量：3日間の食事記録より平均1,750 kcal/日（3食のみ）．これ以外に，聞き取りでは，間食もある様子（200〜300 kcal程度） ●食事時間は朝食8時〜8時半，昼食13時〜13時半，夕食20時半〜21時．夕食は夫の帰宅に合わせているが，息子の夕食時に間食をとっている．夕食時間が遅いので，間食がないとお腹が空くとのこと ●中学生の息子が食べ盛りなので，特に夕食は多めにつくる ●子どもが野菜嫌いなので，あまり野菜料理はつくらない ●お酒は弱いので，めったに飲まない ●ストレスが溜まると間食を多く食べてしまうことがある

BMI：体格指数，％IBW：ideal body weight（標準体重比），FBS：fasting blood sugar（空腹時血糖）.

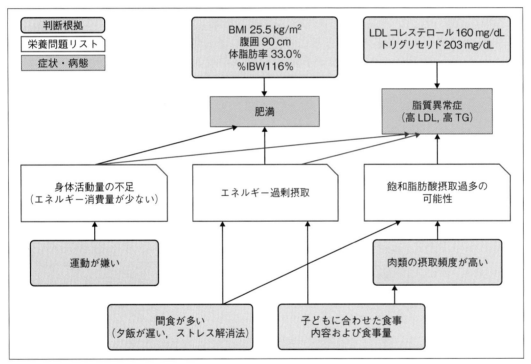

❾ 相互関係図の例：過体重に脂質異常症を伴う事例

運動不足，エネルギー過剰摂取の双方が，過体重および脂質異常症に関与し，また過体重が脂質異常症にもつながっているため，この事例において優先すべきは減量を行うことである．本来であれば，身体活動量を増やし，エネルギー摂取量の減量の両方を行うことが望ましいが，本人が運動を好まないため，まずは間食の減量によるエネルギー摂取量の減少を目指すことが一案として考えられる．

引用文献

1) Helander EE, et al. Are breaks in daily self-weighing associated with weight gain? PLoS One 2014；9：e113164.

2) Tokunaga K, et al. Ideal body weight estimated from the body mass index with the lowest morbidity. Int J Obes 1991；15：1-5.

3) Ashwell M, Hsieh SD. Six reasons why the waist-to-height ratio is a rapid and effective global indicator for health risks of obesity and how its use could simplify the international public health message on obesity. Int J Food Sci Nutr 2005；56：303-7.

参考文献
・東口髙志ほか. 栄養アセスメントとは. Medical Technology 2002；30：906-11.
・渡邊令子ほか編. 健康・栄養科学シリーズ 応用栄養学，改訂第5版. 南江堂；2015.
・日本栄養改善学会監修. 木戸康博ほか編. 岡本美紀ほか. 管理栄養士養成課程におけるモデルコアカリキュラム2015準拠 第1巻. 栄養管理プロセス 第2版─基礎と概念. 医歯薬出版；2017.
・厚生労働省. 日本人の食事摂取基準（2020年版）. 令和元年12月.

カコモン に挑戦 ‼

◆ 第33回-84

動的栄養アセスメントの指標である. 正しいのはどれか. 1つ選べ.

(1) BMI（kg/m^2）

(2) 上腕三頭筋部皮下脂肪厚

(3) 血清トランスフェリン値

(4) クレアチニン身長係数

(5) 遅延型皮膚過敏反応

◆ 第32回-85

静的栄養アセスメントの指標である. 正しいのはどれか. 1つ選べ.

(1) 血清トランスサイレチン値

(2) 血清トランスフェリン値

(3) 血清総コレステロール値

(4) 血清レチノール結合たんぱく質値

(5) フィッシャー比

 解答

◆ 第33回-84　正解（3）

◆ 第32回-85　正解（3）

1

栄養管理の基礎

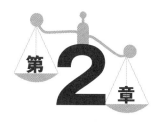

- 食事摂取基準の基本的な考え方と活用法について説明できる
- 食事摂取基準の各指標の目的と種類について説明できる

✓ 食事摂取基準(2020年版)は,健康な個人および集団を対象として,健康の保持・増進,生活習慣病の発症予防および重症化予防に加え,高齢者の低栄養予防やフレイル予防も視野に入れて策定された.このため,関連する各種疾患ガイドラインとの調和が図られている.

✓ 食事摂取基準(2020年版)では,高齢者は65～74歳,75歳以上 の2つの区分が設けられた.

✓ 成人期以降のエネルギーについては,収支バランスの維持を示す指標としてBMIが用いられた.

✓ 摂取不足の回避を目的とした指標は「推定平均必要量」「推奨量」「目安量」である.

✓ 過剰摂取による健康障害の回避を目的とした指標は「耐容上限量」である.

✓ 生活習慣病の発症予防のための指標は「目標量」である.なお,生活習慣病の重症化予防およびフレイル予防を目的として摂取量の基準を設定できる栄養素については,発症予防を目的とした量(目標量)とは区別して示された.

✓ エネルギーおよび栄養素ごと,さらにライフステージごとに科学的根拠に基づく策定が行われた.

✓ 本章では,ライフステージによる指標の変化が理解できるよう,一覧表を多く取り入れた.

✓ 食事改善に食事摂取基準を活用する場合は,各指標の目的と科学的根拠を十分理解したうえで,PDCAサイクルに基づく活用を基本とする.

1 **食事摂取基準の意義**

1 **食事摂取基準の目的**

- 「日本人の食事摂取基準」(以下,食事摂取基準)は,厚生労働省が公表し,国民の健康の保持・増進,生活習慣病の発症予防あるいは重症化予防のための,エネルギーと栄養素の摂取量の基準を示している.

- 食事摂取基準は,社会状況の変化を反映しながら5年ごとに改定され,最新版が2020年版である.食事摂取基準(2020年版)の策定の方向性が❶のとおり示されている[*1].

- 食事摂取基準(2020年版)を適用する対象者は,健康な個人および健康な者を中心として構成されている集団である.なお,生活習慣病などに関する危険因子がある者,さらに高齢者においてフレイルに関する危険因子がある者でも,おおむね自立した日常生活を送っている者およびそのような者を中心として構成されている集団は対象者に含まれる.

- 食事摂取基準(2020年版)は,栄養が関連する身体・代謝機能の低下の回避の観点から,健康の保持・増進,生活習慣病の発症予防および重症化予防に対応できるように策定されている.さらに,健康寿命が延伸していることをふまえて,高齢者の低栄養予防やフレイル予防に対する栄養についても焦点があてられている.

- なお,疾患の治療を目的とする場合には,食事摂取基準におけるエネルギーおよび栄養素の摂取に関する基本的な考えを理解したうえで,対象疾患に関連する治療ガイド

*1 食事摂取基準(2020年版)については,厚生労働省のホームページに詳細が公表されている. https://www.mhlw.go.jp/stf/newpage_08517.html

●MEMO●
フレイル:食事摂取基準(2015年版)では「フレイルティ(Frailty)」が用いられたが,同(2020年版)では日本老年医学会の提唱をふまえて,「フレイル」を用いている.

豆知識
自立した日常生活とは,歩行や家事などの身体活動を自分で行える状態にある生活である.

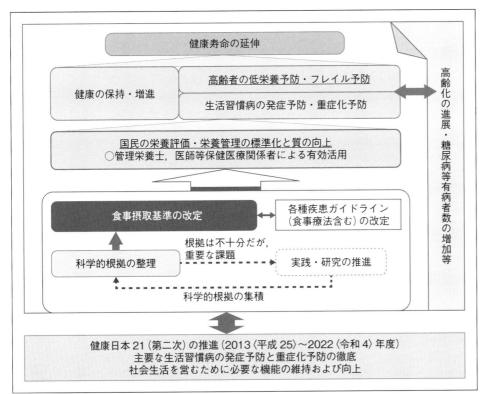

❶ 食事摂取基準 (2020 年版) 策定の方向性
(厚生労働省．日本人の食事摂取基準〈2020 年版〉より)

❷ 研究結果の統合方法に関する基本的方針

研究の質	日本人を対象とした研究の有無	統合の基本的な考え方
比較的，均一な場合	日本人を対象とした研究が存在する場合	日本人を対象とした研究結果を優先して用いる
	日本人を対象とした研究が存在しない場合	全体の平均値を用いる
研究によって大きく異なる場合	日本人を対象とした質の高い研究が存在する場合	日本人を対象とした研究結果を優先して用いる
	日本人を対象とした研究が存在するが，全体のなかで，相対的に質が低い場合	質の高い研究を選び，その平均値を用いる
	日本人を対象とした研究が存在しない場合	

(厚生労働省．日本人の食事摂取基準〈2020 年版〉より)

ラインなどの栄養管理指針を用いる．

2　科学的根拠に基づいた策定

● 食事摂取基準 (2020 年版) では，これまでの食事摂取基準と同じようにシステマティック・レビューの手法を用いた国内外の学術論文や入手可能な学術資料が最大限に活用されている．

● エネルギーおよび栄養素については，食事摂取基準 (2015 年版) の策定において課題となっていた部分で特に重点的にレビューが行われている．また，高齢者，乳児などの対象特性についてのレビューも行われている．

● エネルギーおよび栄養素と生活習慣病の発症予防・重症化予防との関係についてのレビューは，高血圧，脂質異常，高血糖および腎機能低下に関するリサーチクエスチョンの定式化を行うため，可能な限り PICO 形式を用いている．

● 研究の質が均一であるか否か，日本人を対象とした研究であるか否かを考慮して，❷のとおりの方針が示されている．

豆知識

食事摂取基準には，摂取すべき食品の量ではなく栄養素の量が記されている．これは，人の体が栄養素からできているからであり，摂取すべき必要量は，食品の摂取量ではなく，栄養素の摂取量で決定するからである．

豆知識

「日本人の食事摂取基準」は 2005 (平成 17) 年に改定される前までは，「日本人の栄養所要量」という名称であった．

【用語解説】
栄養所要量と摂取基準：「日本人の栄養所要量」の"栄養所要量"という用語は，欠乏しないように摂取すべき量ととらえることができる．一方，"摂取基準"は，摂取量が基準より少ない場合でも，多い場合でも対応できる用語である．

●MEMO●
システマティック・レビュー：食事・栄養と健康に関するさまざまな研究結果を世界中から集め，その研究結果を専門家がていねいに読み込み，信頼できる研究報告から役立つと判断したデータをまとめることである．この手法は食事摂取基準の値の算定に用いられている．

●MEMO●
PICO 形式
P (patient)：どのような対象に
I (intervention)：どのような介入を行ったら
C (comparison)：行わない場合に比べて
O (outcome)：どれだけ結果が違うか
という形式で，栄養素と疾患との関係を科学的に正しく示すための考え方である．

2

食事摂取基準の基礎的理解

- なお，食事摂取基準（2020年版）は，栄養生化学的な視点から策定されているが，食習慣ならびにエネルギーや栄養素の摂取量の健康への影響を考え，行動学的な視点や栄養生理学的な視点も加味されている．ただし，国民の栄養素摂取状態を反映していると考えられる代表的な研究論文が存在しない場合には，2016（平成28）年国民健康・栄養調査のデータが引用されている．

豆知識
健康な日本人を中心として構成されている集団の代表的な栄養素摂取量の分布を示すものには，厚生労働省による「国民健康・栄養調査」の結果がある．

参考文献

・厚生労働省．日本人の食事摂取基準（2020年版）．令和元年12月．

2 食事摂取基準の基礎的理解

カコモン に挑戦 ‼

◆ **第30回-86**

日本人の食事摂取基準（2015年版）の策定に関する記述である．正しいのはどれか．2つ選べ．

(1) 対象者には，高血圧や高血糖のリスクのある者は含まない．
(2) 成人のエネルギーの指標には，BMI（kg/m²）を用いる．
(3) 食物繊維の目標量（DG）は，1歳以上の全ての年齢区分で設定された．
(4) 生活習慣病の重症化予防は，策定方針に含まれている．
(5) 成人男子のナトリウム（食塩相当量）の目標量（DG）は，9.0 g/日未満である．
（※正解は「2020年版」でも同じ）

◆ **第33回-86**

日本人の食事摂取基準（2015年版）における策定の基本的事項に関する記述である．正しいのはどれか．1つ選べ．

(1) 摂取源には，サプリメントは含まれない．
(2) 参照体位は，望ましい体位を示している．
(3) BMI（kg/m²）は，18歳以上のエネルギー収支バランスの指標である．
(4) 高齢者の年齢区分は，65歳以上である．
(5) 目安量（AI）は，生活習慣病の予防を目的とした指標である．
（※設問は「2015年版」であることに注意）

◆ **第35回-85**

日本人の食事摂取基準（2020年版）の基本的事項に関する記述である．最も適当なのはどれか．1つ選べ．

(1) 糖類のEARが設定されている．
(2) EARの算定の根拠として用いられた数値は，全ての年齢区分で観察されたものである．
(3) フレイル予防が，策定に考慮されている．
(4) 高齢者の年齢区分は，70歳以上とした．
(5) 短期間の食事の基準を示すものである．

解答

◆ **第30回-86** 正解（2）（4）

◆ **第33回-86** 正解（3）
「2020年版」に基づくと，（4）も正解となる．

◆ **第35回-85** 正解（3）

2 食事摂取基準策定の基礎理論

- エネルギー摂取については，過不足の回避を目的とする指標が1つ設定されている．
- 栄養素摂取については，3つの目的からなる5つの指標が設定されている．摂取不足を避けるための指標は「推定平均必要量（EAR）」，「推奨量（RDA）」，「目安量（AI）」，過剰摂取を避けるための指標は「耐容上限量（UL）」，生活習慣病の発症予防のための指標は「目標量（DG）」である（❶）．
- 生活習慣病の重症化予防およびフレイル予防を目的として摂取量の基準を設定できる栄養素については，発症予防を目的とした量（目標量）とは区別して示す．
- 1歳以上について基準を策定した栄養素と指標は付録の表❶（p.172）を参照．

1 エネルギー摂取の過不足からの回避を目的とした指標の特徴

- エネルギーについては，エネルギー摂取の過不足の回避を目的として設定され，
  エネルギー消費量＝エネルギー摂取量（エネルギー出納バランスがほぼゼロ）
  と考えられる．
- しかし成人では，肥満者や低体重の者でも，体重，体組成に変化がなければエネルギー摂取量とエネルギー消費量は等しいため，エネルギー摂取量が必要量を過不足なく充足するという考え方だけでは不十分である．
- そこで，健康の保持・増進，生活習慣病予防の観点から，望ましいBMIを維持するエネルギー摂取量（＝エネルギー消費量）を考えることが重要である．
- この考えに基づき，エネルギーの摂取量および消費量のバランスの維持を示す指標としてBMIが採用された．エネルギー摂取量とエネルギー消費量の関係を❷に示す．
- 人はBMIや体重を維持するために一定のエネルギー摂取を必要とする．身長が一定の成人の場合，体重に変化がない状態，つまりBMIが一定に維持されている状態が望ましいエネルギー摂取状況である．
- 実際のエネルギー摂取量が，その人の望ましい摂取量を下回ると体重減少あるいはやせになり，逆に望ましい摂取量を上回ると体重増加あるは肥満になる．
- なお，具体的なエネルギー摂取の過不足には，BMIより体重の変化のほうが鋭敏であるため，体重変化を観察することが評価に有効である．

EAR：estimated average requirement
RDA：recommended dietary allowance
AI：adequate intake
UL：tolerable upper intake level
DG：tentative dietary goal for preventing life-style related diseases

豆知識

ある栄養素の必要量の平均値を求めるため，全国民を対象者として調査することは不可能である．そこで日本人の一部の人を対象者として，必要量の平均値を求める（平均必要量）．この平均必要量を求めた集団とまったく同じ条件の集団は存在しない．したがって，ほかの個人や集団において，平均必要量を提示するなら，その値は推定せざるをえない．つまり，推定した平均必要量であるため「推定平均必要量」と呼ばれる．

BMI：body mass index（体格指数）

❶ 栄養素の指標の目的と種類

＜目的＞	＜指標＞
摂取不足の回避	推定平均必要量，推奨量 ＊これらを推定できない場合の 代替指標：目安量
過剰摂取による健康障害の回避	耐容上限量
生活習慣病の発症予防	目標量

（厚生労働省．日本人の食事摂取基準〈2020年版〉より）

❷ エネルギー摂取量とエネルギー消費量のエネルギー収支バランス

	エネルギー収支バランス	BMI，体重
エネルギー摂取量＜エネルギー消費量	負	減少
エネルギー摂取量＝エネルギー消費量	±0	変化なし
エネルギー摂取量＞エネルギー消費量	正	増加

- エネルギー必要量は個人間差が大きく性・年齢区分などの単一の値を示すのは困難である．しかし，エネルギー必要量の概念が重要であること，エネルギー出納バランスのためのBMIの範囲の提示が成人に限られていること，エネルギー必要量に依存している栄養素の推定平均必要量の算出には，エネルギー必要量の概数が必要になることなどが関係している．そのため，エネルギーについては推定エネルギー必要量が参考表として示されている[*1]．

[*1] 付録の表④ (p.173) を参照.

2 栄養素の摂取不足からの回避を目的とした指標の特徴[*2]

[*2] 以下のColumnを参照.

推定平均必要量（EAR）
- ある対象集団（年齢階級，性別などが同じ）で，50％の者はその栄養素の必要量を満たしているが，残りの50％の者は必要量を満たしていないと推定される摂取量であ

Column 栄養素の指標の概念と特徴

食事摂取基準策定の際に用いられる指標の概念と特徴は①のとおりである．また，指標値の算定根拠となる実験研究について解説する．

実験研究について

①出納試験（たんぱく質，マグネシウム）

摂取量と排泄量（尿，糞便，皮膚，汗など）との差により，過不足の状態を検討する方法．

②要因加算法（カルシウム，鉄，亜鉛）

摂取した栄養素が体内でどのようにして使われるかという点から必要量を求める方法．組織構成栄養素の損失は，尿，糞便，皮膚の3ルートを介してお

り，これらの和を求める．

この方法は，対象とする栄養素の吸収率が，その栄養素の過不足によって変化する場合に用いられる．

③体内飽和量について（ビタミンB_1，B_2）

摂取量が増えていくと，肝臓内の量が飽和し，同時に血中量が飽和する．この条件が整うと，初めて尿中に栄養素の排泄が認められ，それ以降は，摂取量の増加に伴い，排泄がほぼ直線的に増大する．このように，急激に尿中排泄量が増大する変曲点を必要量とする方法である．

① 栄養素の指標の概念と特徴
A．値の算定根拠となる研究の特徴

	推定平均必要量（EAR） 推奨量（RDA） 〔目安量（AI）〕	耐容上限量（UL）	目標量（DG）
値の算定根拠となる主な研究方法	実験研究，疫学研究（介入研究を含む）	症例報告	疫学研究（介入研究を含む）
対象とする健康障害に関する今までの報告数	きわめて少ない～多い	きわめて少ない～少ない	多い

B．値を考慮するポイント

	推定平均必要量（EAR） 推奨量（RDA） 〔目安量（AI）〕	耐容上限量（UL）	目標量（DG）
算定された値を考慮する必要性	可能な限り考慮する（回避したい程度によって異なる）	必ず考慮する	関連するさまざまな要因を検討して考慮する
対象とする健康障害における特定の栄養素の重要度	重要	重要	ほかに関連する環境要因が多数あるため一定ではない
健康障害が生じるまでの典型的な摂取期間	数か月間	数か月間	数年～数十年
算定された値を考慮した場合に対象とする健康障害が生じる可能性	推奨量付近，目安量付近であれば，可能性は低い	耐容上限量未満であれば，可能性はほとんどないが，完全には否定できない	ある（ほかの関連要因によっても生じるため）

（厚生労働省．日本人の食事摂取基準〈2020年版〉より）

る.

- 推定平均必要量では，対象が個人の場合は不足の確率が50％であり，集団の場合は不足している対象者が半数いるとする．

推奨量（RDA）

- ある対象集団（年齢階級，性別などが同じ）で，その集団のほとんどの者（97〜98％）が充足していると推定される摂取量である．推奨量は推定平均必要量[*3]から求めることができる.
- 対象者が推奨量付近を摂取している場合，個人では不足している可能性がほとんどなく，集団では不足していると考えられる対象者がほとんどいないと考える.
- 推奨量は，実験研究で推定平均必要量の標準偏差から正確に求めることができるが，実際は困難である．そこで以下のように，推定平均必要量から推奨量を求めるための係数である推奨量算定係数を用いて求める.

$$推奨量 = 推定平均必要量 \times (1 + 2 \times 変動係数)$$
$$= 推定平均必要量 \times 推奨量算定係数$$

目安量（AI）

- ある対象集団（年齢階級，性別などが同じ）で，科学的根拠が十分ではなく推定平均必要量を求められない場合に用いる摂取量である．一定の栄養状態を維持するために十分な摂取量，つまり不足状態を示す者がほとんど観察されない摂取量のことである．摂取量が目安量以上であれば不足の危険性は低く，目安量を下回っていても不足の有無やその可能性を判断することはできない.
- 目安量は，以下の3つのいずれかの条件に該当する栄養素に設定されているが，いずれに該当するかは栄養素や対象者の性・年齢区分により異なる.
- 特定の集団において，**生体指標**などを用いた健康状態の確認と当該栄養素摂取量の調査を同時に行い，その結果から不足状態を示す者がほとんど存在しない摂取量を推測し，その値を用いる場合：対象集団で不足状態を示す者がほとんど存在しない場合には栄養素摂取量の中央値を用いる.
- 生体指標などを用いた健康状態の確認はできないが，健康な日本人を中心として構成されている集団の代表的な栄養素摂取量の分布が得られる場合：原則，栄養素摂取量の中央値を用いる.
- 母乳で保育されている健康な乳児の摂取量に基づく場合：母乳の栄養素の濃度と哺乳量との積を用いる.

3 栄養素の過剰摂取からの回避を目的とした指標の特徴

耐容上限量（UL）

- 過剰摂取による健康障害の危険性が生じにくい摂取量の上限を耐容上限量（UL）としている．この上限量は，「超えて摂取してはならない量」ではなく，「できる限り近づかないようにする量」である.
- 過剰摂取による健康被害は，サプリメントや栄養強化食品を摂取しすぎない限り生じることはほとんどなく，通常の食品を摂取している限りでは起こりにくい.
- 耐容上限量は，健康障害が発現しないことが知られている習慣的な摂取量の最大値「健康障害非発現量（NOAEL）」と，健康障害が発現したことが知られている習慣的な摂取量の最小値「最低健康障害発現量（LOAEL）」とのあいだに存在する．その概念を❸に示した.
- 耐容上限量は，以下に示すように，過剰摂取量に対して不確実性と安全性を考慮した「不確実性因子（UF）」で除した値とした．なお，耐容上限量は，科学的根拠が得られていない栄養素については設定されていない.

●MEMO●

摂取不足を示す「推定平均必要量」において，"不足"とは必ずしも"欠乏症"を示すわけではない．それぞれの栄養素で用いられた推定平均必要量の定義については付録の表■（p.172）を参照.

[*3] 理論的には，推定平均必要量＋2×標準偏差である.

2

食事摂取基準の基礎的理解

【用語解説】
生体指標：尿や血液などに含まれる疾病や栄養状態の生体情報に利用される物質のことである.

🫘 **豆知識**

目安量は，ある対象集団において不足状態を示す者がほとんどいない摂取量の中央値と定められているために，推奨量より大きい値と考えられるが，どの程度大きいかは明確ではない.

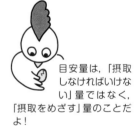

目安量は，「摂取しなければいけない」量ではなく，「摂取をめざす」量のことだよ！

栄養素を何らかの理由で大量摂取した例としては，治療の目的で大量摂取した場合やサプリメントを過剰摂取した場合などが考えられるね！

NOAEL：no observed adverse effect level
LOAEL：lowest observed adverse effect level

UF：uncertain factor

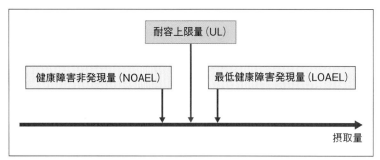

❸ 耐容上限量の概念図

❹ 目標量の算定に付したエビデンスレベル[*1,2]

エビデンスレベル	数値の算定に用いられた根拠	栄養素
D1	介入研究またはコホート研究のメタ・アナリシス，ならびにその他の介入研究またはコホート研究に基づく	たんぱく質，飽和脂肪酸，食物繊維，ナトリウム（食塩相当量），カリウム
D2	複数の介入研究またはコホート研究に基づく	—
D3	日本人の摂取量等分布に関する観察研究（記述疫学研究）に基づく	脂質
D4	ほかの国・団体の食事摂取基準またはそれに類似する基準に基づく	—
D5	その他	炭水化物[*3]

*1：複数のエビデンスレベルが該当する場合は上位のレベルとする．
*2：目標量は食事摂取基準として十分な科学的根拠がある栄養素について策定するものであり，エビデンスレベルはあくまでも参考情報である点に留意すべきである．
*3：炭水化物の目標量は，総エネルギー摂取量（100％エネルギー）のうち，たんぱく質および脂質が占めるべき割合を差し引いた値である．

（厚生労働省．日本人の食事摂取基準〈2020年版〉より）

- ヒトを対象として通常の食品から摂取した報告に基づく場合

$$耐容上限量＝健康障害非発現量÷不確実性因子$$

（各栄養素の過剰摂取量により健康障害の程度や発症頻度が異なるため，栄養素により不確実性因子は1〜5の範囲の値を用いる）

- ヒトを対象としてサプリメントを摂取した報告に基づく場合，あるいは動物実験や*in vitro*[*4]の実験に基づく場合

$$耐容上限量＝最低健康障害発現量÷不確実性因子$$

（不確実性因子の値は10を用いる）

4 生活習慣病の予防を目的とした指標

目標量（DG）

- 生活習慣病の発症予防を目的に，目標とする摂取量が目標量（DG）である．現在の日本人の食事の摂取量，食品構成，嗜好性などを考慮して，実現できそうな値が設定されている．
- 目標量は，長年の食習慣を含めた生活が生活習慣病の発症に影響していると考え，生涯という長期間にわたり目指す摂取量である．また，生活習慣病の重症化予防およびフレイル予防を目的とした値を設定できる場合は，発症予防を目的とした目標量とは区別して示されている．なお，目標量については，❹のような基準でエビデンスレベルが示されている．
- 目標量は，栄養素の特徴を考慮して次の3種類の算定方法で求められている．
- 望ましい摂取量が，現在の日本人の摂取量よりも少ない場合：目標量の下限値が提示されている．望ましい摂取量と現在の摂取量（中央値）との中間値とした．該当する

[*4] *in vitro*とは，"試験管内で"という意味であり，試験管などで体内と同じ環境を人工的につくって実験を行うことである．対義語は，*in vivo*である．

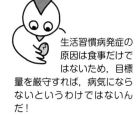

生活習慣病発症の原因は食事だけではないため，目標量を厳守すれば，病気にならないというわけではないんだ！

Column 食事摂取基準の栄養素摂取の各指標を理解する

栄養素に関する5つの指標を理解するための概念図を**2**に示す．図の横軸に習慣的な摂取量を，縦軸に栄養素摂取不足のリスクあるいは過剰摂取による健康障害が生じるリスクを示している．

栄養素摂取不足のリスク（確率）（左側の縦軸）は，推定平均必要量が0.5（50％）であり，推奨量が0.025（0.02〜0.03の中間値，2.5％）である．推奨量と耐容上限量のあいだの摂取量の場合は，栄養素

の摂取不足や過剰摂取の可能性が限りなく0（ゼロ）に近いことを示している．

目安量は推奨量よりも大きいと考えられるため，推奨量の右側に示されている．一方，栄養素を耐容上限量以上に摂取すると，過剰摂取となり健康障害が生じるリスク（確率）（右側の縦軸）が高まっていく．なお，目標量はこれら4つの指標と異なる性質であるため，この図には示していない．

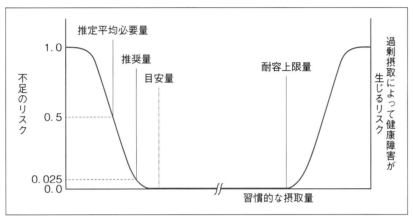

2 食事摂取基準の各指標（推定平均必要量，推奨量，目安量，耐容上限量）を理解するための概念図
（厚生労働省．日本人の食事摂取基準〈2020年版〉より）

のは，食物繊維とカリウムである．

- ●望ましい摂取量が，現在の日本人の摂取量よりも多い場合：目標量の上限値が提示されている．最近の摂取量の推移と実現可能性を考慮して算定された．該当するのは，飽和脂肪酸とナトリウム（食塩相当量）である．
- ●生活習慣病の発症予防を目的とした複合的な指標：エネルギー産生栄養素バランス[*5]が該当する．

5 策定における基本的留意事項

年齢区分

- ●食事摂取基準（2020年版）では，年齢区分は❺のように分けられている．特に成長に合わせて詳細に年齢を区分したほうがよいと考えられるエネルギーとたんぱく質については，乳児の区分を「0〜5か月」「6〜8か月」「9〜11か月」としている．
- ●また，成人は18歳以上としているが，そのうちの65歳以上を高齢者としており，高齢者には65〜74歳，75歳以上の2区分が設けられている．

参照体位

- ●食事摂取基準（2020年版）の策定では，性別および年齢区分別に日本人としての平均的な参照体位（参照身長と参照体重）を付録の表**3**（p.173）のとおり参照値とした．

摂取源

- ●食事摂取基準では，摂取源は食事として経口摂取する通常の食品に含まれているエネルギーと栄養素としている．耐容上限量については，いわゆる健康食品やサプリメント（通常の食品以外の食品）の摂取も摂取源に含めている．

[*5] エネルギー産生栄養素バランスは，たんぱく質，脂質，炭水化物のそれぞれが総エネルギー摂取量に占める割合である．

❺ 年齢区分

	年齢区分
乳 児	0〜5
	6〜11
小 児	1〜2
	3〜5
	6〜7
	8〜9
	10〜11
	12〜14
	15〜17
成 人	18〜29
	30〜49
	50〜64
高齢者	65〜74
	75以上

それぞれの数字は，乳児は月齢（単位：月）を，小児と成人は年齢（単位：歳）を示す．エネルギーとたんぱく質については，乳児の区分を，0〜5か月，6〜8か月，9〜11か月とする．

摂取期間

●食事摂取基準では，習慣的な摂取量を，「1日あたり」の摂取量として示している．なお，習慣的な摂取量を把握するためには，「1か月程度」の摂取期間が必要である．

外挿方法

●食事摂取基準で示されている栄養素の指標は，限られた性や年齢を対象にした研究などで得られた結果をもとに算定されている．したがって，研究などの結果がない性や年齢については，得られている結果から外挿方法により求められている．

ライフステージ別留意点

●妊婦・授乳婦：通常より摂取量を増やす必要のある栄養素に対して，付加量が示されている．妊婦の付加量は，妊娠期間を280日間として，1日あたり量で示されている．付加量が妊娠の時期により異なる栄養素については，妊娠期間を妊娠初期（～13週6日），妊娠中期（14週0日～27週6日），妊娠後期（28週0日～）に分割して示されている．

●乳児：0～5か月の乳児は，健康な乳児が摂取する母乳の質と量が栄養状態で望ましいと考え，基準哺乳量0.78 L/日と母乳中の栄養素濃度の積を目安量として用いている．6～11か月の乳児は，通常の食品摂取も考えられるが，参考になる資料が少ないため，0～5か月の乳児および（または）1～2歳児の小児の値から外挿方法により求められている．

●小児：十分な科学的根拠がない場合には，成人の値から外挿方法により求められている．

●高齢者：個人により食事摂取量，運動量，さらには咀嚼能力や消化・吸収率が異なる．さらに，多くの者が疾患を有しているため，年齢だけではなく，個人の特徴に十分に注意する必要がある．

参考文献

・厚生労働省．日本人の食事摂取基準（2020年版）．令和元年12月．

「1日あたり」とは，「特定の1日間」という期間を示しているわけではないんだね！

【用語解説】
外挿：一定の範囲内にある結果から，範囲外にある結果を予測することである．具体的には，小児の研究結果が少ないなら成人の研究結果を参考（外挿）にする，乳児の研究結果が少ないのであれば小児の研究結果を参考（外挿）にするなどである．

 豆知識

妊娠の可能性がある女性については，葉酸の摂取に限り，いわゆる健康食品やサプリメントの摂取を含めている．

カコモン に挑戦 ‼

◆ 第35回-84

日本人の食事摂取基準（2020年版）における栄養素の指標に関する記述である．誤っているのはどれか．1つ選べ．

(1) RDAは，個人での摂取不足の評価に用いる．

(2) 摂取量がAIを下回っていても，当該栄養素が不足しているかを判断できない．

(3) ULには，サプリメント由来の栄養素を含まない．

(4) DGの設定で対象とした生活習慣病に，CKDが含まれる．

(5) DGの算定に，エビデンスレベルが付された．

◆ 第37回-85

日本人の食事摂取基準（2020年版）において，集団内の半数の者に不足または欠乏の症状が現れうる摂取量をEARの算定根拠とした栄養素である．最も適当なのはどれか．1つ選べ．

(1) たんぱく質

(2) ビタミンB$_2$

(3) ナイアシン

(4) カルシウム

(5) 鉄

解答

◆ 第35回-84 **正解(3)**

◆ 第37回-85 **正解(3)**

3 食事摂取基準活用の基礎理論

1 活用における基本的留意事項

活用の基本的考え方

- 食事摂取基準を活用して，健康な個人や集団を対象に健康の維持・増進，あるいは生活習慣病の発症予防や重症化予防のための食事改善を行うときは，❶のようなPDCAサイクルを用いる．実際には，次の手順でPDCAサイクルを活用する．

①食事評価：食事摂取状況のアセスメントを行い，現在のエネルギーや栄養素の摂取量が適切かどうかを評価する．

②Plan（計画）：食事評価をもとに，食事改善計画を立案する．

③Do（実施）：食事改善計画を実施する．

④Check（検証）：食事改善計画のとおりにエネルギーや栄養素の摂取が行われているかを検証し，評価する．同時に食事改善計画の内容そのものが適当であったかも検証する．

⑤Act（改善）：検証と評価の結果をもとに，食事改善計画の内容を見直す．

- 上記のように，食事評価を行った後は，Plan（計画）→Do（実施）→Check（検証）→Act（改善）を繰り返すPDCAサイクルを実施する．

食事摂取状況のアセスメントの方法と留意点

- 日常にどのぐらいの食事を摂取しているか，つまりエネルギーや栄養素をどれだけ摂取しているかを把握するために食事調査*1を行う．食事調査の結果と食事摂取基準の各指標を比較して食事評価を行う．なお，食事評価を正確に行うためには，精度の高い食事調査を実施する必要がある．

食事調査

- 食事摂取状況についての調査法は多数ある．それぞれの調査法には長所と短所があることを理解し，目的や状況（対象者数，調査期間，対象者や調査者の負担の割合，調査者の調査熟練度，調査後のデータ解析・評価の能力，調査・評価のための予算な

*1 第1章「3 栄養アセスメント」の❼（p.13）を参照.

2

食事摂取基準の基礎的理解

❶ 食事摂取基準の活用とPDCAサイクル
（厚生労働省. 日本人の食事摂取基準〈2020年版〉より）

❷ 食事摂取基準と日本食品標準成分表2015年版（七訂）および日本食品標準成分表2015年版（七訂）追補2017年版で定義が異なる栄養素とその内容*²

栄養素	定　義		食事摂取基準の活用に際して日本食品標準成分表を用いるときの留意点
	食事摂取基準	日本食品標準成分表	
ビタミンE	α-トコフェロールだけを用いている	α-, β-, γ-およびδ-トコフェロールをそれぞれ報告している	α-トコフェロールだけを用いる
ナイアシン	ナイアシン当量を用いている	ナイアシンとナイアシン当量をそれぞれ報告している	ナイアシン当量だけを用いる

（厚生労働省. 日本人の食事摂取基準〈2020年版〉より）

*² 日本食品標準成分表2020年版（八訂）が2020年12月に公表された. 表❷は, 旧版の日本食品標準成分表との比較であるが, 日本食品標準成分表2020年版（八訂）と比較しても表の内容は変わらない.

ど) に見合った調査法を選択する必要がある.

測定誤差

（1）過小申告と過大申告

●食事調査の多くは対象者の自己申告による方法で情報を収集するが, 申告誤差（過小申告あるいは過大申告）の可能性が避けられない. 特に, エネルギー摂取量については過小申告が生じやすい.

●エネルギー摂取量の申告誤差は対象者の肥満度の影響を受けやすく, BMIが低い対象者は過大申告の, BMIが高い対象者は過小申告の傾向がある.

●エネルギー摂取量の申告誤差は年齢区分によっても傾向があり, 幼児期は過大申告が, 小児期から成人期は過小申告が生じやすい. つまり, 測定誤差が生じる可能性を念頭におきながら, 食事調査を行う必要がある.

（2）日間変動

●エネルギー摂取量や各栄養素摂取量には測定日により摂取量に差が生じる日間変動がある. また, エネルギー摂取量と栄養素摂取量のあいだには正の相関がある. さらには, ほとんどの栄養素摂取量の日間変動は, エネルギー摂取量の日間変動より変動幅が大きいこともわかっている.

●そのうえで, 食事摂取基準が対象としている摂取期間は"習慣的"であることから, 食事調査期間の日数が短くなると変動幅が大きい, つまり測定誤差が生じやすくなることを理解しておくことが必要になる.

身体状況調査

●体重とBMIは, 身体状況調査のうちで体格の指標の代表的なものである. 食事改善計画を実施しているときは, BMIよりも体重のほうが変動が大きいため指標となりやすい. また, 腹囲や体脂肪率なども体格の指標となる.

臨床症状, 臨床検査

●栄養素摂取量の過不足の指標として, 臨床症状や臨床検査を利用できる場合がある. しかし, 栄養素の摂取状況以外の要素が臨床症状や臨床検査値に影響するため, 評価に用いる場合には注意が必要である.

日本食品標準成分表の利用

●食事調査の結果からエネルギーや栄養素の摂取量を求めるためには, 「日本食品標準成分表」を用いて栄養価計算を行うことが多い. ❷に示すとおり, 食事摂取基準と日本食品標準成分表では, 一部の栄養素の定義が異なるため注意が必要である.

●さらに, 食品中に含まれている栄養素量は, 調理作業中に変化する場合がある. しかし調理による栄養素量の変化を測定することは容易ではないため, 食事摂取基準と比較する場合には慎重に対応することが望ましい.

2　個人の食事改善を目的とした評価・計画と実施

●個人の食事改善を目的として評価や計画を実施するには, まず食事調査の結果と食事

豆知識
栄養素は, 季節により摂取量が変動する場合がある. 食事調査を行う季節により, 食事内容が大きく異なる場合には注意が必要である.

❸ 個人の食養改善を目的として食事摂取基準を活用する場合の基本的事項

目 的	用いる指標	食事摂取状況のアセスメント	食事改善の計画と実施
エネルギー摂取の過不足の評価	体重変化量 BMI	●体重変化量を測定 ●測定されたBMIが，目標とするBMIの範囲を下回っていれば「不足」，上回っていれば「過剰」のおそれがないか，ほかの要因も含め，総合的に判断	●BMIが目標とする範囲内にとどまること，またはその方向に体重が改善することを目的として立案 (留意点)おおむね4週間ごとに体重を計測記録し，16週間以上フォローを行う
栄養素の摂取不足の評価	推定平均必要量 推奨量 目安量	●測定された摂取量と推定平均必要量および推奨量から不足の可能性とその確率を推定 ●目安量を用いる場合は，測定された摂取量と目安量を比較し，不足していないことを確認	●推奨量よりも摂取量が少ない場合は，推奨量を目指す計画を立案 ●摂取量が目安量付近かそれ以上であれば，その量を維持する計画を立案 (留意点)測定された摂取量が目安量を下回っている場合は，不足の有無やその程度を判断できない
栄養素の過剰摂取の評価	耐容上限量	●測定された摂取量と耐容上限量から過剰摂取の可能性の有無を推定	●耐容上限量を超えて摂取している場合は耐容上限量未満になるための計画を立案 (留意点)耐容上限量を超えた摂取は避けるべきであり，それを超えて摂取していることが明らかになった場合は，問題を解決するためにすみやかに計画を修正，実施
生活習慣病の発症予防を目的とした評価	目標量	●測定された摂取量と目標量を比較．ただし，発症予防を目的としている生活習慣病が関連するほかの栄養関連因子および非栄養性の関連因子の存在とその程度も測定し，これらを総合的に考慮したうえで評価	●摂取量が目標量の範囲に入ることを目的とした計画を立案 (留意点)発症予防を目的としている生活習慣病が関連するほかの栄養関連因子および非栄養性の関連因子の存在と程度を明らかにし，これらを総合的に考慮したうえで，対象とする栄養素の摂取量の改善の程度を判断．また，生活習慣病の特徴から考えて，長い年月にわたって実施可能な改善計画の立案と実施が望ましい

(厚生労働省. 日本人の食事摂取基準〈2020年版〉より)

摂取基準を比較して，エネルギーや栄養素の摂取不足や過剰摂取の可能性を推定する．次に，適切なエネルギー摂取量や栄養素摂取量を定め，食事改善を計画し，実施する．

- 目標とするBMIや体重，あるいは栄養素摂取量に近づけるために，料理・食物の量のバランス，身体活動の具体的な情報の提供，効果的なツールの開発など，食事改善を実現するための栄養教育の企画や実施を行う．
- 個人の食事改善を目的として食事摂取基準を用いる場合の基本的事項を❸に示す．
- エネルギー摂取量の過不足に対する評価，食事改善計画ならびに実施には，BMIあるいは体重変化量を用いる．BMIは食事摂取基準に示された範囲内にすることを目安とする．なお，この範囲内であっても体重増減がある場合は，エネルギー出納バランスの変動に注意する．
- 栄養素摂取については，5つの指標[*3]を用いて摂取の過不足や生活習慣病の発症予防について評価する．
- 食事改善計画では，摂取不足に対しては推奨量あるいは目安量を用い，推奨量より摂取量が少ない場合は近づくようにする．過剰摂取には対しては耐容上限量未満になるようにする．目標量の範囲外の摂取に対しては範囲内に収まるようにする．

*3 本章「2 食事摂取基準策定の基礎理論」(p.19)を参照.

3 集団の食事改善を目的とした評価・計画と実施

- 集団の食事改善を目的として評価や計画を実施するには，まず食事調査の結果から集団の摂取分布を把握したうえで，食事摂取基準と比較してエネルギーや栄養素の摂取不足や過剰摂取の可能性のある者の割合などを推定する．次に，適切なエネルギー摂取量や栄養素摂取量を定め，食事改善を計画し実施する．
- 目標とするBMIや体重，さらには栄養素摂取量に近づけるために，食行動・食生活や身体活動に関する改善目標の設定やモニタリング，さらには改善のための効果的な

❹ 集団の食事改善を目的として食事摂取基準を活用する場合の基本的事項

目　的	用いる指標	食事摂取状況のアセスメント	食事改善の計画と実施
エネルギー摂取の過不足の評価	体重変化量 BMI	●体重変化量を測定 ●測定されたBMIの分布から，BMIが目標とするBMIの範囲を下回っている，あるいは上回っている者の割合を算出	●BMIが目標とする範囲内にとどまっている者の割合を増やすことを目的として計画を立案 〈留意点〉一定期間をおいて2回以上の評価を行い，その結果に基づいて計画を変更し，実施
栄養素の摂取不足の評価	推定平均必要量 目安量	●測定された摂取量の分布と推定平均必要量から，推定平均必要量を下回る者の割合を算出 ●目安量を用いる場合は，摂取量の中央値と目安量を比較し，不足していないことを確認	●推定平均必要量では，推定平均必要量を下回って摂取している者の集団内における割合をできるだけ少なくするための計画を立案 ●目安量では，摂取量の中央値が目安量付近かそれ以上であれば，その量を維持するための計画を立案 〈留意点〉摂取量の中央値が目安量を下回っている場合，不足状態にあるかどうかは判断できない
栄養素の過剰摂取の評価	耐容上限量	●測定された摂取量の分布と耐容上限量から，過剰摂取の可能性を有する者の割合を算出	●集団全員の摂取量が耐容上限量未満になるための計画を立案 〈留意点〉耐容上限量を超えた摂取は避けるべきであり，超えて摂取している者がいることが明らかになった場合は，問題を解決するためにすみやかに計画を修正，実施
生活習慣病の発症予防を目的とした評価	目標量	●測定された摂取量の分布と目標量から，目標量の範囲を逸脱する者の割合を算出する．ただし，発症予防を目的としている生活習慣病が関連するほかの栄養関連因子および非栄養性の関連因子の存在と程度も測定し，これらを総合的に考慮したうえで評価	●摂取量が目標量の範囲に入る者または近づく者の割合を増やすことを目的とした計画を立案 〈留意点〉発症予防を目的としている生活習慣病が関連するほかの栄養関連因子および非栄養性の関連因子の存在とその程度を明らかにし，これらを総合的に考慮したうえで，対象とする栄養素の摂取量の改善の程度を判断．また，生活習慣病の特徴から考え，長い年月にわたって実施可能な改善計画の立案と実施が望ましい

（厚生労働省．日本人の食事摂取基準〈2020年版〉より）

各種事業の企画・実施など，公衆栄養計画の企画や実施も併せて行う．

● 集団の食事改善を目的として食事摂取基準を用いる場合の基本的事項を❹に示す．

● エネルギー摂取量の過不足に対する評価と食事改善計画には，指標としてBMIあるいは体重変化量を用いる．BMIは食事摂取基準に示された範囲内に含まれる者の割合が増えることを目安とする．

● 栄養素摂取量は食事調査によって得られた摂取量の分布を参考に，5つの指標を用いて摂取の過不足や生活習慣病の発症予防について評価する．

● 食事改善計画では，摂取不足に対しては推定平均必要量あるいは目安量を用い，推定平均必要量より摂取量が少ない者の割合が少なくなるようにする．摂取量が推定平均必要量を下回る者の割合≒対象とする栄養素が不足している者の割合となる．

● ただし，摂取量が推定平均必要量を下回る者と実際に不足している者が一致するとは限らない．

● また，カットポイント法が適応できる条件は，必要量が正規分布に近い，摂取量の平均値および分布が推定平均必要量と大きく乖離しないなどがある．

● 過剰摂取に対しては，すべての人が耐容上限量未満になるようにする．

● 目標量の範囲外の摂取量に対しては範囲内に収まる者あるいは近づく者の割合を増やすようにする．

参考文献
・厚生労働省．日本人の食事摂取基準 (2020年版)．令和元年12月．

【用語解説】
カットポイント法：集団を対象とし，集団の摂取量の分布をもとに，摂取量が不足している者の割合を算出する方法．同じ目的でより正確に算出できるものに確率法があり，カットポイント法はその簡便法とされる．

4 エネルギー・栄養素別食事摂取基準

1 エネルギーの食事摂取基準

- 成人において，エネルギーの摂取量および消費量のバランスの維持を示す指標としてBMIが採用された．
- 目標とするBMIの範囲は，総死亡率，各疾患の発症率，死因との関連により総合的に判断し設定された（❶）.
- 65歳以上では，総死亡率が最も低かったBMIの範囲とは異なるが，フレイルの予防および生活習慣病の発症予防の両者に配慮する必要があることをふまえた．
- 乳児および小児においては，該当する性・年齢階級の日本人の身長・体重の分布曲線（成長曲線）を用いて管理を行う．

❶ 目標とするBMIの範囲

年齢（歳）	目標とするBMI（kg/m²）
18〜49	18.5〜24.9
50〜64	20.0〜24.9
65〜74	21.5〜24.9
75以上	21.5〜24.9

（厚生労働省．日本人の食事摂取基準〈2020年版〉より）

BMI：body mass index（体格指数）

● MEMO ●
肥満者では，発症予防を目標とするBMIの範囲まで減量しなくても，5〜10%の程度の軽度の減量を達成し，それを維持することが重症化予防の観点では望ましい．また高齢者では，身体活動量を増加させ，エネルギー消費量の増加と摂取量のバランスにより望ましいBMIを維持することが重要である．

推定エネルギー必要量

- エネルギー消費量は，基礎代謝，食後の熱産生，身体活動の3つに分類され，さらに身体活動は，運動，日常の生活活動，自発的活動に分けられる．
- エネルギー出納バランスは，「エネルギー摂取量−エネルギー消費量」と定義される．
- エネルギー必要量は，WHOの定義に従って，「ある身長・体重と体組成の個人が，長期間に良好な健康状態を維持する身体活動レベルのとき，エネルギー消費量との均衡が取れるエネルギー摂取量」と定義され，短期間の場合には，「そのときの体重を保つ（増加も減少もしない）ために適当なエネルギー」と定義される．
- 成人（妊婦，授乳婦を除く）では，体重が大きく変化しない短期間において，

  エネルギー消費量＝エネルギー摂取量＝エネルギー必要量

  が成立する．
- エネルギー摂取量およびエネルギー消費量とエネルギー必要量の推定の関係は❷に示すとおりである．

WHO：World Health Organization（世界保健機関）

● MEMO ●
エネルギー必要量には，性・年齢階級・身体活動レベルをはじめとする多くの要因とともに，無視できない個人間差が存在する．

● MEMO ●
エネルギー消費量を自由な生活下において最も正確に測定する方法は二重標識水法であるが，この方法による測定には特殊な測定機器が必要であるため広く用いることはできない．

PAL：physical activity level

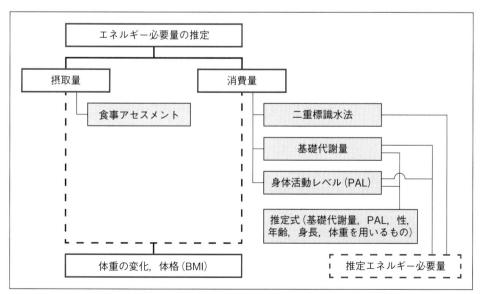

❷ エネルギー必要量を推定するための測定法と体重変化，体格（BMI），推定エネルギー必要量との関連

（厚生労働省．日本人の食事摂取基準〈2020年版〉より）

2
食事摂取基準の基礎的理解

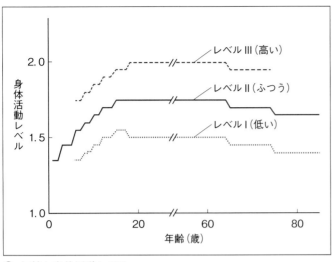

❸ 年齢と身体活動レベル

❹ 年齢階級別にみた身体活動レベルの群分け（男女共通）

身体活動レベル	Ⅰ（低い）	Ⅱ（ふつう）	Ⅲ（高い）
1～2（歳）	—	1.35	—
3～5（歳）	—	1.45	—
6～7（歳）	1.35	1.55	1.75
8～9（歳）	1.40	1.60	1.80
10～11（歳）	1.45	1.65	1.85
12～14（歳）	1.50	1.70	1.90
15～17（歳）	1.55	1.75	1.95
18～29（歳）	1.50	1.75	2.00
30～49（歳）	1.50	1.75	2.00
50～64（歳）	1.50	1.75	2.00
65～74（歳）	1.45	1.70	1.95
75以上（歳）	1.40	1.65	—

（厚生労働省．日本人の食事摂取基準〈2020年版〉より）

❺ 推定エネルギー必要量（kcal/日）の算出方法

ライフステージ	算出方法
乳　児	総エネルギー消費量（kcal/日）＋エネルギー蓄積量（kcal/日） （総エネルギー消費量（kcal/日）＝92.8×参照体重（kg）－152.0[*1]）
小　児	基礎代謝量（kcal/日）[*2]×身体活動レベル＋エネルギー蓄積量（kcal/日）
成人，高齢者	基礎代謝量（kcal/日）[*2]×身体活動レベル
妊婦（付加量）	妊娠による総消費エネルギーの変化量（kcal/日）＋エネルギー蓄積量（kcal/日）
授乳婦（付加量）	母乳のエネルギー量（kcal/日）－体重減少分のエネルギー量（kcal/日）

＊1：二重標識水法を用いた研究により得られた回帰式．
＊2：基礎代謝量（kcal/日）＝基礎代謝基準値（kcal/kg体重/日）×参照体重（kg）
（厚生労働省．日本人の食事摂取基準〈2020年版〉をもとに作成）

- エネルギー摂取量を求める方法は食事アセスメントであるが，過小申告と日間変動があるため正確に求めることは困難である．したがって，エネルギー必要量算出には消費量を算出するための推定式が用いられる．
- エネルギー必要量の推定値（推定エネルギー必要量）は，性別，年齢，体重，身長，身体活動レベルの関数である．このうち身体活動レベルは，「推定エネルギー必要量÷基礎代謝量」と定義されているため，基礎代謝量を性別，年齢，体重，身長の関数として算出してから推定エネルギー必要量を求める方法が一般的に用いられる．
- 身体活動レベルは1歳以上で設定された男女共通の値であり，レベルⅠ，レベルⅡおよびレベルⅢの3段階に分類されている．
- 1～2歳および3～5歳ではレベルⅡだけが設定され，75歳以上ではレベルⅠ（外出できない者）とⅡ（自立している者）が設定されている．同じレベルでも年齢階級によって値は異なる（❸，❹）．
- 各ライフステージにおける推定エネルギー必要量の算出方法は❺に示すとおりである．
- 成長を伴う組織増加分のエネルギーは，参照体重から1日あたりの体重増加量を計算し，これと組織増加分エネルギー密度との積から求められる．

2　栄養素別食事摂取基準

たんぱく質

- たんぱく質の推定平均必要量は，「維持必要量＋新生組織蓄積量」である．
- たんぱく質維持必要量は窒素出納法で求められる．たんぱく質維持必要量は「kg体重あたり」で報告されているため，これに参照体重を乗じて1日あたりのたんぱく質維持必要量が求められる．

●MEMO●
エネルギー蓄積量：組織増加分のエネルギーは，参照体重から1日あたりの体重増加量を計算し，これと組織増加分エネルギー密度との積とした．

 豆知識
エネルギー蓄積量（kcal/日）が最も大きいのは男女とも0～5か月であり，小児（1～17歳）の期間では10～11歳が最も大きい．

 豆知識
基礎代謝量の主な推定式には，国立健康・栄養研究所の式（ガンプール〈Ganpule〉の式），ハリス・ベネディクト（Harris-Benedict）の式，Schofieldの式，FAO/WHO/UNUの式などがある．

FAO/WHO/UNU：Food and Agriculture Organization of the United Nations, World Health Organization & United Nations University

●MEMO●
基礎代謝基準値は全年齢階級で男性のほうが女性よりも大きく，低年齢ほど高値である．

❻ たんぱく質の推定平均必要量（乳児は目安量）算出方法

ライフステージ	算出方法
乳児	目安量＝母乳中たんぱく質濃度×哺乳量＋食事（離乳食）からのたんぱく質摂取量 （ただし，0〜5か月では食事〈離乳食〉からのたんぱく質摂取量は0である）
小児	たんぱく質維持必要量（g/日）＋（たんぱく質蓄積量）/（蓄積効率） ※たんぱく質蓄積量＝体重増加量×体たんぱく質の割合
成人・高齢者	たんぱく質維持必要量（g/kg体重/日）×参照体重（kg） ※たんぱく質維持必要量＝（良質な動物性たんぱく質における維持必要量）/ （日常食混合たんぱく質の利用効率）
妊婦（付加量）	たんぱく質蓄積量＝（体カリウム蓄積量）/（カリウム・窒素比）× （たんぱく質換算係数） ※妊娠各期におけるたんぱく質蓄積量の比 初期：中期：後期＝0：1：3.9
授乳婦（付加量）	（母乳中たんぱく質量）/（食事性たんぱく質から母乳たんぱく質への変換効率）

（厚生労働省. 日本人の食事摂取基準〈2020年版〉をもとに作成）

- 窒素出納法は利用効率（消化率）が100％と見積もられる良質な動物性たんぱく質を用いて行われるため，日常食混合たんぱく質の利用効率を考慮して，下記とされている.
  維持必要量＝良質な動物性たんぱく質における維持必要量/日常食混合たんぱく質の利用効率
- アメリカやカナダの食事摂取基準に記載されたたんぱく質維持必要量や，WHO/FAO/UNUによるたんぱく質必要量，さらにさまざまなメタアナリシスをふまえて，日本人の食事摂取基準（2020年版）では，たんぱく質維持必要量を，1歳以上すべての年齢区分に対して男女ともに0.66 g/kg体重/日とすることにした.
- 目標量（％エネルギー）の下限は，推定エネルギー必要量（kcal/日）のうちたんぱく質の推奨量（g/日）が占める場合の割合が％エネルギーで表現された.
- 目標量（％エネルギー）の上限は，高齢者をはじめとする成人においては20〜23％エネルギー前後のたんぱく質摂取については検証すべき課題が残されているとする考えに基づき，20％エネルギーとされた.
- 各ライフステージのたんぱく質の推定平均必要量の算出方法を❻に示す.
- 乳児のたんぱく質必要量は窒素出納法で決められないため，母乳中たんぱく質濃度と哺乳量で目安量が設定された. 人工栄養育児では，たんぱく質の利用効率を考慮する.
  目安量＝母乳中たんぱく質濃度×哺乳量＋食事（離乳食）からのたんぱく質摂取量
  ただし，0〜5か月では食事（離乳食）からのたんぱく質摂取量は0である.
- 小児期（1〜17歳）の推定平均必要量算定の参照値は，たんぱく質維持必要量と成長に伴い蓄積されるたんぱく質蓄積量から要因加算法によって算出された.
- たんぱく質蓄積量は，体重増加量と体たんぱく質の割合を乗じて求められる. また，新生組織蓄積量は，たんぱく質蓄積量をたんぱく質の蓄積効率で除して求められる.
- 高齢者（65歳以上）におけるフレイルおよびサルコペニアの発症予防を目的とした場合，1.0 g/kg体重/日以上のたんぱく質摂取が望ましい.

脂　質

- 脂質の分類は❼のとおり. 破線で囲んだ4つの食事摂取基準の算出方法を❽に示した.

飽和脂肪酸

- 成人においては，飽和脂肪酸摂取量と血中（血清または血漿）総コレステロール濃度とのあいだに正の関連が観察され，LDLコレステロール濃度でも同様である.
- 循環器疾患の発症および死亡に直結する影響は十分ではないが，その重要な危険因子である血中総コレステロールおよびLDLコレステロールへの影響は明らかである.
- 結果として，日本人が現在摂取している飽和脂肪酸量を測定し，その中央値をもって目標量（上限）とし，18歳以上は7％エネルギー以下とされた.
- 小児期の食習慣が成人期に引き継がれ，疾病罹患に関連しうることについては複数の

2

食事摂取基準の基礎的理解

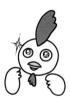

たんぱく質の目標量（％エネルギー）の下限は，推奨量で算出されているんだ！

【用語解説】
要因加算法：要因，たとえば蓄積に必要な量や排泄される量などを足していく方法.

LDL：low-density lipoprotein（低比重リポたんぱく）

31

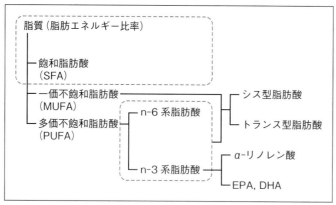

❼ 脂質とその構成
点線で囲んだ4項目について基準が策定された.
（厚生労働省. 日本人の食事摂取基準〈2020年版〉より）

SFA：saturated fatty acid
MUFA：monounsaturated fatty acid
PUFA：polyunsaturated fatty acid
EPA：eicosapentaenoic acid（エイコサペンタエン酸）
DHA：docosahexaenoic acid（ドコサヘキサエン酸）

●MEMO●
一価不飽和脂肪酸（MUFA）と生活習慣病との関連は明らかでないため，目標量は設定されなかった.

❽ 脂質の各指標の算出方法

種類	ライフステージ	指標	算出方法
脂質	乳児（0〜5か月）	目安量（%エネルギー）	日本食品標準成分表2015年版（七訂）に示された母乳のエネルギーおよび脂質重量から算出
	乳児（6〜11か月）	目安量（%エネルギー）	0〜5か月の目安量と1〜2歳の平成28年国民健康・栄養調査における脂質摂取量の中央値の中間値
	小児成人，高齢者	目標量上限（%エネルギー）	飽和脂肪酸の目標量の上限（7%エネルギー）を超えないと期待される値
		目標量下限（%エネルギー）	n-6系不飽和脂肪酸，n-3系不飽和脂肪酸，一価不飽和脂肪酸などの脂肪酸の摂取量の中央値にグリセロール部分を考慮した値
飽和脂肪酸	小児成人，高齢者	目標量上限（%エネルギー）	最近の調査で得られた摂取量の中央値
n-6系脂肪酸n-3系脂肪酸	乳児（0〜5か月）	目安量（g/日）	母乳中濃度と基準哺乳量の積
	乳児（6〜11か月）	目安量（g/日）	0〜5か月の目安量と1〜2歳の平成28年国民健康・栄養調査における摂取量の中央値（男女平均）の平均値
	小児成人，高齢者妊婦，授乳婦	目安量（g/日）	欠乏症がない健康な日本人の摂取量（平成28年国民健康・栄養調査の結果）の中央値

（厚生労働省. 日本人の食事摂取基準〈2020年版〉をもとに作成）

報告がある．小児期の飽和脂肪酸摂取量と血清脂質プロファイルとの関連にはさらなる情報が必要であるものの，小児期から飽和脂肪酸の過剰摂取を避けることには疾病予防の観点から意味があるものと考えられ，食事摂取基準（2020年版）において新たに3歳以上の小児に設定された.

- 最近の調査で得られた摂取量（中央値）をもとに，活用の利便性を考慮し，目標量（上限）を男女共通の値として，3〜14歳は10%エネルギー，15〜17歳は8%エネルギーとした．1〜2歳については，この年齢区分における循環器疾患の危険因子との関連を検討した研究が少なかったこと，また日本人の摂取量の実態に関する信頼度の高い報告はまだ少なく，その実態はまだ十分に明らかにされていないことなどを考慮して，2020年版では目標量の設定が見送られた.

コレステロール

- 飽和脂肪酸と同様に，コレステロールは脂質異常症および循環器疾患に関与する栄養素である．コレステロールは体内で合成されるため，脂質異常症および循環器疾患の発症予防の観点から目標量を設定することは難しい[*1].
- 脂質異常症を有する者およびそのハイリスク者においては，摂取量を低く抑えることが望ましいと考えられることから，脂質異常症の重症化予防のために，200 mg/日未

[*1] コレステロール摂取量と循環器疾患の発症率および死亡率のあいだに有意な関連は観察されなかったため，目標量（上限）は設定されなかった．しかしながら，このことは許容されるコレステロール摂取量に上限が存在しないことを保証するものではない.

満にとどめることが望ましいことが，飽和脂肪酸の表の脚注に示された[*2].

トランス脂肪酸

- 飽和脂肪酸と同様に，トランス脂肪酸は冠動脈疾患に関与する栄養素である[*3]．日本人のほとんどは，トランス脂肪酸に関するWHOの目標（1％エネルギー未満）を下回り，トランス脂肪酸の摂取による健康へ影響は，飽和脂肪酸の摂取によるものより小さいと考えられる．
- トランス脂肪酸は，健康の保持・増進を図るうえで積極的な摂取は勧められないことから，その摂取量は1％エネルギー未満に，できるだけ低くとどめることが望ましいことが，飽和脂肪酸の表の脚注に示された[*2]．

炭水化物

- 食事摂取基準（2020年版）では，炭水化物は糖質と食物繊維に分類されるが，エネルギー源として食事摂取基準が設定される場合には炭水化物と糖質を区別せず，炭水化物として取り扱われる．
- 炭水化物はグルコース（ブドウ糖）を供給するエネルギー源として重要であるが，アミノ酸やグリセロールからもグルコースを供給することが可能であるため，その必要量を明確に示すことはできない．
- さらに，炭水化物が2型糖尿病以外の特定の健康障害の原因となる報告は乏しい．したがって，炭水化物については，推定平均必要量，推奨量，目安量および耐容上限量は設定されなかった．
- 炭水化物はエネルギー源として重要な役割を果たしているため，アルコールを含む合計量について，たんぱく質および脂質の残余が目標量（範囲）として算定された．

食物繊維

- 食物繊維の摂取不足が生活習慣病の発症に関連するという報告が多いため，アメリカ・カナダの食事摂取基準と2016（平成28）年国民健康・栄養調査における中央値との中間値をもとにして目標値が設定された（❾）．
- 小児において頻度の高い健康障害として便秘があり，高食物繊維摂取による便秘改善の効果が検討されているが，摂取量に関する議論は少なく，目標量の算定には利用できない．
- 小児において，その他の生活習慣病の発症や重症化予防に食物繊維摂取量がどう関与しているのかについての報告は乏しい．しかし生活習慣病の発症には長期間にわたる習慣的な栄養素摂取量が影響することから，小児期の食習慣が成人後の循環器疾患の発症やその危険因子に影響を与えている可能性が示唆されている．
- 小児期の食習慣はその後の食習慣にある程度影響しているという報告が複数ある．
- 3歳未満の小児については，日本における食物繊維摂取の実態の詳細は明らかになっておらず，目標量を算定する根拠が乏しいことから，3〜17歳に限って成人と同じ方法で目標量が算出された．
- なお，算出された目標量よりも現在の食物繊維摂取量の中央値が多い場合には，現在の摂取量の中央値を目標量とした．

エネルギー産生栄養素バランス[*4]

- エネルギー産生栄養素バランスは，「エネルギーを産生する栄養素，すなわち，たんぱく質，脂質，炭水化物（アルコールを含む）とそれらの構成成分が総エネルギー摂取量に占めるべき割合（％エネルギー）」とされた．
- エネルギー産生栄養素バランスの目的は，エネルギーを産生する栄養素およびこれら栄養素の構成成分である各種栄養素の摂取不足からの回避，および，生活習慣病の発症予防とその重症化予防である．
- 算定の順序は❿に示すとおりである．
- 高齢者のたんぱく質エネルギー比率では必要エネルギー摂取量が低くなるため，推奨

[*2] 付録の表 8 (p.175)を参照.

[*3] トランス脂肪酸は冠動脈疾患の危険因子の一つであるが，日本人における摂取量の実態は十分に把握されていないため，目標量は設定されなかった．WHOやアメリカなどいくつかの国では，トランス脂肪酸の摂取量は1％エネルギー未満とすることが推奨されている．

2

食事摂取基準の基礎的理解

● MEMO ●
アルコール（エタノール）の過剰摂取は健康障害の原因となることが報告されている．アルコールは人にとって必須の栄養素ではないため，食事摂取基準は設定されなかった．

[*4] 付録の表 10 (p.176)を参照.

❾ 食物繊維の目標量の算出方法

ライフステージ	算出方法
小児	3歳以上，成人と同様の方法で算出
成人・高齢者	参照値＝24g/日*1と現在の日本人成人（18歳以上）の中間値として18.9 g/日 18.9 g/日×［性別および年齢区分ごとの参照体重（kg）÷58.3（kg）*2］0.75
妊婦（付加量）	非妊娠時と同じ
授乳婦（付加量）	非授乳時と同じ

＊1：24 g/日はアメリカ・カナダの摂取基準の理想値.
＊2：成人（18歳以上）における参照体重の平均値＝58.3 kg.
（厚生労働省．日本人の食事摂取基準〈2020年版〉をもとに作成）

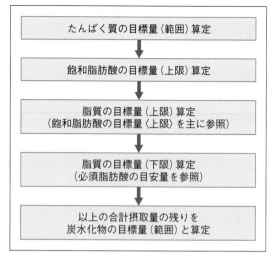

❿ エネルギー産生栄養素バランス：目標量の算定順序

⓫ 脂溶性ビタミンの指標設定の基本的な考え方

種　類	指　標	設定の基本的な考え方
ビタミンA*1	推定平均必要量	肝臓内貯蔵量20 μg/gを維持
ビタミンD	目安量	骨折リスクを上昇させないための必要量
ビタミンE*2	目安量	日本人の摂取量
ビタミンK*3	目安量	（血液凝固遅延が認められない）健康な者を対象とした観察研究

＊1：レチノール活性当量（μgRAE）＝レチノール（μg）＋1/12β-カロテン（μg）＋1/24α-カロテン（μg）＋1/24 β-クリプトキサンチン（μg）＋1/24その他のプロビタミンAカロテノイド（μg）
＊2：α-トコフェノールのみを指標とした.
＊3：フィロキノン（mg）＋メナキノン-4（mg）＋444.7/649.0メナキノン-7（mg）
（厚生労働省．日本人の食事摂取基準〈2020年版〉をもとに作成）

●MEMO●
ビタミンDは骨・骨格筋の両方に作用して，骨折予防に寄与している可能性が考えられるが，フレイル予防を目的とした量を設定できるだけの科学的根拠はないため設定は見送られた.

量を下回らないように，目標量下限値は成人より高い（食事摂取基準2015年版では13％であったが，2020年版では15％に引き上げられた）.

ビタミン

脂溶性ビタミン

● 脂溶性ビタミンの指標設定の基本的な考え方を⓫に示した.

● ビタミンAの肝臓内貯蔵量の最低値（20 μg/g）を維持できる最低必要摂取量，すなわち，1日のビタミンA体外最小排泄量（μg/日）が推定平均必要量とされた.

● ビタミンAの推定平均必要量（乳児は目安量）の算出方法を⓬に示した.

● ビタミンD，EおよびKの目安量の算出方法を⓭に示した.

● ビタミンA，DおよびEの耐容上限量の設定方法を⓮に示した.

水溶性ビタミン

● 水溶性ビタミンの指標設定の基本的な考え方を⓯に示した.

● ただし，ライフステージによって算出方法や指標が異なるものがあり，たとえばビタミンB1のように，小児，成人，高齢者，妊婦（付加量）では推定平均必要量，乳児では目安量が示されている場合がある（⓰，⓱）.

● 水溶性ビタミンの推定平均必要量の算出方法を⓰に示した.

● ビタミンB1の主要な役割はエネルギー産生栄養素の異化代謝の補酵素であるため，必要量はエネルギー消費量あたりで算定された．成人および小児のビタミンB1必要量は摂取量と排泄量との関係式における変曲点から0.45 mg/1,000 kcalと算出された.

● ビタミンB2の主な役割はエネルギー産生栄養素の異化代謝の補酵素および電子伝達

ビタミンB1とビタミンB2とナイアシンの推定平均必要量は，エネルギー消費量あたりで算定されているんだ！

⑫　ビタミンA欠乏回避のための各指標の算出方法

ライフステージ	指　標	算出方法
乳児（0～5か月）	目安量	母乳中のビタミンA濃度と基準哺乳量の積
乳児（6～11か月）	目安量	（0～5か月児の目安量）×（6～11か月児の参照体重/0～5か月児の参照体重）$^{0.75}$
小児（1～5歳）	推定平均必要量	体重あたりの肝重量を成人の2倍として体外最小排泄量×参照体重×（1＋成長因子）を算出
小児（6～17歳）	推定平均必要量	（18～29歳の推定平均必要量）×（対象年齢区分の参照体重/18～29歳の参照体重）$^{0.75}$×（1＋成長因子）
成人，高齢者	推定平均必要量	体重1kgあたりの体外最小排泄量×参照体重
妊婦（付加量）	推定平均必要量	37～40週の胎児の肝臓の蓄積量から体内貯蔵量を推定し，母親の吸収率を70%と仮定して最後の3か月でこの量のほとんどが蓄積されるとして算出
授乳婦（付加量）	推定平均必要量	母乳中に分泌される量

ビタミンA体外最小排泄量（μg/日）＝体内ビタミンA最小蓄積量（μg）×ビタミンA体外排泄処理率（2%/日）
体内ビタミンA最小蓄積量（μg/kg体重）＝肝臓内ビタミンA最小蓄積量（20 μg/g）×成人の体重1kgあたりの肝臓重量（21 μg/kg体重）×ビタミンA蓄積量の体全体と肝臓の比（10：9）
体重1kgあたり1日のビタミンA体外排泄量（μg/kg体重/日）＝20×21×10/9×2/100＝9.3 μg/kg体重/日
（厚生労働省．日本人の食事摂取基準〈2020年版〉をもとに作成）

⑬　ビタミンD，E，Kの目安量の算出方法

種　類	ライフステージ	算出方法
ビタミンD	乳　児	くる病防止に必要な量
	小　児	（成人の目安量）×（対象年齢区分の参照体重/成人の参照体重）$^{0.75}$×（1＋成長因子）
	成人，高齢者	骨の健康に必要とされる摂取量を参考に全国4地域における調査結果（16日間食事記録法）データの中央値
	妊婦，授乳婦	非妊娠時や非授乳時と同じ
ビタミンE	乳児（0～5か月）	母乳中のα-トコフェロール量と基準哺乳量の積
	乳児（6～11か月）	（0～5か月児の目安量）×（6～11か月児の参照体重/0～5か月児の参照体重）$^{0.75}$
	小児，成人，高齢者 妊婦，授乳婦	平成28年国民健康・栄養調査における性別および年齢区分ごとの摂取量の中央値
ビタミンK	乳児（0～5か月）	（ビタミンKの経口投与が行われていることが前提）母乳中のビタミンKと基準哺乳量の積
	乳児（6～11か月）	母乳以外の食事からの摂取量も考慮
	小　児	（成人の目安量）×（対象年齢区分の参照体重/成人の参照体重）$^{0.75}$×（1＋成長因子）
	成人，高齢者	納豆非摂取者のビタミンK摂取量
	妊婦，授乳婦	非妊娠時や非授乳時と同じ

（厚生労働省．日本人の食事摂取基準〈2020年版〉をもとに作成）

⑭　ビタミンA，D，Eの耐容上限量の設定方法

種　類	ライフステージ	設定方法
ビタミンA*	乳　児	頭蓋内圧亢進の症例報告による健康障害非発現量
	小　児	18～29歳の値を体重比から外挿
	成人，高齢者	肝臓へのビタミンAの過剰蓄積による肝臓障害を指標とした最低健康障害発現量
ビタミンD	乳　児	成長遅延を指標とした健康障害非発現量
	小　児	18～29歳の値と乳児の値の中間値について参照体重を用いて体重比から外挿
	成人，高齢者 妊婦，授乳婦	高カルシウム血症を指標とした健康障害非発現量
ビタミンE	乳　児	データがないため設定なし
	小児，成人，高齢者	出血作用に関するデータによる健康障害非発現量

＊：サプリメントあるいは大量のレバー摂取などによる．耐容上限量を考慮したビタミンA摂取量（レチノール相当量）の算出には，プロビタミンAであるカロテノイドは含めない．
（厚生労働省．日本人の食事摂取基準〈2020年版〉をもとに作成）

●MEMO●
0～5か月児の基準哺乳量は0.78 L/日である．

豆知識

小児，成人および高齢者のビタミンDの目安量は2015年版から基本的考え方が大きく変わり，高い値が設定された．この値を一律に適用するのではなく，夏季や緯度の低い地域における必要量はより低い可能性があることを考慮すべきである．

2

食事摂取基準の基礎的理解

種　類	指　標	設定の基本的な考え方
ビタミンB₁	推定平均必要量	肝臓内の量が飽和して尿中排泄量が増大する変曲点
ビタミンB₂	推定平均必要量	尿中排泄量が増大する変曲点
ナイアシン*	推定平均必要量	ペラグラの発症を予防できる最小摂取量
ビタミンB₆	推定平均必要量	神経障害が観察されない摂取量
ビタミンB₁₂	推定平均必要量	血液学的性状および血清ビタミンB₁₂濃度を維持する量
葉　酸	推定平均必要量	巨赤芽球性貧血予防のため，赤血球中の葉酸濃度を維持できる最小摂取量
パントテン酸	目安量	平成28年国民健康・栄養調査における性別および年齢区分ごとの摂取量の中央値など
ビオチン	目安量	トータルダイエット法による値
ビタミンC	推定平均必要量	心臓血管系の疾病予防および抗酸化作用が期待できる量

*：ナイアシン当量＝ナイアシン＋1/60トリプトファン
(厚生労働省. 日本人の食事摂取基準〈2020年版〉をもとに作成)

❶⑥ 水溶性ビタミンの推定平均必要量の算出方法

種　類	ライフステージ	算出方法
ビタミンB₁ (VB₁)	小児，成人，高齢者	0.45 mg/1,000 kcalと対象年齢区分の推定エネルギー必要量 (身体活動レベルⅡ) の積
	妊婦 (付加量)	0.45 mg/1,000 kcalとエネルギー付加量の積
ビタミンB₂ (VB₂)	小児，成人，高齢者	0.50 mg/1,000 kcalと対象年齢区分の推定エネルギー必要量 (身体活動レベルⅡ) の積
	妊婦 (付加量)	0.50 mg/1,000 kcalとエネルギー付加量の積
ナイアシン	小児，成人，高齢者	4.8 mgNE/1,000 kcalと対象年齢区分の推定エネルギー必要量 (身体活動レベルⅡ) の積
	妊婦 (付加量)	なし
ビタミンB₆ (VB₆)	小児，成人，高齢者	0.014 mg/gたんぱく質を相対生体利用率で除した値と対象年齢区分のたんぱく質の食事摂取基準の推奨量の積
	妊婦 (付加量)	0.014 mg/gたんぱく質を相対生体利用率で除した値と妊娠期のたんぱく質蓄積量の積
ビタミンB₁₂ (VB₁₂)	成人，高齢者	(悪性貧血症患者に必要な投与量－腸管吸収量)÷吸収率
	妊婦 (付加量)	胎児の肝臓中のビタミンB₁₂量から推定された値に吸収率を考慮
葉　酸	成人，高齢者	巨赤芽球性貧血予防に必要な赤血球中の葉酸濃度を305 nmol/L以上に維持することが可能な最小摂取量
	妊婦可能な女性，妊婦 (妊娠初期)	神経管閉鎖障害を予防するのに必要な量として400 μg/日
	妊婦 (妊娠中期・後期) (付加量)	適正量維持可能な補足量100 μg/日の狭義の葉酸 (プテロイルモノグルタミン酸) に相対生体利用率を考慮した値
ビタミンC (VC)	成人，高齢者	血漿ビタミンC濃度50 μmol/Lを維持可能な摂取量
	妊婦 (付加量)	新生児の壊血病予防の観点から設定
VB₁₂，葉酸，VC	小児	(18～29歳の推定平均必要量) × (対象年齢区分の参照体重/18～29歳の参照体重)^0.75 × (1＋成長因子)
VB₁，VB₂，ナイアシン，VB₆，VB₁₂，葉酸，VC	授乳婦 (付加量)	母乳中濃度と泌乳量の積を相対生体利用率で除した値

(厚生労働省. 日本人の食事摂取基準〈2020年版〉をもとに作成)

系の構成成分であるため，必要量はエネルギー消費量あたりで算定された．尿中にビタミンB₂の排泄量が増大し始める最小摂取量を推定平均必要量とした．

- ナイアシンはエネルギー代謝と深いかかわりがあることから，エネルギー摂取量あたりで算定された．妊婦ではトリプトファン・ニコチンアミド転換率*5が非妊娠時に比べて増大してエネルギー必要量の増大に伴う必要量の増大をまかなっているため，付加量は設定されなかった．

- ビタミンB₆の必要量はアミノ酸の異化代謝量に応じて要求量が高まることから，たんぱく質摂取量あたりで算定された．小児，成人，高齢者の推定平均必要量は，血漿ピリドキサール5-リン酸 (PLP) 濃度を30 nmol/Lに維持できる摂取量が設定された．

- ビタミンB₁₂の推定平均必要量は，内因子が欠損した悪性貧血患者の治療に要した量

*5 ナイアシンは不可欠アミノ酸のトリプトファンから肝臓で生合成され，転換率は重量比で1/60である．

PLP：pyridoxal 5′-phosphate

2
食事摂取基準の基礎的理解

⓱ 水溶性ビタミンの目安量の算出方法

種　類	ライフステージ	算出方法
VB₁，VB₂，ナイアシン，VB₆，VB₁₂，パントテン酸，ビオチン，葉酸，VC	乳児（0〜5か月）	母乳中濃度と基準哺乳量の積
VB₁，VB₂，ナイアシン，VB₆，VB₁₂，葉酸，VC	乳児（6〜11か月）	（0〜5か月児の目安量）×（6〜11か月児の参照体重/0〜5か月児の参照体重）$^{0.75}$ および（18〜29歳の推定平均必要量）×（6〜11か月児の参照体重/18〜29歳の参照体重）$^{0.75}$×（1＋成長因子）の平均値
パントテン酸，ビオチン		（0〜5か月児の目安量）×（6〜11か月児の参照体重/0〜5か月児の参照体重）$^{0.75}$
パントテン酸	小児，成人，高齢者	性別および年齢階級ごとの平成28年国民健康・栄養調査の結果の中央値
	妊婦，授乳婦	過去に報告された摂取量の中央値
ビオチン	小　児	（18〜29歳の目安量）×（対象年齢区分の参照体重/18〜29歳の参照体重）$^{0.75}$×（1＋成長因子）
	成人，高齢者	トータルダイエット法による値
	妊婦，授乳婦	非妊娠時や非授乳時と同じ値

（厚生労働省．日本人の食事摂取基準〈2020年版〉をもとに作成）

⓲ 水溶性ビタミンの耐容上限量の設定方法

種　類	設定方法
ナイアシン[*1]	消化器系（消化不良，重篤な下痢，便秘）や肝臓の障害（肝機能低下，劇症肝炎）に対する健康障害非発現量
ビタミンB₆[*2]	感覚性ニューロパシーの健康障害非発現量
葉酸[*3]	神経症状の発現や悪化に対する最低健康障害発現量

[*1]：強化食品およびサプリメント由来のニコチン酸あるいはニコチンアミドの量．
[*2]：食事性ビタミンB₆の量ではなくピリドキシンとしての量．
[*3]：サプリメントや強化食品に含まれる葉酸（プテロイルモノグルタミン酸）の量．
（厚生労働省．日本人の食事摂取基準〈2020年版〉をもとに作成）

⓳ 多量ミネラルの指標設定の基本的な考え方

種　類	指　標	設定の基本的な考え方
ナトリウム	目標量	過剰摂取による生活習慣病の発症および重症化予防
	推定平均必要量	不可避損失量を補う量
カリウム	目安量	不可避損失量と現在の摂取量
	目標量	高血圧などの生活習慣病の発症予防
カルシウム	推定平均必要量	要因加算法による骨量維持のための必要量
マグネシウム	推定平均必要量	出納試験により求められた平衡維持できる摂取量
リ　ン	目安量	通常の食事で不足や欠乏はない

（厚生労働省．日本人の食事摂取基準〈2020年版〉をもとに作成）

から算定された．

- 胎児の神経管閉鎖障害は，受胎後およそ28日で閉鎖する神経管の形成異常である．この予防に必要な狭義の葉酸（サプリメントや食品中に強化される葉酸）の量は400 μg/日とされた．妊娠を計画している女性，妊娠の可能性がある女性および妊娠初期の妊婦は通常の食品以外の食品に含まれる葉酸（狭義の葉酸）を400 μg/日摂取することが望まれる．
- 水溶性ビタミンの目安量の算出方法を⓱に示した．
- 水溶性ビタミンの耐容上限量の設定方法を⓲に示した．

ミネラル

多量ミネラル

- 多量ミネラルの指標設定の基本的な考え方を⓳に示した．

神経管閉鎖は受胎後28日前後で起こるんだ．♪ 葉酸は妊娠前からしっかり摂取しよう！

種　類	ライフステージ	設定方法
カルシウム	成人，高齢者	ミルクアルカリ症候群の症例報告
マグネシウム	小児，成人	下痢発症を指標とした最低健康障害発現量
リン	成人，高齢者	血清リン濃度の正常上限を超えない摂取量

（厚生労働省．日本人の食事摂取基準〈2020年版〉をもとに作成）

- 乳児の多量ミネラルでは目安量が設定された．0～5か月では母乳中の濃度と基準哺乳量の積，6～11か月では母乳中の濃度と基準哺乳量の積と離乳食からの摂取量の和より算出された．
- 多量ミネラルの耐容上限量の設定方法を❷に示した．

(1) ナトリウム

- ナトリウムの推定平均必要量は不可避損失量に基づき設定されたが，2016（平成28）年国民健康・栄養調査の結果における摂取量分布の1パーセンタイル値を下回っているため，食事摂取基準の活用上はほとんど意味をもたない．推奨量は設定されていない．
- WHOのガイドラインが成人に対して強く推奨している食塩相当量[*6]は5g/日未満である．
- 成人および高齢者のナトリウムの目標量は，5g/日と平成28年国民健康・栄養調査における摂取量の中央値との中間値が設定された．
- 高血圧および慢性腎臓病（CKD）の重症化予防を目的としたナトリウム量は，食塩相当量で6g/日未満とされた．
- 小児では，WHOの提案する5g/日未満を，目標量算出のための参照値とし，

  $$5\,g/日 × (性別および年齢区分ごとの参照体重\,kg ÷ 58.4\,kg)^{0.75}$$

  で算出した．この方法で算出された値と現在の摂取量の中央値（平成28年国民健康・栄養調査の結果）の中間値が小児の目標とされた．
- 高齢者では食欲低下のため，極端なナトリウム制限（減塩）はエネルギーやたんぱく質など多くの栄養素の摂取量低下を招き，フレイルなどにつながる可能性がある．したがって，高齢者におけるナトリウム制限（減塩）は，健康状態，病態および食事摂取量全体をみて適用すべきである．

(2) カリウム

- カリウムは多くの食品に含まれており，通常の食生活で不足することはない．推定平均必要量や推奨量を設定するための科学的根拠は少ないため，目安量が設定された．
- カリウムについて，WHOのガイドラインでは，心血管疾患や脳卒中などの生活習慣病の予防のために3,510mg/日の摂取を推奨している．
- カリウムの目標量は，平成28年国民健康・栄養調査の結果に基づく日本人の成人（18歳以上）の摂取量の中央値（2,168mg/日）と3,510mg/日の中間値（2,839mg/日）を参照値として，

  $$(2,839\,mg/日) × (対象年齢区分の参照体重/成人の参照体重の平均値)^{0.75}$$

  と平成28年国民健康・栄養調査の摂取量の中央値を比較して高いほうの値が設定された．

(3) カルシウム

- カルシウムの推定平均必要量は，性別および年齢区分ごとの参照体重をもとにして体内蓄積量，尿中排泄量，経皮的損失量の合計を見かけの吸収率で除して算出された．
- 耐容上限量は成人以降のみ設定されており，最低健康障害発現量には，カルシウム・アルカリ症候群患者のカルシウム摂取量が用いられ，不確実性因子を加味して算定された．ただし，耐容上限量は，日本人の通常の食品からの摂取でこの値を超えること

2

食事摂取基準の基礎的理解

● MEMO ●
日本ではナトリウム摂取量は食塩摂取量に依存しており，通常の食生活では不足や欠乏の可能性はほとんどない．

[*6] **食塩相当量** (g) ＝ナトリウム (g) ×58.5/23 ＝ナトリウム (g) ×2.54

CKD：chronic kidney disease

【用語解説】
カルシウム・アルカリ症候群：骨粗鬆症に対して投与される活性型ビタミンD製剤やカルシウム製剤にサイアザイド系利尿薬を併用した場合に起こる．高カルシウム血症は腎輸入細動脈を収縮させて糸球体濾過量を低下させる．さらに多尿による循環血液量低下を招き，急性腎障害を引き起こす．

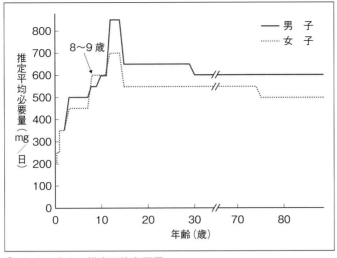

㉑ カルシウムの推定平均必要量
0〜11か月は目安量である．12〜14歳における設定値が特に高い．8
〜9歳では女子のほうが男子よりも高い値が設定されている．
（厚生労働省．日本人の食事摂取基準〈2020年版〉をもとに作成）

他の栄養素についても㉑のように作図すれば年齢による推定平均必要量の違いがわかりやすいね！

はまれであり，サプリメントなどを使用する場合に注意するべき値である．

● ビタミンDとの併用によって，より少ない摂取量でも血清カルシウムが高値を示すこともありうる．

● 妊娠中は腸管からのカルシウム吸収率は著しく増加して胎児側へ蓄積され，妊婦の尿中排泄量を著しく増加させるため，付加量は必要ないと判断された．ただし，非妊娠時のカルシウム摂取量が推奨量未満の場合には，推奨量を目指す必要がある．

● 授乳中は腸管でのカルシウム吸収率が非妊娠時に比べて軽度に増加して尿中排泄量は減少し，通常よりも多く取り込まれたカルシウムが母乳に供給されるため，付加量は必要ないと判断された．

● 小児期，特に思春期（12〜14歳）は骨塩量増加に伴うカルシウム蓄積量が生涯で最も増加する時期で，カルシウム推奨量はほかの年代に比べて最も多い（㉑）．

● 12〜14歳男子，女子の推奨量であるそれぞれ1,000 mg/日，800 mg/日に対し，平成28年国民健康・栄養調査の結果におけるカルシウム摂取量の平均値はそれぞれ702 mg/日，593 mg/日と少ない．同年代の男子では推定平均必要量を満たさない者が89.6%，女子で35.4%に上るとの報告もある．

● 17歳以下の耐容上限量は，十分な報告がないため設定しなかった．しかし，これは，多量摂取を勧めるものでも多量摂取の安全性を保証するものでもない．

(4) リン

● リンの小児，成人，高齢者における目安量は，平成28年国民健康・栄養調査の摂取量の中央値が設定された．妊婦の目安量は，妊婦が非妊娠時の摂取に加えて摂取すべき量（61 mg/日）よりも妊娠時の吸収率上昇によって増加する吸収量（80 mg/日）のほうが上回っているため，非妊娠時と同じ値が設定された．授乳婦ではリンの骨吸収量の増加と尿排泄量の減少が観察されていることから，非授乳時の摂取量に加えてリンを摂取する必要はないと判断された．

微量ミネラル

● 微量ミネラルの指標設定の基本的な考え方を㉒に示した．

● 微量ミネラルの耐容上限量の設定方法を㉓に示した．

● 小児で耐容上限量が算定されているのは，鉄，ヨウ素，セレンである．

鉄

● 鉄の目安量および推定平均必要量の算出方法を㉔に示した．

㉒ 微量ミネラルの指標設定の基本的な考え方*

種　類	指　標	設定の基本的な考え方
鉄	推定平均必要量	要因加算法
亜　鉛	推定平均必要量	アメリカ・カナダの食事摂取基準に基づいた要因加算法
銅	推定平均必要量	欧米人を対象に行われた研究に基づいた平衡維持量および血漿・血清銅濃度を指標とした摂取量
マンガン	目安量	日本人のマンガン摂取量
ヨウ素	推定平均必要量	欧米の研究結果に基づいた必要量
セレン	推定平均必要量	WHOの考え方に基づいた克山病 (Keshan disease) などの欠乏症予防量
クロム	目安量	クロム摂取量
モリブデン	推定平均必要量	アメリカ人男性の出納実験による平衡維持量

＊：乳児は目安量であるため，設定の基本的な考え方は異なる.
（厚生労働省. 日本人の食事摂取基準〈2020年版〉をもとに作成）

㉓ 微量ミネラルの耐容上限量の設定方法

種　類	ライフステージ	設定方法
鉄	成　人	バンツー (Bantu) 鉄沈着症の最低健康障害発現量
	小　児	鉄剤や鉄サプリメントの誤飲による急性鉄中毒の限界値
亜　鉛	成人，高齢者	アメリカ人女性の貧血，スーパーオキシドジスムターゼ活性低下，血清亜鉛増加および血清HDLコレステロール低下時における摂取量（最低健康障害発現量）
銅	成人，高齢者	銅サプリメントを継続摂取して異常が認められなかった摂取量（健康障害非発現量）
マンガン	成人，高齢者	アメリカ・カナダの食事摂取基準の健康障害非発現量
ヨウ素	成人，高齢者	日本人のヨウ素摂取量の平均値（健康障害非発現量），甲状腺機能低下や甲状腺腫の発現時の摂取量（最低健康障害発現量）
	小　児	北海道沿岸部における平均ヨウ素摂取量（最低健康障害発現量）
	乳　児	韓国における血清甲状腺ホルモン濃度低下およびTSH濃度上昇（最低健康障害発現量）
	妊婦，授乳婦	ヨウ素過剰への感受性向上を考慮
セレン	成人，高齢者	中国におけるセレン中毒（毛髪と爪の脆弱化）を指標とした健康障害非発現量
	小　児	成人の値をもとに設定
クロム	成人，高齢者	3価クロムの投与によるインスリン感受性低下を指標とした最低健康障害発現量
モリブデン	成人，高齢者	アメリカ人を対象とした実験と日本の女性菜食者の摂取量から総合的に判断

（厚生労働省. 日本人の食事摂取基準〈2020年版〉をもとに作成）

HDL：high density lipoprotein（高比重リポたんぱく）

TSH：thyroid-stimulating hormone（甲状腺刺激ホルモン）

㉔ 鉄の各指標の算出方法

ライフステージ	指　標	算出方法
乳児（0～5か月）	目安量	母乳中の鉄濃度（アメリカ・カナダの食事摂取基準）と基準哺乳量の積
乳児（6～11か月）	推定平均必要量	（基本的鉄損失＋ヘモグロビン中の鉄蓄積量＋非貯蔵性組織鉄の増加量＋貯蔵鉄の増加量）÷吸収率
小児（男子・月経のない女子）	推定平均必要量	（基本的鉄損失＋ヘモグロビン中の鉄蓄積量＋非貯蔵性組織鉄の増加量＋貯蔵鉄の増加量）÷吸収率
小児（月経のある女子）	推定平均必要量	（基本的鉄損失＋ヘモグロビン中の鉄蓄積量＋非貯蔵性組織鉄の増加量＋貯蔵鉄の増加量＋月経による鉄損失）÷吸収率
成人（男性・月経のない女性）	推定平均必要量	基本的鉄損失÷吸収率
成人（月経のある女性）	推定平均必要量	（基本的鉄損失＋月経による鉄損失）÷吸収率
妊婦（付加量）	推定平均必要量	（胎児中への鉄貯蔵＋臍帯・胎盤中への鉄貯蔵＋循環血液量の増加に伴う鉄需要）÷吸収率
授乳婦（付加量）	推定平均必要量	母乳中濃度と泌乳量の積を相対生体利用率で除した値

（厚生労働省. 日本人の食事摂取基準〈2020年版〉をもとに作成）

● 小児では成長に伴って鉄が貯蔵される．鉄の推定平均必要量は要因加算法により次式で求められる．

● 男子・月経のない女子：

推定平均必要量＝〔基本的鉄損失＋ヘモグロビン中の鉄蓄積量＋非貯蔵性組織鉄の増加量＋貯蔵鉄の増加量〕÷吸収率（0.15）

● 月経のある女子：

10歳以上の女子で月経がある場合には，月経血による鉄損失を考慮し，

推定平均必要量＝〔基本的鉄損失＋ヘモグロビン中の鉄蓄積量＋非貯蔵性組織鉄の増加量＋貯蔵鉄の増加量＋月経血による鉄損失（0.46 mg/日）〕÷吸収率（0.15）

とした．

参考文献

・厚生労働省．日本人の食事摂取基準（2020年版）．令和元年12月．

●MEMO●
鉄は低摂取量でも吸収率が高いため，出納試験を用いると必要量を過小評価する危険性がある．

カコモン に挑戦 ‼

◆ 第36回-84
日本人の食事摂取基準（2020年版）において，集団内の半数の者で体内量が飽和している摂取量をもってEARとしたビタミンである．最も適当なのはどれか．1つ選べ．

(1) ビタミンA
(2) ビタミンB₁
(3) ナイアシン
(4) ビタミンB₁₂
(5) 葉酸

◆ 第37回-88
日本人の食事摂取基準（2020年版）において，要因加算法によって求めた妊娠中期における鉄のEAR・RDAの付加量である（表）．このときに前提とした吸収率（%）として，最も適当なのはどれか．1つ選べ．

表　要因加算法によって求めた妊娠中期における鉄の合計必要量・EAR（付加量）・RDA（付加量）

胎児中への鉄貯蔵量，臍帯・胎盤中への鉄貯蔵量，循環血液量の増加に伴う鉄需要量の合計（mg/期）	合計必要量※（mg/日）	EAR（付加量）（mg/日）	RDA（付加量）（mg/日）
250	2.68	6.7	8.0

日本人の食事摂取基準（2020年版）を一部改変

※合計必要量：妊娠中期の胎児中への鉄貯蔵量，臍帯・胎盤中への鉄貯蔵量，循環血液量の増加に伴う鉄需要量の合計を妊娠中期の日数（280日/3）で除して求めた．

(1) 3
(2) 15
(3) 34
(4) 40
(5) 84

解答

◆ 第36回-84　正解（2）

◆ 第37回-88　正解（4）

2

食事摂取基準の基礎的理解

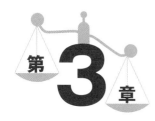

第3章 妊娠期・授乳期の栄養

学修
目標

- 妊娠・授乳における母体の生理的変化と胎児の発育について知り，栄養管理の特徴を理解する
  ①妊娠期の母体の生殖器に関与するホルモンの変化とそれによる生理的変化が説明できる
  ②妊娠期の母体の身体的変化，胎盤形成や胎児の成長について説明できる
  ③乳汁分泌の機序と乳汁の成分について学び，授乳の支援の方法について説明できる
  ④母体の低栄養が胎児の発育不全や生活習慣病に関係することを説明できる
  ⑤妊娠期・授乳期に必要とされるエネルギーや栄養素について学び，特徴的な疾患への栄養介入や予防について説明できる

要点
整理

- ✓妊娠の成立と維持には，FSHやLH，エストロゲン，プロゲステロンなどのホルモンが深く関与し，妊娠期間40週のあいだに体重増加や循環器系などの諸臓器の変化，代謝の変化がみられる.
- ✓母乳の分泌には，プロラクチンやオキシトシンといったホルモンだけでなく，乳児の吸啜(きゅうてつ)刺激が重要な役割を果たし，乳汁成分や分泌量は分泌時期により変化する.
- ✓妊娠期においては，胎児の成長および妊娠に伴う母体自身の変化に合わせた付加量，授乳婦においては，母乳含有量をもとに付加量が設定されている.
- ✓胎児の神経管閉鎖障害（受胎28日前後に起こる）のリスク低減のために，妊娠を計画している女性，妊娠の可能性がある女性に対し，通常の食品以外の食品に含まれる葉酸（狭義の葉酸）を400 μg/日摂取することが推奨されている.
- ✓妊娠初期ではビタミンAの過剰摂取による胎児奇形にも配慮する.
- ✓妊娠による合併症には，妊娠糖尿病，妊娠高血圧症候群などがあるが，いずれも栄養管理が必要となる.

1 妊娠期・授乳期の生理的特徴

1 妊娠の成立と維持

女性の性周期とホルモン分泌

ホルモン（❶）

- 思春期になると，視床下部から性腺刺激ホルモン放出ホルモン（ゴナドトロピン放出ホルモン〈GnRH〉）の分泌が増加し，下垂体に作用することで性成熟が開始する.
- 下垂体前葉からは性腺刺激ホルモン（ゴナドトロピン〈Gn〉）の卵胞刺激ホルモン（FSH）と黄体形成ホルモン（LH）の分泌が促され，その刺激により，卵巣から卵胞ホルモン（エストロゲン[*1]）と黄体ホルモン（プロゲステロン）の分泌が促進される.

性周期（❷）

- 性成熟期（平均18歳～更年期）の女性の生殖器系には，約28日の一定周期で反復される性周期がある.
- 性周期には，主に卵巣に生じる変化（卵巣周期）と子宮に生じる変化（子宮周期）があり，視床下部-下垂体-卵巣系の各種ホルモン分泌とフィードバック機構により調節されている.

[*1] エストロゲンには，エストロン(E1)，エストラジオール(E2)，エストリオール(E3)の3種がある. 通常測定される血中エストロゲンの主成分（約60％）はE2であり，最も活性が高い.

豆知識
性周期とは，月経→卵胞の成熟→排卵→卵胞の黄体化といういわゆる月経周期であり，月経初日から次の月経の前日までの日数の正常範囲は25～38日である.

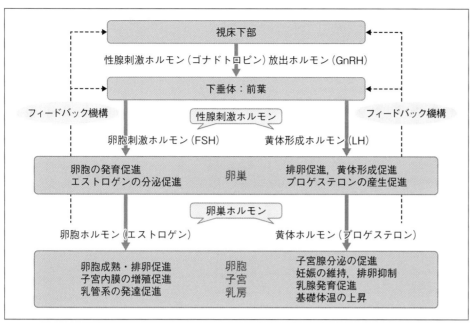

❶ 性周期のホルモン分泌とその働き

●MEMO●
本項に出てくる略語一覧.
FSH：follicle stimulating hormone
GFR：glomerular filtration rate
Gn：gonadotropin
GnRH：gonadotropin releasing hormone
hCG：human chorionic gonadotropin
HDL：high density lipoprotein
hPL：human placental lactogen
LH：luteinizing hormone
WHO：World Health Organization

3

妊娠期・授乳期の栄養

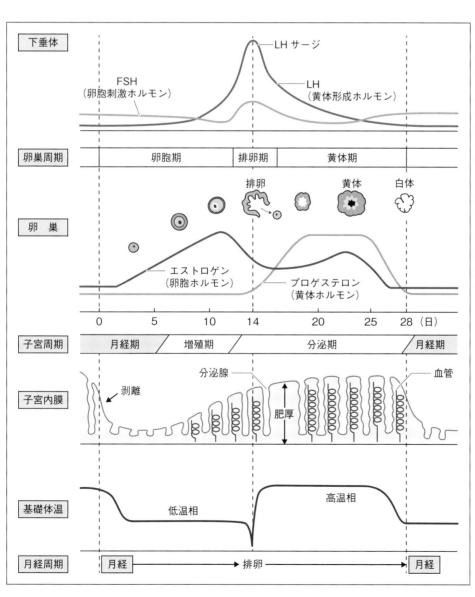

❷ 性周期のホルモンと生殖器機能の変化

排卵期には，適切な頻度と振幅のLHのパルス状分泌と，エストロゲンの分泌増加によってGnRH（ゴナドトロピン放出ホルモン）が分泌される．それによりLHの急激な増加（LHサージ）がみられ，排卵が起こる．

卵巣周期は，月経開始から排卵までの「卵胞期」，排卵の起こる「排卵期」，排卵から次の月経開始までの「黄体期」に分けられる．

子宮周期は，子宮内膜が剥がれ落ちる「月経期」，子宮内膜が増殖・肥厚する「増殖期」，血管や子宮内膜腺が増生して分泌物が分泌される「分泌期」に分けられる．

●MEMO●
妊娠すると，36.7〜37.2℃程度の高温相が妊娠13〜16週ごろまで継続する．妊娠16週以降は低下し，妊娠24〜28週ごろには36.0〜36.5℃の低温相に戻る．

卵巣周期
- 「卵胞期」では，FSHの作用により卵巣においていくつかの卵胞[*2]が発育を始め（発育卵胞），エストロゲン分泌が上昇する．その発育卵胞のうちの1つが大きくなり（主席卵胞），さらに成熟すると成熟卵胞（グラーフ〈Graaf〉卵胞）となる．
- 「排卵期」では，FSHの作用のもと，エストロゲン濃度が上昇することにより，LHの急激な分泌上昇（LHサージ）が起こり，その37〜40時間後にグラーフ卵胞が破裂し，卵子が1つ放出される（排卵）．
- 「黄体期」では，LHの作用により排卵後の卵胞の黄体化が進み，黄体はプロゲステロン，エストロゲンを分泌し，黄体期の中ごろにピークとなり，その後低下する．
- 2週間ほど黄体は維持されるが，受精卵の着床が起こらなければ，退縮して白体化する．

子宮周期
- 「増殖期」は卵巣周期の卵胞期に一致し，エストロゲンにより子宮内膜が増殖・肥厚する．
- 「分泌期」は卵巣周期の排卵期〜黄体期にあたり，排卵が起こってプロゲステロンが分泌され始めると，エストロゲンの作用と合わせて子宮内膜はさらに肥厚し，血管や子宮内膜腺（分泌腺）が増生して分泌活動[*3]がさかんになり，受精卵が着床できるような準備状態をつくる．
- 受精卵の着床が起こらなければ，排卵後2週間でプロゲステロンとエストロゲン濃度が低下するため，子宮内膜が剥離して血液や粘液とともに体外へ排出される（月経）．
- 性周期には基礎体温の変動がみられ，卵胞期には低温，黄体期にはプロゲステロンの作用で高温（約0.3〜0.6℃高い）になるという二相性を示す．

妊娠の成立と維持
- 妊娠とは，受精卵の着床によって始まり，発育した胎芽あるいは胎児および胎児付属物を母体内に保有する状態をいう．
- 受精卵が着床して数週間後に絨毛ができると，ここからヒト絨毛性ゴナドトロピン（hCG）[*4]が分泌され，この刺激により黄体は妊娠黄体となってエストロゲン，プロゲステロンを分泌し続け，妊娠を維持する（❸）．
- 着床した胚盤胞の栄養膜から生じた絨毛組織は，子宮内膜由来の脱落膜と共同して，

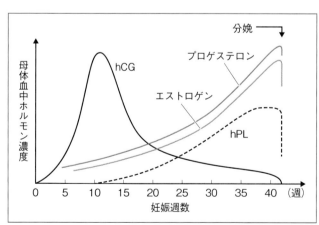

❸ 胎盤から分泌されるホルモンの変化
ヒト絨毛性ゴナドトロピン（hCG）は黄体形成ホルモン（LH）と同様に黄体を刺激してエストロゲン，プロゲステロンを分泌させる．妊娠8〜10週ごろピークとなり，以降は漸減する．
エストロゲンとプロゲステロンは妊娠後期に向けてひたすら増加する．
ヒト胎盤性ラクトゲン（hPL）は妊娠後期に向けて増加し続け，36週以降横ばいとなる．
hCG，hPL，エストロゲン，プロゲステロンは胎盤で産生されるため，分娩後は胎盤排出とともに一気に低下する．

[*2] 卵巣に存在する卵胞はすべて胎児期につくられる．出生時には100万〜200万個の卵胞のもととなる卵母細胞が存在するが，思春期には10万〜40万個に減る．初経後，各月経周期に左右どちらかの卵巣から交互に排卵が起こるが，一生の間に排出される卵子は400〜500個前後である．

● MEMO ●
卵胞は発育段階により名称が変わる（原始卵胞→一次卵胞〜成熟卵胞）．思春期以降，原始卵胞は15〜20個程度ずつ同時に発育を開始する．しかし，最終的に排卵に至るのは，通常，各排卵期に1個のみである．排卵に至る主席卵胞以外は途中で順次消失する（閉鎖卵胞）．

[*3] 子宮内膜腺からの分泌物はグリコーゲンに富み，精子や受精卵のエネルギーとして利用される．

【用語解説】
基礎体温：体温に影響を与えるような諸条件（運動，摂食など）を避けて測定した体温で，基礎代謝のみが反映される．

hCGが妊娠検査に利用されるのは，妊娠初期に分泌が高まるからなんだね！

[*4] **hCG**：妊娠8〜10週ごろに血中hCGがピークに達し，妊娠9〜14週には尿中hCGがピークに達するため，一般的に妊娠早期の検査指標として用いられる．市販の妊娠検査キットでは妊娠4週ごろ（受精後14日目以降）で陽性となることが多い．

胎盤を形成する.

- 妊娠16週ごろに胎盤ができあがると，妊娠初期に妊娠黄体から分泌されていたエストロゲンとプロゲステロンは，胎盤から産生されるようになる.
- エストロゲンは，妊娠の維持と分娩の準備，乳汁分泌の準備と妊娠中の乳汁分泌抑制など，相反する働きを同時にもつ．プロゲステロンは，エストロゲン同様，乳汁分泌の準備や妊娠維持のために働き，排卵も抑制する.
- 下垂体前葉からプロラクチンが分泌されて乳腺の発育を促し，下垂体後葉からはオキシトシンが分泌され，母乳分泌の準備を始める.
- ヒト胎盤性ラクトゲン（hPL）[*5]は，母体に抗インスリン作用（グルコース消費抑制とトリグリセリド分解促進作用）をもたらし，母体の脂質から遊離脂肪酸を生成して，母児間の糖・脂質代謝を調節し，エネルギーを分配する.
- 妊娠が成立し，分娩に至るまでの期間を妊娠期間といい，WHOの提案により満日数や満週数で表現される．最終月経開始日から起算し，満280日目（満40週0日）を分娩予定日とする（❹）.
- 妊娠の最終段階では，オキシトシンの作用により子宮収縮が起こり（陣痛），さらに腹圧によって胎児および胎児付属物が母体外に娩出される（分娩）.
- 分娩時期によって区分があり，妊娠37週から42週未満での分娩を「正期産」，妊娠22週以降から37週未満での分娩を「早期産」，42週以降の分娩を「過期産」という.

2 母体の生理的・身体的変化（❹）

体重変化

- 妊婦の体重は妊娠中期ごろから直線的に増加し始め，最終体重増加量は，日本人では一般に10〜12kgが標準的であり，平均11kgである.
- 体重増加の内訳は，胎児や胎盤，羊水，子宮，乳房，母体の体脂肪や体たんぱく質，血液であり，母体側の増加が大きい．分娩直後は平均5.5kg減少する（❺）.

子宮の変化

- 成熟女性の子宮は，長さ約6〜7cm，重さ50〜70g，容量5〜10mLほどの鶏卵大のやや硬い組織である.
- 妊娠の成立とともに子宮は肥大し，妊娠初期には子宮壁も肥厚する．最終的には腹腔内を満たし，長さ約35〜37cm，重さ約1,000g，容量はおよそ500倍の4,000〜5,000mLに達する.

乳房の変化

- 乳房は，乳腺組織と脂肪，そしてそれらを支える結合組織からなる．乳腺は乳腺小葉と乳管からなり，小葉内の腺房と呼ばれる腺細胞で産生された乳汁が乳管を通じて乳頭へ分泌される.
- 妊娠初期から，エストロゲンやプロゲステロンが乳管および乳腺を発育させる．さらにエストロゲンはプロラクチン分泌を促し，プロラクチンは乳汁の生成に備えるとともに乳房の発育も促す.
- 乳腺や乳管細胞の増殖および脂肪の沈着が亢進して，妊娠8〜10週ごろから乳房は肥大し，妊娠後期には非妊娠時の2〜4倍の重量になる.
- 乳頭，乳輪は色素が沈着し広がって，乳輪内の皮脂腺は肥大し，乳輪腺（モントゴメリー〈Montgomery〉腺[*6]）と呼ばれる小結節となって隆起する.

血液の変化

- 循環血液量（血漿量＋赤血球量）は，妊娠8週ごろから増加し，妊娠32週ごろピークに達し，約35〜50％（1,500〜2,000mL）増加する.
- 血漿量は40〜50％増加するのに対し，赤血球量は15〜20％の増加しかみられないため，ヘモグロビン（Hb）値やヘマトクリット（Ht）値は低下し，水血症という血液が希

豆知識

妊娠期に分泌されるエストロゲンは，子宮筋を肥大させ，子宮血流量を増大し，分娩に備えて子宮頸管を徐々に短くする作用がある．また，子宮を収縮させるとともに，オキシトシンの感受性を強める作用もある．さらに，プロラクチンの産生を促進し，乳腺を発育させる一方，プロラクチン受容体を減少させて乳汁分泌を抑制している.

豆知識

妊娠期に分泌されるプロゲステロンは，子宮内膜を脱落膜化させ，内部の毛細血管を増殖させる．また，乳腺を発育させてプロラクチン分泌を促す一方，プロラクチン受容体を減少させて乳汁分泌を抑制する．また，下垂体前葉からのLH分泌を抑制し，排卵を停止する.

●MEMO●

胎児発育のエネルギーとしてはグルコースが最良であるため，母体はグルコース消費を抑制してできるだけ胎児にまわし，トリグリセリドをエネルギー源として積極的に利用するのである.

[*5] 血中hPLは胎盤機能を反映するものとして，高血圧症候群や糖尿病，肥満妊婦の胎児の予後判定に役立つ.

豆知識

オキシトシンには子宮収縮作用があるが，胎盤からオキシトシン分解酵素が産生されるため，妊娠中に子宮収縮は起こらない.

●MEMO●

左右の乳房重量は通常150〜200gで，出産予定日付近で400〜600g，授乳中は600〜800gにもなる．授乳開始から6〜9か月後には乳房の大きさは小さくなるが，乳汁産生能力は変わらない.

[*6] モントゴメリー腺は清浄作用や潤滑作用をもった液体を分泌する.

3

妊娠期・授乳期の栄養

❹ 妊娠期間の定義と母体胎児の変化

区分 妊娠期	2分法	前半期			後半期				
	3分法*1	初期			中期		後期		
妊娠月数(数え)		第1月 第2月 第3月	第4月		第5月 第6月 第7月		第8月 第9月 第10月		
妊娠週数(満)		0 1 2 3 4 5 6 7 8 9 10 11	12 13 14 15 16 17 18 19 20 21		22 23 24 25 26 27 28 29 30 31 32 33 34 35 36			37 38 39 40 41	42 43 44
分娩時期による区分		早期流産（12週未満）	後期流産（12～22週未満）		早期産（22～37週未満）			正期産（37～42週未満）	過期産（42週～）

胎児の発育

最終月経第一日 →　　　　　　　　　　　　　　　　　　　　　　→ 分娩予定日

← 胎芽期*2 →　────────── 胎児期 ──────────

主な特徴：
- 着床　排卵・受精
- 脳・脊髄などの神経組織がつくられる　目・口・耳などが明確になる
- 身体器官の大部分が形成される　性別が外見で判別できる
- 四肢の運動が開始する　血液が体内を流れ始める　胎便の形成が始まる
- 頭髪や爪が生え始める　運動が活発になる　聴診器で心音が聞こえる
- 皮膚に胎脂がつき始める　眉毛やまつ毛,産毛が生じる　羊水の中を動き回る
- 脳が発達し体の動きをコントロールする　肺の構造が完成する
- 手足の筋肉が発達し,体づくりがほぼ終了　胎内での位置がほぼ一定となる
- 全身に皮下脂肪がつき,丸みを帯びた体つきになる
- 外見上の発育は完了する

器官形成期*3　重大な形態的異常が出現

胎児発育期　機能的欠損および多少の重大な形態的異常の出現

- 薬物,放射線,高血糖,風疹で奇形のリスク上昇　葉酸不足で二分脊椎
- 22週未満の分娩では,胎外生活が不可能
- 22週以降の分娩では,週数が長くなるほどNICU管理下で生存の可能性が高くなる

体重*4：約250g　約500g　約1,000g　約1,500g　約2,000g　約2,500g　約3,000g

母体の変化

主な特徴：
- 基礎体温は高温が続く　下腹が張ったり腰が重くなる
- 頻尿,便秘が出やすくなる　乳房が肥大し始める　つわりが始める
- 胎盤が完成し,安定期に入る　つわりがおさまり,食欲が出てくる
- 胎動を感じ始める　体重が増え,下腹がやや目立つようになる
- お腹の上部も膨らみ,せり出してくる　足に浮腫や静脈瘤が現れやすい　貧血になりやすい
- 下腹部などに妊娠線が出てくる　胃が押し上げられ,食事がつかえる
- 心臓や胃が圧迫され,動悸がしたり胃がつかえる
- お腹が前に突き出る　子宮が下がり,排尿回数が増える
- 分娩2～3日より乳房が張ってくる

- 4週以降,妊娠反応陽性となる
- 8～11週頃までが最も流産しやすい
- 20週以降,インスリン抵抗性が上がり始める
- 36週頃,循環血液量が最大となり,貧血,水血症傾向となる

体重：約1kg　約2kg　約3kg　約5kg　約6kg　約8kg　約10kg　約11kg

*1：日本人の食事摂取基準（2020年版）における妊娠期の区分は，日本産科婦人科学会編・監．『産科婦人科用語集・用語解説集（改訂第4版）』（2018）に基づき，区分されている．
*2：胎児期・胎芽期の区分は諸説あり，妊娠10週未満を胎芽期，10週以上を胎児期とする場合もある．
*3：器官形成期の期間区分について学術的に正確な定義はない．
*4：胎児の体重については，日本超音波医学会の「超音波胎児計測の標準化と日本人の基準値2003年」を参照．

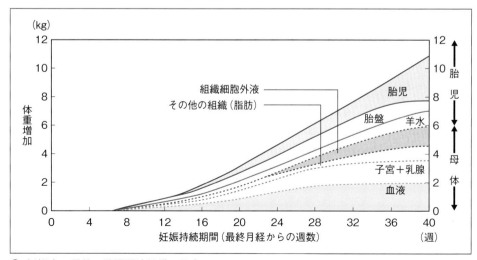

❺ 妊娠中の母体，胎児関連組織の発育

(Pitkin RM. Nutritional support in obstetrics and gynecology. Clin Obstet Gynecol 1976；19：489–513より)

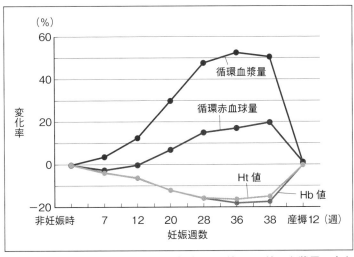

❻ 妊娠中の循環血液量の変化：妊娠中のHt値，Hb値，血漿量，赤血球量の変化率

(医療情報科学研究所編. 病気がみえる vol.10：産科. 第3版. メディックメディア；2017，p.41／Whittaker PG, et al. Serial hematologic changes and pregnancy outcome. Obstet Gynecol 1996；88：33-9のデータをもとに作図)

❼ 妊娠中の血液成分の変化

増加する項目	低下する項目
●白血球数	●赤血球数
●フィブリノーゲン	●ヘモグロビン
●総コレステロール	●ヘマトクリット
●HDLコレステロール	●総たんぱく質
●トリグリセリド	●アルブミン

釈された状態[*7]（偽性貧血）となる（❻）.

- 血小板数は変わらないが活性化されやすくなり，フィブリノーゲン濃度は非妊娠時に比べ，妊娠後期には約1.5倍に増加し，分娩時の過剰な出血の防止に備える（❼）.
- 循環血液量の増加により血液は希釈されるため，総たんぱく質，アルブミンなどは低下する.

循環器系の変化

- 心臓はやや肥大し，貧血傾向のために心拍出量や心拍数はともに非妊娠時に比べ30〜60％増加する.
- 循環血液量の増加に伴い，心拍出量が増加するが，末梢血管抵抗が低下するため，血圧に変化はないかむしろやや低下する.
- 循環血液量の増加と腎血管抵抗の低下により，腎血流量と糸球体濾過量（GFR）は妊娠初期から上昇する. そのため老廃物は排泄されやすくなり，血清クレアチニン値，血中尿素窒素，血清尿酸値はいずれも低下する.

消化器系の変化

- 妊娠初期の5〜6週ごろから50〜80％の妊婦に食欲不振，悪心・嘔吐などの消化器症状，いわゆるつわりがみられるが，多くは妊娠16週ごろまでに自然消失する.
- プロゲステロンの作用により消化器平滑筋が弛緩し，子宮肥大により周りの消化管が圧迫されることで，消化管運動が低下する.
- 子宮肥大による腸管圧迫や蠕動運動の低下などにより，便秘や痔にもなりやすくなる.

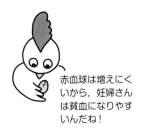

赤血球は増えにくいから，妊婦さんは貧血になりやすいんだね！

3 妊娠期・授乳期の栄養

[*7] 血液が薄くなるのは，母児にとって好都合である. 一つにはさらさらの血液は胎盤を循環しやすく，もう一つには分娩時の出血に備えて血液量を増やしておくという母体の防衛にもつながるからである.

 豆知識

子宮肥大に伴う周囲の血管の圧迫により，下腿・外陰部の静脈瘤や下半身の浮腫，仰臥位低血圧症候群などが起こりやすくなる. これは，肥大した子宮が下大静脈を圧迫し，血流が下半身にうっ滞して心拍出量，血圧が低下することによる. 約10％の妊婦では急激な低血圧を示し，失神に至ることがあるため注意が必要である. 側臥位にすると回復する.

 豆知識

妊娠中は7〜8割の妊婦に味覚や嗅覚の変化がみられ，塩味や甘味，酸味の濃度を識別する能力が，非妊娠時に比べて低下する.

 豆知識

妊娠中期になると，胃の運動性が低下し，胃内容物通過時間が長くなったり，下部食道括約筋の圧力が低下し，胃酸が食道に逆流して胸やけが起こりやすくなったりする.

 豆知識

子宮による圧迫，アルドステロンによる水分吸収亢進，プロゲステロンによる平滑筋弛緩により，妊婦は便秘傾向となり，さらに骨盤内うっ血と便秘により，痔となることが多い.

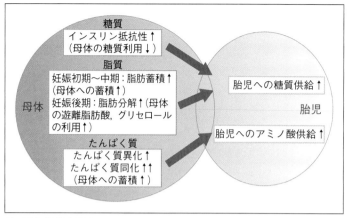

❽ 母体代謝の変化

代謝の変化 （❽）

エネルギー代謝

● 妊娠12週ごろから基礎代謝は亢進し，妊娠後期には非妊娠時の20〜30％増加する．

糖質代謝

● 胎児発育は大部分がグルコースに依存しており，母体にとっても肥大する子宮，乳腺，赤血球の増加などのため糖質消費が高まる．

● 妊娠時の糖質代謝の特徴は，空腹時低血糖，食後高血糖，食後高インスリン血症である．

脂質代謝

● エストロゲンの分泌増大により，血中脂質（トリグリセリド，総コレステロール，総リン脂質）の急激な増加がみられる．

● 妊娠初期から中期では脂質の同化が相対的に大きく，体脂肪の蓄積が顕著で，母体の体重増加量の約30％が脂質である．

● 妊娠中期から後期にかけてはhPLの作用により脂質の異化が相対的に亢進し，分解された脂肪は主に母体のエネルギー源として利用される．

たんぱく質代謝

● 妊娠初期からたんぱく質は同化と異化が亢進し，後期に向かって漸増するが，相対的に同化の亢進が大きく，母体へのたんぱく質蓄積が進む．

● 妊娠中期以降，体たんぱく質の増加が大きくなり，約半分が胎児や胎盤に，残りが子宮，乳房，血液などに蓄積され，母体の体重増加量の10％の蓄積がみられる．

精神面の変化

● 妊婦は妊娠経過とともにさまざまな心理状態を経験する．妊娠初期は，妊娠に対する喜びと不安を併せもつとともに，内分泌環境の変化が著しいために気分の変動が大きく，情緒的に過敏な状態となる．

● 妊娠中期になると，内分泌の変化に心身ともに適応し，肯定的感情が増加して安定した状態となる．胎動を感じることで胎児の存在を実感し，自己のセルフケアへの注意が高まる．同時に，周囲への依存心が高まり，受容的で自己中心的になりやすい．

● 妊娠後期には増大した腹部によって身体的負荷や行動制限があることで，疲れやすく，イライラしやすくなる．また，児の誕生を楽しみにすると同時に分娩への不安感も高まる．

その他の変化

● 胎児と母体のため，酸素消費量は約20％増加するが，子宮肥大により横隔膜が押し上げられ，胸式の肩呼吸となる．胸部の容積や可動範囲の増大により，1回換気量が30〜40％増加する．

 豆知識

これらの代謝変化は胎児へのグルコース供給を円滑にするためであり，プロラクチンなどの抗インスリン作用によって血糖値は高くなり，食後の血糖値の下降は遅延し，インスリン抵抗性を示す．これにより，母体自身のエネルギー源としての血中グルコースの利用は低下するが，その分胎児のエネルギー源として優先的に供給されるようになる．

 豆知識

母体では胎児のエネルギー源であるグルコースの利用を節約するため，脂質やたんぱく質の異化が進み，糖新生が亢進する．

 豆知識

腎機能は妊娠初期から著明に亢進し糸球体濾過量は50％，腎血漿流量は50〜80％増加する．正常妊婦でも軽度の尿たんぱくや尿糖が検出されるが，これは糸球体濾過量の増加に対して，尿細管での再吸収が追いつかず，尿中に排泄されやすくなるためである．尿管は緊張低下と子宮による圧迫のため拡張し，尿の滞留をきたす．加えて膀胱から尿管への逆流が起こりやすくなるため，妊娠中は腎盂炎などの尿路感染症を合併しやすい．

● MEMO ●

分娩後の子宮は，妊娠4か月ごろの大きさであるが，約8週で妊娠前の大きさに戻る．不規則な子宮筋の収縮（後陣痛）により，子宮内創傷面からの出血や腟上皮細胞，脱落膜，細菌などを含んだ分泌物（悪露）が排泄される．悪露の分泌は4〜6週間で消失する．

- 妊娠により体液バランスは大きく変化し，体水分量は非妊娠時の20～30％増加する．毛細血管の透過性亢進やNaの蓄積などにより細胞外液の増加が著しく，足などがむくみやすくなる．
- 肥大した子宮による膀胱圧迫のために尿貯留量が減少し，代謝亢進に伴う老廃物の増加や腎血流量，糸球体濾過量の上昇により尿量は増加し，頻尿となる．
- 乳頭，乳輪，腋窩，外陰部などにメラニン色素沈着が起こる．顔面にも妊娠性肝斑（妊娠性しみ）や妊娠性雀卵斑（そばかす状の色素沈着）が生じるが，分娩後には薄くなる．また，妊娠後期には，下腹部や乳房，大腿部，殿部などに赤紫色の妊娠線がみられる．
- 産褥期は，妊娠・分娩に伴って変化した母体性器および全身状態が妊娠前の状態に復帰する期間で，およそ6～8週間である．体重がもとに戻るのは，およそ産後3～4か月ごろである．

3 胎児の成長

胎児付属物（卵膜，羊水，胎盤，臍帯）

- 胎児付属物は，胎児の発育に不可欠な組織や器官のことであり，受精卵から分化した卵膜，羊水，胎盤，臍帯がある．
- 胎盤は，妊娠すると子宮内に形成される特殊な臓器であり，胎児の発育と生命維持に重要な役割をもち，主に胎児と母体間の栄養・代謝物質の輸送やガス交換を行う（❾）．
- 胎盤は，グリコーゲン合成や蓄積，妊娠維持のためのホルモン（hCG，hPL，プロゲステロン，エストロゲン）の産生や分泌も行い，母体側の異常時に胎児を保護する役割もある．
- 臍帯[8]は，胎児の臍と胎盤をつなぐ直径約1～2 cm，長さ平均50～60 cmのひも状の血管組織で，1本の臍静脈（母体→胎児）と2本の臍動脈（胎児→母体）が通っている（❾）．

胎芽と胎児（④）

- 妊娠4～7週は特に重要な器官形成の時期であり，薬物や放射線，感染症などが，胎

●MEMO●
羊水：弱アルカリ性の液体で，妊娠初期には羊膜と胎児皮膚から産生され，主に母体の血漿成分であるため透明である．妊娠後期は胎児の腎臓や肺から排出される胎児尿や肺胞液が主成分となり，胎児皮膚からの剥離物が混じるようになって白濁する．

●MEMO●
胎児体重と胎盤は比例関係にあり，胎盤重量は胎児重量のおよそ1/6に相当する．

[8] 臍帯の表面は白色で光沢があり，3本の血管は羊膜とその下のゼリー状の組織（ワルトン〈Wharton〉膠質）に被われ，適度に捻転し，機械的な圧迫による血流障害から守られている．

🫘 **豆知識**
動脈は心臓から出る血管，静脈は心臓に戻る血管と定義されるが，臍帯は胎児のものであり胎児の心臓を主体に考えると，臍帯（胎児側）から胎盤（母体側）へ向かう血管が臍動脈，胎盤（母体側）から臍帯（胎児側）へ向かう血管が臍静脈となる．臍動脈は胎児の左右内腸骨動脈から1本ずつ分枝しているため，計2本となっている．

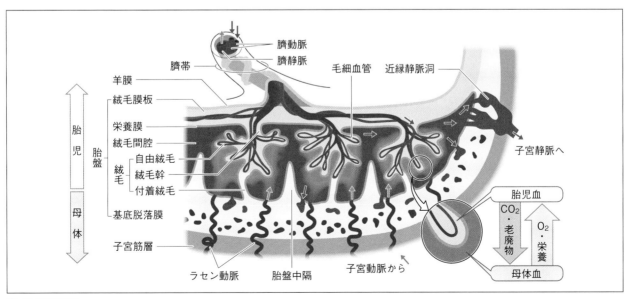

❾ **胎盤の構造**
胎盤における物質交換は，母体から胎児へは栄養素や酸素，ホルモン，抗体が絨毛を介して，胎児側の胎盤内血管から臍帯を通じて胎児に入る．一方，胎児から母体へは，胎児の代謝によって生じた老廃物や二酸化炭素が絨毛を介して母体血液中に放出されている．
（森　恵美ほか．母性看護学各論．系統看護学講座 専門分野Ⅱ．母性看護学2．第13版．医学書院；2016．p.63より）

児の催奇形性や障害などの発症に重大な影響を及ぼすため，注意が必要である．

- 妊娠中期は多彩な細胞機能の充実が進む器官機能充実期である．この時期に骨格形成や心拍調節の成立，消化器，腎臓，肝臓などの代謝・排泄機能が開始する．
- 妊娠後期は，皮膚発達，脂肪蓄積，中枢制御機能の充実など子宮外生活の予備能力を高める成熟期である．

4　乳汁産生・分泌の機序と乳汁の成分（⑩，⑪，⑫）

乳汁産生・分泌の機序

- ヒトの母乳は，生後5～6か月ごろまでの乳児の成長に必要な栄養素や機能成分をほぼ十分に含んでいる．
- 乳汁の産生・分泌には，下垂体前葉からのプロラクチン（催乳ホルモン）と下垂体後葉からのオキシトシン（射乳ホルモン）が重要な役割を果たす．
- 分娩によりプロゲステロンとエストロゲンの血中濃度が急激に低下すると，乳汁の産生抑制が解除*9され，プロラクチンが乳腺細胞に作用できるようになり，乳汁産生が始まる（催乳現象）．
- プロラクチンやオキシトシンの分泌は乳児の吸啜（きゅうてつ）刺激によって促進され（⑫），喫煙や継続的なストレスによって抑制される．

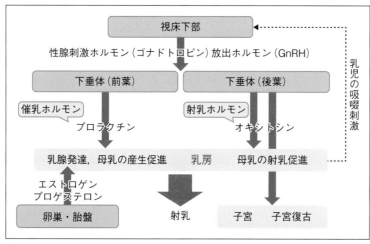

⑩ 母乳分泌にかかわるホルモン分泌とその働き

⑪ 母乳と牛乳の成分組成

(100 mL)

栄養素	母乳*1			牛乳*2
	初　乳	移行乳	成　乳	
エネルギー (kcal)	66	66	68	69
たんぱく質 (g)	2.1	1.9	1.3	3.4
脂質 (g)	3.2	3.4	3.8	3.9
炭水化物 (g)	7.1	7.0	7.2	4.9
灰分 (g)	0.31	0.32	0.23	0.7
カルシウム (mg)	29	30	29	110
リン (mg)	17	19	16	96
鉄 (mg)	0.05	0.04	0.04	0
ナトリウム (mg)	34	27	16	42
カリウム (mg)	74	73	55	150

＊1：井戸田　正ほか．最近の日本人人乳組成に関する全国調査（第一報）──一般成分およびミネラル成分について．日本小児栄養消化器学会誌 1991；5：145より．

＊2：「日本食品標準成分表2015」に掲載されている，比重1.03を用いて換算した．

豆知識

オキシトシンにより，子宮は授乳中に収縮するのみならず，1回の授乳終了後も20分にわたってリズミカルに収縮を続ける．この収縮は「後陣痛」として産後数日間感じられる．ほかに，末梢血管拡張による血圧低下・血流増加作用，口渇感の誘発や鎮静作用，愛着行動の促進作用，痛みに対する閾値を上げる作用もある．

オキシトシンの筋細胞を収縮させる働きは，分娩時，子宮の回復時，そして授乳時にも役に立つんだ！

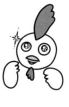

豆知識

産後24時間に分泌される初乳の量は20 mLほど，その次の24時間で75 mL，一方，新生児の胃の容量は日齢1で6 mL．生後24～48時間でみると，6 mLを12回飲むとちょうど母親が分泌する初乳の量と一致する．産後早期の乳汁分泌量と乳児の胃容量はよく合っているのである．

*9 妊娠中からプロラクチンは分泌されているが，胎盤からのプロゲステロンとエストロゲンによりその作用が抑制され，基本的に妊娠中に乳汁の分泌は起こらない．

母乳の分泌には赤ちゃんの吸啜刺激が欠かせないんだね♪

豆知識

乳児の吸啜刺激はプロラクチンやオキシトシンのパルス状の上昇頻度を増加させ，血中濃度の基礎値を高めるとともに，これらのホルモンの血中濃度の低下を予防する．そのため，継続的な吸啜刺激（授乳）が乳汁の産生・分泌量の維持には必要なのである．24時間に8回以上授乳していると，次の授乳までに濃度が低下することを防げる．

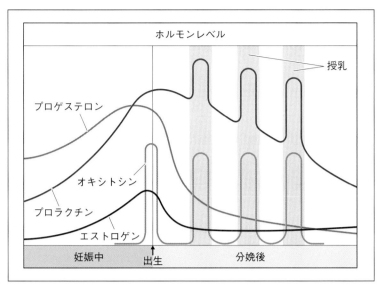

⓬ 妊娠中と授乳中のホルモンレベル
(Love S. Dr. Susan Love's breast book. Addison-Wesley；1990. p.34より)

- オキシトシンは，乳腺小葉周囲の筋上皮細胞を収縮させ，腺房内から乳管に乳汁の分泌（射乳現象）を促進する．
- オキシトシンは，子宮筋収縮を促進して子宮の血流量を増加させ，子宮の回復（子宮復古）をもたらす．そのため，授乳行為は母親の回復のためにも勧められる．

乳汁の成分

- 母乳の分泌量や構成成分は産後経日的に変化する．初乳が産後3〜4日ごろまで分泌され，徐々に変化していき，産後7〜8日ごろには完全に成熟乳（成乳）となる．その間は初乳と成乳の要素が混じった移行乳が分泌される．
- 母乳の組成中，脂質は最も母親の食事内容の影響を受ける[*10]．
- 初乳はカロテノイド系色素により淡黄色で，粘性の高い性状を示す．初乳の分泌量は少なく，10〜100 mL/日程度である．
- 初乳は，Na，Clといった電解質，免疫グロブリン（分泌型IgAが80〜90％），ラクトフェリンなどのたんぱく質性の感染防御因子を多く含む．
- 初乳は成乳に比べて，消化しやすいたんぱく質を多く含む[*11]．特にラクトアルブミン，ラクトグロブリンなどのホエイ（乳清）たんぱく質が多く，乳糖や脂質は少ない．
- 移行乳は，Na，Cl，たんぱく質の濃度が低下し，乳糖と脂肪の濃度が上昇し，総エネルギーも増加する．初乳に比べて色調は白くなり，粘性も低下する．
- 成乳は，児の成長につれて多くのエネルギーが必要となることから，初乳に比べ脂肪や乳糖，オリゴ糖が多く，たんぱく質やミネラルは減少する．乳白色で粘性が低く，サラッとしている．分泌量も増え，平均700〜800 mL/日程度となる．
- 成乳中のたんぱく質含量は，約1.1〜1.3％であり，牛乳の約1/3程度である．ラクトアルブミンやラクトグロブリン，タウリンを多く含み，カゼインは少ない．
- 成乳中の脂質は約3.5％で，n-3系不飽和脂肪酸のα-リノレン酸やドコサヘキサエン酸が多い．そのほかに，オレイン酸，リノール酸，パルミチン酸も含む．
- 成乳中の糖質の大部分は乳糖であり，約7％含む．少量含まれるオリゴ糖はビフィズス菌の生育を促進する．

参考文献
・可世木久幸監，高橋茂樹編著．STEP産婦人科②，産科．第2版．海馬書房；2013.
・岡村州博編．これならわかる産科学——学生から研修医までをトータルサポート．改訂2版．南山堂；

[*10] 日本人の母乳には欧米人に比べ，n-3系不飽和脂肪酸のα-リノレン酸やドコサヘキサエン酸が約10倍含まれている．これは植物油や魚類摂取の影響と考えられている．

[*11] 母乳の胃内半減期はおよそ47分（人工乳は65分）と消化時間は短いため，母乳で育つ児は授乳間隔が短くなる．

【用語解説】
ホエイ，カゼイン：母乳中のたんぱく質は，熱・酸・酵素などによって固まるカゼインと透明なホエイの液体成分に分けられる．ホエイ/カゼイン比は，初乳では90：10，成乳では60：40，授乳後期には50：50となり，乳児の消化機能の発達に伴い，カゼインの比率が増える．初乳ではカゼインが少ないため，乳児の胃内でソフトカード（柔らかい沈殿物）状の微細な凝固状態になり，消化されやすい．

 豆知識
授乳回数が多いほど乳汁産生が多くなり，授乳回数が同じでも児の要求量が増すにつれて1回の授乳量は多くなる．また，乳児とのアイコンタクトやスキンシップの刺激なども母乳の産生・分泌を促進する．一方，乳児が1回の授乳で最大量を飲んでも，2割は乳房内に残る．残った乳汁量は乳汁の産生に影響を与えるため，授乳終了後は残った乳汁をできるだけ搾乳しておくことが望ましい．

 豆知識
タウリンは中枢神経の発達に必要であり，脂質の消化・吸収にかかわる胆汁酸塩の合成に関与している．脂質消化酵素の膵リパーゼ活性が低い生後しばらくは，母乳中の胆汁酸依存性リパーゼの作用により脂質の消化が促される．

3

妊娠期・授乳期の栄養

2010.
・川野雅資監，茅島江子編．母性看護学．看護学実践Science of Nursing．ピラールプレス；2013.
・医療情報科学研究所編．病気がみえる vol. 10—産科．第3版．メディックメディア；2013.
・北島幸枝編．応用栄養学—ライフステージ別の栄養ケア・マネジメントを正しく理解するために．化学同人；2017.

3

妊娠期・授乳期の栄養

カコモン に挑戦 ‼

◆ 第33回-89

妊娠期の身体的変化に関する記述である．正しいのはどれか．1つ選べ．

(1) 体重は，一定の割合で増加する．

(2) 基礎代謝量は，増加する．

(3) 循環血液量は，減少する．

(4) ヘモグロビン濃度は，上昇する．

(5) インスリン感受性は，高まる．

◆ 第31回-88

母乳に関する記述である．正しいのはどれか．1つ選べ．

(1) 吸啜刺激は，オキシトシンの分泌を低下させる．

(2) 吸啜刺激は，プロラクチンの分泌を増加させる．

(3) 分泌型IgA量は，初乳より成熟乳に多い．

(4) たんぱく質量は，牛乳より母乳に多い．

(5) 多価不飽和脂肪酸量は，牛乳より母乳に少ない．

解答

◆ 第33回-89　正解(2)

◆ 第31回-88　正解(2)

2　妊娠期・授乳期の栄養ケア

1　妊娠期の栄養アセスメントのポイント

- 妊娠期では，体重，血圧，尿たんぱく，尿糖，ヘモグロビンなどの血中貧血関連指標をモニタリングする．
- 体重は妊娠初期〜中期では栄養状態を反映し，後期では浮腫と体水分量の指標となる．
- 通常，妊娠中期以降では，週0.3〜0.5 kgの体重増加が望ましいとされている．
- 既往歴，服薬歴，喫煙，飲酒状況も，胎児および乳児に影響するため，聴取しておくことが必要である．
- 妊娠糖尿病や妊娠高血圧症候群の把握のために，血圧，尿糖・尿たんぱくなどの評価も必要である．

2　妊婦・授乳婦の食事摂取基準（❶）

- 妊娠期および授乳期の食生活は，本人に加え，児にとってのライフステージの最も初期段階での栄養状態を形づくるものとして重要である．
- 食事摂取基準は健康な「ふつう体型」の女性における基準であり，「やせ」あるいは「肥満」にはそれぞれに見合った個別的な対応が必要である．
- ふつう体型（BMI 18.5以上25 kg/m² 未満）の妊婦における適正な体重増加量は280日で11 kgとして，基準値が算定されている．
- 授乳婦では，哺乳量（0.78 L/日）を泌乳量として用いている．
- 推定平均必要量および推奨量の設定が可能な栄養素
- 妊婦：胎児発育に伴う蓄積量と妊婦の体蓄積量を考慮している．
- 授乳婦：母乳含有量をもとに付加量を設定している．
- 目安量が設定される栄養素は，原則として，児の発育に問題ないと想定される日本人授乳婦や授乳婦の摂取量の中央値が用いられ，これらの値が明らかでない場合には，非妊娠時，非授乳時の値が目安量として用いられる．
- 耐容上限量については，妊婦，授乳婦における報告が乏しいため，当該年齢の非妊婦，非授乳婦における耐容上限量を参考とし，それを下回るよう厳しく考えることが望まれる．
- 目標量は，当該年齢の非妊婦，非授乳婦における目標量と同じ基準とされた．

妊婦の食事摂取基準の各論のポイント

- 妊婦のエネルギー付加量は次の計算式で求められる．

  妊婦のエネルギー付加量＝妊娠による総消費エネルギーの変化量[*1]（kcal/日）
  ＋エネルギー蓄積量（kcal/日）

- たんぱく質の付加量は，体たんぱく質蓄積を体カリウム蓄積量（増加量）から間接的に算定されている．
- ビタミンAの付加量は，胎児への供給が高まる妊娠後期でのみ算定されている（すなわち，初期，中期では付加量が0〈ゼロ〉である）．
- ビタミンB_1，ビタミンB_2はエネルギー要求量に応じて増大するという観点で付加量が算定されている．
- ナイアシンもエネルギー要求量に応じて増大するが，トリプトファンからの変換効率が高まるため，付加量は設定されていない．
- ビタミンB_6の付加量は，胎盤や胎児に必要なたんぱく質蓄積を考慮して算定されている．
- 妊娠時（中期および後期）は，葉酸の分解および排泄が促進され，通常の適正な食事摂取下で100 µg/日の狭義の葉酸（サプリメントに含まれるもの）を補足すると，赤血

豆知識

Developmental Origins of Health and Disease（DOHaD）説〈成人病〈生活習慣病〉胎児期発症起源説〉：胎児期から出生後早期の栄養状態が，生活習慣病に関係する遺伝子群の発現制御に影響を与える（エピジェネティックス）という考え方．胎児期に低栄養に曝され，子宮内発育不全の状態にあると，遺伝子発現が栄養を身体にため込む方向に制御され，それが一生続く．したがって，妊娠前の栄養状態や妊娠中の適正な体重増加量を考慮に入れた栄養管理が必要である．

● MEMO ●
母親が10歳代の若年者では，低体重児の出産や妊娠期の管理不足がみられやすい．35歳以上の高齢妊娠では，妊娠高血圧症候群，妊娠糖尿病，流産・早産の増加，出生児の先天異常の増加がある．

[*1] 体重増加に伴うエネルギー消費量の増加．

● MEMO ●
妊娠初期には食事摂取量に低下がみられるが，通常は低栄養とはならないため，食べたい物を食べたいときに摂取させる．中期には食事摂取量が増えてくるため，過食に注意する．後期には胎児の急成長に伴い必要な栄養素量が増加するが，胃が圧迫されていて一度にたくさんの量の食事が摂れなくなるので少量ずつ何回かに分けて摂取する．

豆知識

葉酸の付加量：多くの場合，妊娠を知るのは神経管の形成に重要な時期（受胎後およそ28日間）よりも遅い．そのため，妊娠を計画している女性または妊娠の可能性がある女性は，神経管閉鎖障害のリスクの低減のために，付加的な葉酸（プテロイルモノグルタミン酸として400 µg/日）の摂取が望まれる．

❶ 妊婦・授乳婦の食事摂取基準

エネルギー		区分	妊婦 推定エネルギー必要量[*1,2]				授乳婦 推定エネルギー必要量[*1]			
エネルギー	(kcal/日)	初期	+50				+350			
		中期	+250							
		後期	+450							

栄養素			区分	妊婦				授乳婦			
				推定平均必要量[*3] EAR	推奨量[*3] RDA	目安量 AI	耐容上限量 UL	推定平均必要量[*3] EAR	推奨量[*3] RDA	目安量 AI	耐容上限量 UL
たんぱく質		(g/日)	初期	+0	+0	—	—	+15	+20	—	—
			中期	+5	+5	—	—			—	—
			後期	+20	+25	—	—			—	—
		(%エネルギー)		—	—	—	—	—	—	—	—
脂質	脂質	(%エネルギー)		—	—	—	—	—	—	—	—
	飽和脂肪酸	(%エネルギー)		—	—	—	—	—	—	—	—
	n-6系脂肪酸	(g/日)		—	—	9	—	—	—	10	—
	n-3系脂肪酸	(g/日)		—	—	1.6	—	—	—	1.8	—
炭水化物	炭水化物	(%エネルギー)		—	—	—	—	—	—	—	—
	食物繊維	(g/日)		—	—	—	—	—	—	—	—
ビタミン	脂溶性	ビタミンA (μgRAE/日)[*4]	初期・中期	+0	+0	—	—	+300	+450	—	—
			後期	+60	+80	—	—			—	—
		ビタミンD (μg/日)		—	—	8.5	—	—	—	8.5	—
		ビタミンE (mg/日)[*5]		—	—	6.5	—	—	—	7.0	—
		ビタミンK (μg/日)		—	—	150	—	—	—	150	—
	水溶性	ビタミンB₁ (mg/日)		+0.2	+0.2	—	—	+0.2	+0.2	—	—
		ビタミンB₂ (mg/日)		+0.2	+0.3	—	—	+0.5	+0.6	—	—
		ナイアシン (mgNE/日)		0	0	—	—	+3	+3	—	—
		ビタミンB₆ (mg/日)		+0.2	+0.2	—	—	+0.3	+0.3	—	—
		ビタミンB₁₂ (μg/日)		+0.3	+0.4	—	—	+0.7	+0.8	—	—
		葉酸 (μg/日)[*6,7]		+200	+240	—	—	+80	+100	—	—
		パントテン酸 (mg/日)		—	—	5	—	—	—	6	—
		ビオチン (μg/日)		—	—	50	—	—	—	50	—
		ビタミンC (mg/日)		+10	+10	—	—	+40	+45	—	—
ミネラル	多量	ナトリウム (mg/日)		600	—	—	—	600	—	—	—
		食塩相当量 (g/日)		1.5	—	—	—	1.5	—	—	—
		カリウム (mg/日)		—	—	2,000	—	—	—	2,200	—
		カルシウム (mg/日)		0	0	—	—	0	0	—	—
		マグネシウム (mg/日)		+30	+40	—	—	0	0	—	—
		リン (mg/日)		—	—	800	—	—	—	800	—
	微量	鉄 (mg/日)[*8]	初期	+2.0	+2.5	—	—	+2.0	+2.5	—	—
			中期・後期	+8.0	+9.5	—	—			—	—
		亜鉛 (mg/日)		+1	+2	—	—	+3	+4	—	—
		銅 (mg/日)		+0.1	+0.1	—	—	+0.5	+0.6	—	—
		マンガン (mg/日)		—	—	3.5	—	—	—	3.5	—
		ヨウ素 (μg/日)		+75	+110	—	2,000	+100	+140	—	2,000
		セレン (μg/日)		+5	+5	—	—	+15	+20	—	—
		クロム (μg/日)		—	—	10	—	—	—	10	—
		モリブデン (μg/日)		0	0	—	—	+3	+3	—	—

＊1：エネルギーの項の参考表に示した付加量である．＊2：妊婦個々の体格や妊娠中の体重増加量および胎児の発育状況の評価を行うことが必要である．＊3：ナトリウム（食塩相当量）を除き，付加量である．＊4：プロビタミンAカロテノイドを含む．＊5：α-トコフェロールについて算定した．α-トコフェロール以外のビタミンEは含んでいない．＊6：妊娠を計画している女性，妊娠の可能性がある女性および妊娠初期の妊婦は，胎児の神経管閉鎖障害のリスク低減のために，通常の食品以外の食品に含まれる（狭義の葉酸）を400μg/日摂取することが望まれる．＊7：付加量は，中期および後期にのみ設定した．＊8：鉄の付加量は，非妊娠時（月経なし）の値に付加する．
（厚生労働省．日本人の食事摂取基準〈2020年版〉より）

球中葉酸濃度を適正量に維持することができたとする報告に基づき，食事性葉酸200 μg/日を妊婦（中期および後期のみ）の推定平均必要量の付加量としている．

- ●ビタミンCは，新生児の壊血病を防ぐといわれている摂取量を参考に算定されている．
- ●カルシウムは，母体から胎児に供給・蓄積されるが，妊娠中は母体の代謝動態が変化し，腸管からのカルシウム吸収率が著しく増加する．また，通常より多く母体に取り込まれたカルシウムは，母親の尿中排泄量を著しく増加させるため，付加量は設定されなかった．ただし，摂取量が推奨量未満の女性は推奨量（650 mg/日）を目指すべきである．
- ●マグネシウムの付加量は，妊婦に対する出納試験の結果をもとに算定された．
- ●鉄は，基本的損失に加え，①胎児の成長に伴う鉄貯蔵，②臍帯・胎盤中への鉄貯蔵，③循環血液量の増加に伴う赤血球量の増加による鉄需要の増加があり，それぞれ，妊娠の初期・中期・後期によって異なる．妊娠女性の鉄の吸収率は，初期には非妊娠期と同じ15％，中期と後期には40％として算定されている．

授乳婦の食事摂取基準の各論のポイント

- ●授乳婦のエネルギー付加量は次の計算式で求められる．

$$授乳婦のエネルギー付加量 = 母乳のエネルギー量（kcal/日）$$
$$- 体重減少分のエネルギー量^{*2}（kcal/日）$$

- ●授乳中は，腸管でのカルシウム吸収率が非妊娠時に比べて軽度に増加する．一方，母体の尿中カルシウム排泄量は減少する．これにより，通常より多くのカルシウムが母体に存在するため，付加量は設定されなかった．
- ●ビタミンDは，母乳中ビタミンD濃度が，測定法により大きく異なることから，母乳への分泌量に基づいて策定することは困難なため，非授乳時の目安量と同じ値（8.5 μg/日）とされた．

3　妊娠前からはじめる妊産婦のための食生活指針

- ●妊娠期および授乳期における望ましい食生活を実現するため，厚生労働省が推進する国民運動である「健やか親子21」では，2006（平成18）年に「妊産婦のための食生活指針」を示した．その後，改訂が行われ，妊娠前からの食生活の重要性を明確にし，適切な食習慣を形成することを目指して，2021（令和3）年に「妊娠前からはじめる妊産婦のための食生活指針〜妊娠前から，健康なからだづくりを〜」が公表された．
- ●新しい指針では，若い世代の「やせ」が多いことなどの課題を受けて，10項目の指針が示されている．また，前指針から引き続き，妊娠・授乳期に付加すべき事項をふまえた「妊産婦のための食事バランスガイド」，さらに，妊娠中の適切な体重増加量の目安となる「妊娠中の体重増加指導の目安」も記されている（❷）．

❷ 妊娠中の体重増加指導の目安*1

妊娠前の体格*2	体重増加量指導の目安
低体重（やせ）：BMI 18.5未満	12〜15 kg
ふつう：BMI 18.5以上25.0未満	10〜13 kg
肥満（1度）：BMI 25.0以上30.0未満	7〜10 kg
肥満（2度以上）：BMI 30.0以上	個別対応（上限5 kgまでが目安）

＊1：「増加量を厳格に指導する根拠は必ずしも十分ではないと認識し，個人差を考慮したゆるやかな指導を心がける」産婦人科診療ガイドライン産科編 2020 CQ 010より
＊2：日本肥満学会の肥満度分類に準じた．
（厚生労働省　妊娠前からはじめる妊産婦のための食生活指針．2021年3月）
BMI：体重（kg）÷身長（m）÷身長（m）で求められる値．
詳細については，厚生労働省HPを参照（ダウンロード可能）．
https://www.mhlw.go.jp/content/000788598.pdf

---

*2 分娩後の体重減少（体組織の分解）によってエネルギーが得られるため，必要なエネルギー摂取量が減少することを考慮している．

●MEMO●
喫煙により，吸入された一酸化炭素は胎児への酸素供給量を減少させ，ニコチンは胎盤の血行障害を引き起こす．したがって，喫煙習慣のある妊婦では，低出生体重児，自然流産，新生児死亡，常位胎盤早期剥離，前置胎盤の発生頻度が高い．また，ニコチンはプロラクチンの分泌を抑制するため，授乳時の母乳分泌量が減少する．家族の受動喫煙も問題で，喫煙家庭の小児呼吸器疾患や乳児突然死症候群は高率になる．

【用語解説】
前置胎盤：胎盤が子宮下部に着床し，内子宮口の辺縁に達し，内子宮口を一部，または完全に覆っている状態．妊娠中期〜後期にこの部分から出血が起こる場合がある．

●MEMO●
飲酒は胎児アルコール症候群を呈することがある．妊娠早期は胎児の奇形（短眼裂，上口唇発育不全），中期には成長障害の原因となる．
授乳時，飲酒量の約2.0％のアルコールが母乳から乳児へ移行する．長期多量の飲酒習慣はプロラクチン分泌を低下させ，母乳分泌量を減少させる．

3
妊娠期・授乳期の栄養

摂取において注意すべき栄養素・食品

ビタミンA

ビタミンAは催奇性があるので多量摂取に注意

- ビタミンAは，妊娠後期に付加量が設定されているものの，継続的な過剰摂取により胎児奇形などの影響を与えることが報告されている．
- これを受けて，厚生労働省は，妊娠3か月以内または妊娠を希望する女性における留意点として，妊婦の推奨量を超えるような過剰摂取をしないよう，ビタミンAを含有する健康食品やビタミンAを高濃度に含有する食品などの継続的な多量摂取を避けるように推奨している．
- ただし，プロビタミンAであるβ-カロテンなどのカロテノイドは，体内で過剰になるとビタミンAへの変換が減少するため，特定の健康障害を引き起こすことはなく，一般的に安全と考えられている．

葉 酸

- 受胎前後に葉酸のサプリメントを投与することによって神経管閉鎖障害のリスクが低減することは数多くの介入試験で明らかにされている．
- 胎児の神経管閉鎖障害は，受胎後およそ 28 日で閉鎖する神経管の形成異常であり，臨床的には無脳症や二分脊椎，髄膜瘤などの異常を呈する．
- 食事摂取基準では，妊娠を計画している女性，妊娠の可能性がある女性，妊娠初期の妊婦において，神経管閉鎖障害発症の予防のために摂取が望まれる葉酸の量を，狭義の葉酸（サプリメントや食品中に強化される葉酸）として400 μg/日としている．
- しかし，神経管閉鎖障害の原因は葉酸の不足だけでなく複合的なものであること，葉酸のサプリメントまたは葉酸が強化された食品から葉酸を十分に摂取しているからといって食事から葉酸を摂取しなくてよいという意味ではないことに十分に留意すべきである．
- いわゆる栄養補助食品は簡便に摂取できることで過剰となりやすいこと，高用量の葉酸摂取はビタミンB_{12}欠乏の診断を困難にすることから，医師の管理下にある場合を除き，1日あたり1mgを超えるべきではないことを必ず併せて情報提供することとなっている．

魚介類

- 妊娠中は，胎児の神経系の器官形成のために，必須脂肪酸であるn-3系脂肪酸（EPAやDHAなど）の摂取増加が必要とされる．
- 青皮魚をはじめとする魚介類（クジラ類を含む）にn-3系脂肪酸が多く含まれている．
- 一部の魚介類については，特定の地域などにかかわりなく，水銀含有量がほかの魚介類と比較して高いもの（キダイやマカジキ，クロムツなど）があるため，水銀含有量の高い魚介類[*3]に偏って多量に食べることを避けつつ，魚食のメリットを活かすことが必要である．

4 妊婦・授乳婦の栄養ケア

やせと肥満

- 体重は，妊娠初〜中期には栄養状態を反映し，後期には浮腫と体水分量の指標となる．
- 著しい体重増加がみられる場合は，浮腫を疑う．
- 妊娠前に「低体重（やせ）」であった者では，胎児が低出生体重児や子宮内胎児発育遅延児となるリスクが高い．また，低出生体重児は，成人後に糖尿病や高血圧などの生活習慣病を発症しやすいという報告がある．
- 先進国の中でもわが国の低出生体重児は多い．
- 海外のデータでは，低出生体重児は，4000 gで生まれた巨大児よりも将来，2型糖尿病，高血圧，脂質異常症などの生活習慣病になるリスクが高い．
- そのため，以前よりも体重増加の目安量が高く設定された．

EPA：eicosapentaenoic acid
DHA：docosahexsaenoic acid

[*3] 魚介類に含まれる水銀については，厚生労働省のホームページに詳しい解説がある．https://www.mhlw.go.jp/topics/bukyoku/iyaku/syoku-anzen/suigin/

●MEMO●
低身長であると，狭骨盤のため帝王切開になるパターンが多いため，身長の評価を行う．妊娠中は，腹囲や子宮底長（妊婦を仰臥位にして下肢を伸ばした状態で，恥骨結合の上縁から子宮の最も上の部位までの長さを腹壁に沿って測った曲線の長さ．羊水の量や胎児の発育状況を推測），超音波による胎児心音の評価なども行う．

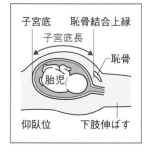

- 「肥満」に属する者（BMI 25.0 kg/m² 以上）が妊娠すると，妊娠糖尿病，妊娠高血圧症候群（妊娠中毒症）などを発症するリスクが高まる．また，緊急帝王切開，分娩後大量出血などの異常も多くなる．しかし，妊娠中のダイエットや極端な体重増加の抑制は，胎児の発育へ影響を及ぼすため，「肥満（2度以上）」の場合，妊娠中の体重の変化については，個別の対応が必要となる（❷）．

鉄摂取と貧血

- 妊婦にみられる貧血の総称を妊婦貧血とし，妊娠に起因する「妊娠性貧血」と「妊娠母体偶発合併疾患としての貧血」に大別される．
- 妊娠期では，血漿量の大幅な増加により見かけ上の赤血球数，ヘモグロビン濃度，ヘマトクリット値の低下が起こるため，非妊娠期とは貧血の基準が異なる．WHOの妊娠性貧血の基準値は，ヘモグロビン濃度が11 g/dL以下（非妊娠時は12 g/dL），ヘマトクリット値33.0%以下をカットオフ値としている．

WHO：World Health Organization（世界保健機関）

- 妊娠貧血の大半は鉄欠乏性貧血であり，その要因として，不適切な食事摂取，以前の妊娠，月経により繰り返される生理的な鉄喪失（毎月正常に取り込まれる量とほぼ等しいため，貯蔵鉄の蓄積が妨げられる）があげられる．
- 葉酸やビタミンB₁₂欠乏による貧血もまれにみられる．
- 貧血は早産および分娩後の母体感染のリスクを上昇させる．また，母乳分泌にも影響する．

豆知識

葉酸は，ホモシステインが必須アミノ酸であるメチオニンに変換される過程にも必要とされる．メチオニンはたんぱく質合成の要となるアミノ酸である．

- 妊娠期において鉄欠乏性貧血は多くみられる．適正な貯蔵鉄をもつ健康な者において，主に動物性食品に多く含まれるヘム鉄の吸収率は20〜30%であり，植物性食品に多く含まれる非ヘム鉄の吸収率に比べ高い．そのため，妊娠期では，赤身の肉や魚などの鉄を含む動物性食品を上手に取り入れるようにする．
- レバーは効率よくヘム鉄を摂取できるが，ビタミンAを多く含むため，継続的に過剰に摂取することは望ましくない．そのため，多種類の食品から鉄摂取を行う．
- 一般に，日本人が食事から摂取する鉄の約85%以上が吸収率の少ない非ヘム鉄であり，非ヘム鉄の吸収率はたんぱく質やビタミンCの摂取量が増加すると高まる．したがって食品の組み合わせにも配慮する．
- 食事摂取だけで貧血が改善されない場合は，鉄剤の併用も行われる．

食欲不振と妊娠悪阻

食欲不振

- 妊娠初期に現れる食欲不振，悪心・嘔吐，胃の不快感，胃痛などの症状を「つわり」といい，一般に妊娠12週（第4月）ごろに自然に消失する場合が多い．医学的な介入は体重が1週間に2 kg前後減少する場合，尿中ケトン体が陽性*4の場合を目安とする．
- つわりの時期の胎児はまだ小さく，発育にそれほどのエネルギーを必要としないが，水分とビタミンは重要であるため，電解質の入った飲み物を補給する必要がある．

*4 尿中ケトン体が陽性となるのは，エネルギーの産生が糖質ではなく母体自身の脂肪を利用することでなされ，体内で過剰なケトン体が生じることによる．

妊娠悪阻

- つわりが悪化し，食物が摂取できず，かつ胃液や血液が混じった嘔吐によって，脱水や全身の栄養状態が悪化することを「妊娠悪阻」という．脳症状（頭痛，軽い意識障害，めまいなど）や肝機能障害が現れる場合もある．
- 1週間に3〜4 kgの体重減少や，尿中ケトン体が（2+）以上を示した場合，また脳症状や肝機能障害が生じた場合は入院加療が必要となる．
- 妊娠悪阻の治療では，輸液による水分補給と栄養素の補給を行い，症状が軽快したら食事摂取を徐々に開始する．
- 特に，重症妊娠悪阻の治療において，ビタミンB₁欠乏症のウェルニッケ（Wernicke）脳症*5への留意が必要である．これは，食事摂取ができないこと，ならびに輸液による糖質の供給によりビタミンB₁需要量が高まることによる．

*5 ウェルニッケ脳症とは，ビタミンB₁（チアミン）が不足することで起こる急性の錯乱状態である．意識障害，眼球運動障害，小脳失調を特徴とする．チアミンと水分の静脈内投与で治療できるが，その後遺症として不可逆的なコルサコフ（Korsakoff）症候群（健忘症候群）がある．

3

妊娠期・授乳期の栄養

肥満と妊娠糖尿病

- 「妊娠糖尿病」は，妊娠中にはじめて発見された糖代謝異常で，妊娠前に診断された糖尿病や，妊娠中に診断された"明らかな糖尿病"は含めない．
- 妊娠前から糖尿病に罹患している者が妊娠した場合を，「糖尿病合併妊娠」という．
- 母親が高血糖であると，児も高血糖になり，さまざまな障害が起こる．
- 母親：妊娠高血圧症候群，羊水量の異常，肩甲難産など．
- 児：流産，奇形，巨大児，心臓の肥大，低血糖，多血症，電解質異常，黄疸，胎児死亡など．
- 糖尿病ケトアシドーシスは，糖尿病の最も重篤な合併症である．
- 特徴的な症状としては多飲，多尿，脱水に伴う頻脈，血圧低下，皮膚の乾燥・緊張低下，体重減少，クスマウル（Kussmaul）大呼吸などがある．
- 動脈血ガス分析，血糖，尿ケトン体測定により診断し，診断がつき次第，生理食塩水の輸液やインスリン投与が行われる．

診断基準

- 妊娠中に発見される耐糖能異常（hyperglycemic disorders in pregnancy）には，①妊娠糖尿病（gestational diabetes mellitus：GDM），②明らかな糖尿病（overt diabetes）の2つがあり，❸により診断する．
- 糖代謝異常をもつ妊婦に対する食事エネルギー量として，日本糖尿病学会ならびに日本産科婦人科学会の推奨量を❹に示す．
- 妊娠中でも血糖コントロールの基本は，食事療法である．基本的な方針として，①母体と胎児がともに健全に妊娠を維持するのに必要なエネルギーを供給し，②食後の高血糖を起こさず，かつ③空腹時のケトン体産生を亢進させない，という3条件を満たす必要がある．
- 妊娠中は妊娠前に比べると食後に高血糖になりやすいが，空腹時は母体のグルコースは胎児のエネルギー源として優先的に使われ，母体は脂肪をエネルギー源として利用するためケトン体の産生が増加する．
- 過剰なケトン体は糖尿病ケトアシドーシスの誘因となり，妊娠中は妊娠前に比べてそ

● MEMO ●

肩甲難産：頭位からの分娩で，胎児の頭が出るときに肩の片方が母体の恥骨に引っかかった状態．産道が胎児の胸部と臍帯を圧迫し，胎児は呼吸できず，胎児の血液中の酸素レベルが低下する．胎児が大きい，母体の肥満，母体の糖尿病などでみられることがある．

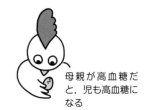

母親が高血糖だと，児も高血糖になる

---

❸ 妊娠中の糖代謝異常の診断基準（日本糖尿病・妊娠学会/日本糖尿病学会）

1. 妊娠糖尿病（gestational diabetes mellitus；GDM）

75 g OGTTにおいて次の基準の1点以上を満たした場合に診断する
①空腹時血糖値≧92 mg/dL（5.1 mmol/L）
②1時間値≧180 mg/dL（10.0 mmol/L）
③2時間値≧153 mg/dL（8.5 mmol/L）

2. 妊娠中の明らかな糖尿病（overt diabetes in pregnancy[注1]）

以下のいずれかを満たした場合に診断する
①空腹時血糖値≧126 mg/dL
②HbA1c値≧6.5%
＊随時血糖値≧200 mg/dLあるいは75 g OGTTで2時間値≧200 mg/dLの場合は，妊娠中の明らかな糖尿病の存在を念頭に置き，①または②の基準を満たすかどうか確認する[注2]

3. 糖尿病合併妊娠（pregestational diabetes mellitus）

①妊娠前にすでに診断されている糖尿病
②確実な糖尿病網膜症があるもの

注1：妊娠中の明らかな糖尿病には，妊娠前に見逃されていた糖尿病と，妊娠中の糖代謝の変化の影響を受けた糖代謝異常，および妊娠中に発症した1型糖尿病が含まれる．いずれも分娩後は診断の再確認が必要である．
注2：妊娠中，とくに妊娠後期は妊娠による生理的なインスリン抵抗性の増大を反映して糖負荷後血糖値は非妊時よりも高値を示す．そのため，随時血糖値や75 gOGTT負荷後血糖値は非妊時の糖尿病診断基準をそのまま当てはめることはできない．
これらは妊娠中の基準であり，出産後は改めて非妊娠時の「糖尿病の診断基準」に基づき再評価することが必要である．
（日本糖尿病・妊娠学会と日本糖尿病学会との合同委員会．妊娠中の糖代謝異常と診断基準の統一化について．糖尿病 2015；58：802より）
OGTT：oral glucose tolerance test.

❹ 糖代謝異常妊婦における食事エネルギー量

妊娠時期	日本糖尿病学会	日本産科婦人科学会
妊娠初期	非肥満（非妊時BMI＜25）： 　標準体重×30＋50 kcal 肥満（非妊時BMI≧25）： 　標準体重×30 kcal	
妊娠中期	非肥満（非妊時BMI＜25）： 　標準体重×30＋250 kcal 肥満（非妊時BMI≧25）： 　標準体重×30 kcal	普通体格の妊婦（非妊時BMI＜25）： 　標準体重×30＋200 kcal 肥満妊婦（非妊時BMI≧25）： 　標準体重×30 kcal
妊娠末期	非肥満（非妊時BMI＜25）： 　標準体重×30＋450 kcal 肥満（非妊時BMI≧25）： 　標準体重×30 kcal	

（日本糖尿病学会編. 糖尿病診療ガイドライン2016. 南江堂；2016. p.378より）

の傾向が強くなる．糖尿病ケトアシドーシスは，胎児と母体の生命にかかわる重症な合併症であるため，過剰なエネルギー制限は，同様に過剰なケトン体を産生してしまう．肥満妊婦で特にその傾向が強くなる．

- 糖尿病妊婦や妊娠糖尿病の妊婦が食事制限を行う場合は，正常妊婦の必要エネルギーのおおむね30％カットのエネルギー制限にとどめる．
- 分割食にして，高血糖を防ぐことも必要となる．
- 標準的な食事管理で血糖コントロールが不十分な場合は，インスリン治療を行う．

食塩・水分摂取と妊娠高血圧症候群

- 「高血圧治療ガイドライン2019」（❺）によれば，妊娠時に収縮期血圧160 mmHg，拡張期血圧110 mmHgを認めた場合を妊娠高血圧症候群という．このなかには，妊娠前から高血圧やたんぱく尿がある場合などもあり，病型は妊娠高血圧腎症，妊娠高血圧，加重型妊娠高血圧腎症，高血圧合併妊娠の4つに分類される．
- 妊娠高血圧症候群は，妊婦の約20人に1人の割合で起こり，重症になると母体は血圧上昇やたんぱく尿に加えてけいれん発作（子癇），脳出血，腎機能障害，さらに肝機能障害に溶血と血小板減少を伴うHELLP症候群を引き起こすことがある．また，胎児においては，発育不全や常位胎盤早期剥離による酸素不足によって胎児の状態が悪くなり，場合によっては胎児死亡が起こりうる．
- 妊娠高血圧症候群に対する生活指導および栄養指導を❻に示す．循環血漿量が減少している妊娠高血圧症候群妊婦では，塩分制限でさらなる減少を伴う可能性が高いため，発症後は重症度にかかわらず7〜8 g/日程度の塩分制限とされた（予防では10 g/日以下が勧められる）．

授乳婦の栄養ケア

低体重・低栄養

- 妊娠中からの病態の異常，産後における激しいダイエット，母乳分泌，不安・ストレスによる食欲不振，育児による疲労などにより起こる．
- 母体の症状としては，①乳房・乳腺の発達不足による母乳分泌量低下，②オキシトシン分泌低下による母体の子宮復古の遅延，③月経再来の遅延，④骨粗鬆症，⑤歯の疾患（う歯，歯肉炎など），⑥鉄欠乏性貧血，⑦感染症の罹患率上昇，⑧抜け毛，⑨疲労感の増大などがあげられる．
- 授乳婦が乳児のアレルギー予防のために除去食*6を実施すると，低栄養に陥ることもあるので，注意を要する．

摂食障害

- 分娩後の内分泌環境の変化，育児に関する将来不安などから食欲不振に陥ることもある．食欲不振が強い場合は摂食障害となる．この状態が長引く場合は，産後うつ病の

HELLP：Hemolysis, Elevated Liver enzymes, Low Platelets

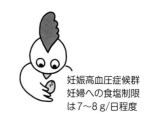

妊娠高血圧症候群
妊婦への食塩制限
は7〜8 g/日程度

●MEMO●
急性化膿性乳腺炎は乳房うっ積が強く細菌感染した状態であり，悪寒，発熱，疼痛，全身倦怠感が起こる．その際には授乳を禁止し，局所の冷湿布ならびに抗菌薬の投与を行い安静にする．

*6 第5章「2-4 成長期のアレルギー対応」（p.104）を参照．

❺ 妊娠高血圧症候群の定義・分類・関連疾患

定義

妊娠時に高血圧を認めた場合，妊娠高血圧症候群 (hypertensive disorders of pregnancy；HDP) とする．妊娠高血圧症候群は妊娠高血圧腎症，妊娠高血圧，加重型妊娠高血圧腎症，高血圧合併妊娠に分類される．

症候による亜分類（重症について）

次のいずれかに該当するものを重症と規定する．なお，軽症という用語は高リスクでない妊娠高血圧症候群と誤解されるため，原則用いない．

1. 妊娠高血圧腎症・妊娠高血圧・加重型妊娠高血圧腎症・高血圧合併妊娠において，血圧が次のいずれかに該当する場合
   収縮期血圧≧160 mmHg　拡張期血圧≧110 mmHg
2. 妊娠高血圧腎症・加重型妊娠高血圧腎症において，母体の臓器障害または子宮胎盤機能不全を認める場合

病型分類	関連疾患
①妊娠高血圧腎症 (preeclampsia；PE) 1. 妊娠20週以降に初めて高血圧を発症し，かつ，蛋白尿を伴うもので，分娩後12週までに正常に復する場合 2. 妊娠20週以降に初めて発症した高血圧で，蛋白尿を認めなくても以下のいずれかを認める場合で，分娩後12週までに正常に復する場合 　1) 基礎疾患のない肝機能障害（肝酵素上昇 [ALTもしくはAST＞40 IU/L]，治療に反応せず他の診断がつかない重度の持続する右季肋部もしくは心窩部痛） 　2) 進行性の腎障害（血清クレアチニン＞1.0 mg/dL，他の腎疾患は否定） 　3) 脳卒中，神経障害（間代性痙攣，子癇，視野障害，一次性頭痛を除く頭痛など） 　4) 血液凝固障害（HDPに伴う血小板減少 [＜15万/μL]，血管内凝固症候群，溶血） 3. 妊娠20週以降に初めて発症した高血圧で，蛋白尿を認めなくても子宮胎盤機能不全（胎児発育不全 [FGR]，臍帯動脈血流波形異常，死産）を伴う場合 ②妊娠高血圧 (gestational hypertension；GH) 妊娠20週以降に初めて高血圧を発症し，分娩後12週までに正常に復する場合で，かつ妊娠高血圧腎症の定義に当てはまらないもの． ③加重型妊娠高血圧腎症 (superimposed preeclampsia；SPE) 1. 高血圧が妊娠前あるいは妊娠20週までに存在し，妊娠20週以降に蛋白尿もしくは基礎疾患のない肝腎機能障害，脳卒中，神経障害，血液凝固障害のいずれかを伴う場合 2. 高血圧と蛋白尿が妊娠前あるいは妊娠20週までに存在し，妊娠20週以降にいずれかまたは両症状が増悪する場合 3. 蛋白尿のみを呈する腎疾患が妊娠前あるいは妊娠20週までに存在し，妊娠20週以降に高血圧が発症する場合 4. 高血圧が妊娠前あるいは妊娠20週までに存在し，妊娠20週以降に子宮胎盤機能不全を伴う場合 ④高血圧合併妊娠 (chronic hypertension；CH) 高血圧が妊娠前あるいは妊娠20週までに存在し，加重型妊娠高血圧腎症を発症していない場合．	①子癇 (eclampsia) 妊娠20週以降に初めて痙攣発作を起こし，てんかんや二次性痙攣が否定されるものをいう．痙攣発作の起こった時期によって，妊娠子癇・分娩子癇・産褥子癇と称する．子癇は大脳皮質での可逆的な血管原性浮腫による痙攣発作と考えられているが，後頭葉や脳幹などにも浮腫をきたし，各種の中枢神経障害を呈することがある． ②HDPに関連する中枢神経障害 皮質盲，可逆性白質脳症 (posterior reversible encephalopathy syndrome；PRES)，高血圧に伴う脳出血および脳血管攣縮などが含まれる． ③HELLP症候群 妊娠中・分娩時・産褥時に溶血所見 (LDH高値)，肝機能障害 (AST高値)，血小板数減少を同時に伴い，他の偶発合併症によるものではないものをいい，いずれかの症候のみを認める場合は，HELLP症候群とは記載しない．HELLP症候群の診断はSibaiの診断基準*に従うものとする． ④肺水腫 HDPでは血管内皮機能障害から血管透過性が亢進し，しばしば浮腫をきたす．重症例では，浮腫のみでなく肺水腫を呈する． ⑤周産期心筋症 心疾患の既往のなかった女性が，妊娠・産褥期に突然心不全を発症し，重症例では死亡に至る疾患である．HDPは重要な危険因子となる． ＊Sibaiの診断基準 溶血：血清間接ビリルビン値＞1.2 mg/dL，血清LDH＞600 IU/L，病的赤血球の出現 肝機能：血清AST (GOT)＞70 IU/L，血清LDH＞600 IU/L 血小板数減少：血小板数＜10万/mm^3

（日本高血圧学会高血圧治療ガイドライン作成委員会編．高血圧治療ガイドライン2019．日本高血圧学会；2019．pp.157-8）

可能性もあるので，注意して経過観察する．

過体重

- 授乳婦の過体重は，妊娠期に蓄積された体脂肪を減らしていき，出産後6か月ごろには，妊娠前の体重に戻ることが望ましい．10か月を経過しても非妊娠時の体重に戻らない状態が続くと，そのまま肥満傾向が継続する場合が多く，生活習慣病の発症などに影響を及ぼす．

- 妊娠前からの肥満，妊娠中の体重増加が大きい，若年・高齢出産，母乳保育をしていない場合に過体重になりやすい．

- 授乳期における体重減少時には，食事内容や活動量を考慮する．体重が低下しない，また体重増加がみられる場合には，エネルギーの過剰摂取や浮腫の有無についても疑う．

- 運動も過体重の予防および対策に有用である．特に授乳をしない場合には，妊娠時に

●MEMO●
妊婦の日常動作では，腹圧を高めないようにするため，重いものを持ち上げる，中腰，長時間の立ち仕事などは避ける．また，妊娠中の軽い運動としては，散歩，妊婦体操，妊婦水泳，マタニティビクス，筋肉のストレッチなどがあるが，定期的に医学的チェックを受けることが必要であり，インストラクターをつけて行うことが望ましい．水泳では水温などにも注意する．

3

妊娠期・授乳期の栄養

❻ 妊娠高血圧症候群の生活指導および栄養指導

	内　容	予　防
生活指導	安静 ストレスを避ける	軽度の運動 規則正しい生活
エネルギー摂取	●非妊時BMI 24未満の妊婦 　30 kcal×標準体重（kg）＋200 kcal/日 ●非妊時BMI 24以上の妊婦 　30 kcal×標準体重（kg）/日	●予防には適切な体重増加が勧められる ●妊娠中の適切な体重増加 　BMI＜18　　　10〜12 kg増 　BMI 18〜24　　7〜10 kg増 　BMI＞24　　　5〜7 kg増
塩分摂取	7〜8 g/日程度とする （極端な塩分制限は勧められない）	10 g/日以下
水分摂取	1日尿量500 mL以下や肺水腫では前日尿量＋500 mL程度，それ以外は制限しない 口渇を感じない程度の摂取が望ましい	
たんぱく質摂取	●標準体重×1.0 g/日 ●腎機能が低下している場合 　50 g/日未満	●標準体重×1.2〜1.4 g/日が望ましい
脂肪・糖質，その他	動物性脂肪と糖質は制限し，高ビタミン食とすることが望ましい	●海藻中のカリウムや魚油，肝油（不飽和脂肪酸），マグネシウムを多く含む食品に高血圧予防効果があるとの報告あり ●食事摂取カルシウム（1日900 mg）に加え，1〜2 g/日のカルシウム摂取が有効との報告もあり

重症・軽症ともに基本的には同じ指導で差支えない
混合型ではその基礎疾患の病態に応じた内容に変更することが勧められる

（中林正雄．妊娠中毒症の栄養管理指針．日本産科婦人科学会雑誌 1999；51：N-507-10をもとに作成）

母乳を分泌するために蓄積した脂肪を消費しなければならない．その際，エネルギー摂取量を減少させるだけでなく，活動によるエネルギー消費を高める必要がある．

5　出産後の健康・栄養状態およびQOLの維持向上

- 近年は核家族化し，社会的背景から親と子の関係にさまざまな事情を抱える妊産婦が少なからずいる．生活している地域でさまざまな関係機関や人が支援し，孤立を防ぐことが重要である．
- 妊娠中に診断された妊娠糖尿病や妊娠高血圧症候群は，出産と同時に症状が一時的になくなるが，その後は医師の指示に基づき，定期的に受診する必要がある．
- 出産後は，泌乳による栄養素の喪失から，必要量が増大している．授乳婦は出産後の体重減少だけを目指すのではなく，母体の健康と乳児の発育に必要な母乳分泌が得られるような食生活を目指す必要がある．

授乳の支援の方法：授乳・離乳の支援ガイド（2019年改定版）

- 妊娠期，授乳期における授乳の支援の方法について，以下に示す．

妊娠期

- 母子にとって母乳は基本であり，母乳で育てたいと思っている人が無理せず自然に実現できるよう，妊娠中から支援を行う．
- 妊婦やその家族に対して，具体的な授乳方法や母乳（育児）の利点などについて，両親学級や妊婦健康診査などの機会を通じて情報提供を行う．
- 母親の疾患や感染症，薬の使用，子どもの状態，母乳の分泌状況などのさまざまな理由から育児用ミルクを選択する母親に対しては，十分な情報提供のうえ，その決定を尊重するとともに，母親の心の状態に十分に配慮した支援を行う．
- 食事のバランスや禁煙などの生活全般に関する配慮事項を示した「妊娠前からはじめる妊産婦のための食生活指針」（厚生労働省）をふまえ，妊娠期から食生活の改善を促す支援を行う．

●MEMO●
薬剤の胎盤移行によって，催奇形，臓器異常，代謝阻害などの副作用を起こす可能性があるため，妊振初期の服薬はやむをえないときのみ最小限の量にて使用するべきである．胎児への影響は服用時期によっても異なる．
薬剤の母乳への移行は，薬物の分子量，脂溶性，たんぱく結合性，pHなどに関与しており，初乳に最も移行しやすい．授乳婦の薬剤服用は，医師の指示に従い人工栄養に切り替えることも考慮する．

3

妊娠期・授乳期の栄養

Column　成人T細胞白血病（ATL）について

HTLV-1（ヒトT細胞白血病ウイルス1型）はATL（成人T細胞白血病）やHAM（HTLV-1関連脊髄症）など重篤な疾患の原因であり，これらの疾患の有効な治療法は残念ながらいまだ確立されていない．HTLV-1の感染経路の6割以上は，母乳を介した母子感染であることから，すべての妊婦を対象に抗体検査が実施されることとなった．この抗体検査における注意点として，スクリーニング検査で陽性の場合，必ず確認試験を実施し，慎重に判断する必要がある．

今までの研究によって人工乳哺育によって感染のリスクが一定程度低減できることが報告されているが，人工乳のみならず凍結母乳や生後3か月までの短期間の母乳育児も人工乳と同程度の感染のリスク低減が報告されている．

母乳の利点を子どもに与えつつHTLV-1感染を少なくする方法として，生後3か月まで母乳だけで育てその後人工栄養にする方法，または凍結母乳を与える方法という選択肢があることを情報提供する．

HTLV-1 : human T-cell leukemia virus type 1
ATL : adult T-cell leukemia
HAM : HTLV-1 associated myelopathy

●妊娠中から授乳方法に関する正しい情報を提供し，そのうえで選択できるよう支援を行う．

授乳期

●授乳のリズムや睡眠リズムが整うまでの期間は子どもによって個人差があるため，出産後から退院までの間は母親と子どもが終日一緒にいられるように支援し，子どもが欲しがるとき，母親が飲ませたいときには，いつでも授乳できるように支援する．

●同時に母親は妊娠・出産による変化が妊娠前の状態に回復していく期間であり，心身の不調や育児不安を抱えていることが想定されるため，母子の状態を把握するとともに，母親の気持ちや感情を受けとめ，あせらず授乳のリズムを確立できるよう支援する．

●授乳は，人工栄養などどのような方法であっても，母親と子どものスキンシップのうえで重要な役割を果たし，優しい声かけとぬくもりを通してゆったりと飲むことで，子どもの心の安定がもたらされ，食欲が育まれていく．できるだけ静かな環境の下で，適切な子どもの抱き方で，目と目を合わせて，優しく声をかけるなど，授乳時のかかわりについて支援を行う．

●父親や家族らによる授乳への支援が，母親に過度の負担を与えることのないよう，父親や家族らへの情報提供を行う．

●母親らが安心して子どもと過ごし，自信をもって授乳に取り組めるように努めるとともに，体重増加不良などへの専門的支援，子育て世代包括支援センターなどをはじめとする困ったときに相談できる場所の紹介や仲間づくり，産後ケア事業などの母子保健事業などを活用し，きめ細かな支援を行う．

参考文献
・厚生労働省．日本人の食事摂取基準（2020年版）．令和元年12月．
・日本糖尿病学会編．糖尿病診療ガイドライン2016．南江堂；2016．
・日本高血圧学会高血圧治療ガイドライン作成委員会編．高血圧治療ガイドライン2019．日本高血圧学会；2019．
・日本妊娠高血圧学会編．妊娠高血圧症候群の診療指針2015—Best Practice Guide．メジカルビュー社；2015．

カコモン に挑戦 !!

◆ 第32回-90

妊娠期の糖代謝異常に関する記述である．誤っているのはどれか．1つ選べ．

(1) 妊娠糖尿病とは，妊娠中に発症した明らかな糖尿病のことをいう．

(2) 妊娠糖尿病の診断基準は，非妊娠時の糖尿病の診断基準とは異なる．

(3) 妊娠糖尿病では，巨大児を出産する可能性が高い．

(4) 肥満は，妊娠糖尿病発症のリスク因子である．

(5) 糖尿病合併妊娠では，インスリン療法を行う．

◆ 第31回-89

妊産婦の身体と食生活・生活習慣に関する記述である．誤っているのはどれか．1つ選べ．

(1) 妊娠前からの健康的なからだづくりを推奨する．

(2) 非妊娠時にBMI 18.5 kg/m² 未満であった妊婦の推奨体重増加量は，7 kg未満である．

(3) 主食を中心にエネルギーを摂る．

(4) 多様な食品を組み合わせてカルシウムを摂る．

(5) 妊婦の喫煙は，低出生体重児のリスクとなる

解答

◆ 第32回-90　正解（1）

◆ 第31回-89　正解（2）

3

妊娠期・授乳期の栄養

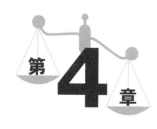

第4章 新生児期・乳児期の栄養

学修目標

- 新生児期・乳児期の成長と，哺乳や離乳食摂取における栄養管理および，その支援方法について理解する
  ①新生児期・乳児期の生理的特徴や身体的特徴を理解し，摂食・消化機能の発達が説明できる
  ②身体発育曲線（成長曲線）を用いた栄養評価ができる
  ③母乳栄養と人工栄養について理解し，これらの栄養摂取下で起こりうる疾患ならびに治療・予防のための栄養介入について説明できる
  ④授乳・離乳の方法，支援について説明できる

要点整理

- ✓ 新生児は体重約3kg，身長約50cmで出生し，1歳で体重は約3倍，身長は約1.5倍となる．
- ✓ 乳児期は糖質・たんぱく質・脂質などの消化酵素の活性が低く，およそ生後6か月～3歳ごろまでに成人と同等となる．ラクターゼは出生後の哺乳に合わせ急激に活性が高まる．
- ✓ 新生児期・乳児期の栄養アセスメントにおいて，成長曲線は重要な指標である．
- ✓ 母乳栄養児の疾患として，母乳性黄疸，ビタミンK欠乏による新生児メレナや頭蓋内出血などの出血性疾患がある．
- ✓「授乳・離乳の支援ガイド（2019年改定版）」では，離乳食は生後5～6か月ごろに開始するのが適当とされ，およそ1歳～1歳6か月ごろを離乳の完了としている．

1 新生児期・乳児期の生理的特徴

- 出生後28日未満を新生児，1歳未満を乳児と呼ぶ．生後1週間未満は早期新生児期と呼ばれ，特にこの時期は，胎盤を通して栄養や酸素の供給を受けながら成育していた胎内環境から，呼吸や代謝機能が顕著に変化するため，細心の養育が必要である．出生後，胎外環境に順応しながら児は成長・発達をとげる．

1 出生体重による分類

- 出生体重による新生児の分類を❶に示す．

2 新生児期・乳児期の成長・発達

新生児期・乳児期の身体発育（❷）

体　重

- 新生児はおよそ3kgで出生し，その後生理的体重減少[*1]により一時的に減少するが，生後7日ほどで出生体重に戻る．その後，1か月で4kg，半年で7～8kg，1歳で出生体重の約3倍の9kgとなる．
- 1日平均体重増加量は出生から3か月ごろが最も多く，徐々に減少していく（❸）．1日平均体重増加量は児の哺乳量を評価する際の目安となる．

身　長

- 出生時の身長はおよそ50cmである．生後1年で出生時の1.5倍である約75cmとなる．

[*1] 本章「生理的体重減少」（p.67）を参照．

新生児期・乳児期の栄養

❶ 出生体重による新生児の分類

出生体重から の定義	4,000 g以上	高出生体重児
	2,500 g以上4,000 g未満	正出生体重児
	2,500 g未満	低出生体重児
	1,500 g未満	極低出生体重児
	1,000 g未満	超低出生体重児

出生体重の中央値は約3,000 gであり，2,500 g未満を低出生体重児，さらに体重により極低出生体重児，超低出生体重児に区分する．
（佐藤拓代．低出生体重児保健指導マニュアル．平成24年度厚生労働科学研究費補助金 重症新生児アウトカム改善に関する多施設共同研究．2012．p.20より）

❷ 小児の身体計測値の概数

	身長（cm）	体重（kg）	頭囲（cm）	胸囲（cm）
出生時	50	3	33	32
3か月	60	6（2倍）		
1歳	75（1.5倍）	9（3倍）	45	45
3歳	95	14	49	50

（　）は出生時との比較．
（国試対策問題編集委員会編．CBT・医師国家試験のためのレビューブック 小児科 2019-2020．メディックメディア；2018をもとに作成）

❸ 1日平均体重増加量（g）

0～3か月	30
3～6か月	15～20
6～9か月	9
9～12か月	8

（栢下　淳，上西一弘編．応用栄養学．羊土社；2014．p.92をもとに作成）

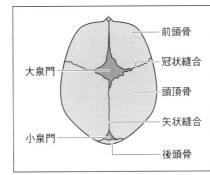

❹ 新生児の頭蓋骨（頭頂部から見た図）

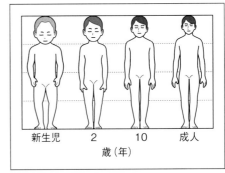

❺ 身体プロポーションの変化

- 身長の増加は骨の伸びによって得られるものであり，骨の成長には遺伝のほか，栄養やホルモンの働きも影響する．

頭囲，胸囲

- 出生時の頭囲は33 cmで，生後1年で約45 cmとなる．新生児期から乳幼児期に頭囲は急速に増加するが，これは急速な脳の発育によるものである．
- 新生児期は大泉門や小泉門が閉鎖していないため，脳の増大に対応が可能となる．小泉門は6か月ごろ，大泉門は1歳～1歳6か月ごろに閉鎖する（❹）．
- 出生直後の胸囲は頭囲よりやや小さいが，生後1年で頭囲とほぼ同じ45 cmとなる．2歳児以降は胸囲が頭囲より大きくなる．

身体のプロポーション

- 身長と頭長の比率は成長とともに変化する．身長と頭長の比は，出生時は4：1（4頭身）であるが，2歳で5：1，成人では8：1となる（❺）．

摂食機能の発達

乳児の口腔の特徴

- 新生児期の口蓋は将来歯が萌出する歯槽堤（顎堤）の内側に，もう一つ盛り上がりがあり，これを副歯槽堤と呼ぶ．この副歯槽堤があることにより，口蓋の中央に吸啜窩というくぼみが形成され乳首を固定するのに役立っている．
- 新生児期から乳児期の児の頬の内側は脂肪組織が厚くなっており（ビシャ〈Bicher〉の脂肪床），口腔内を密閉しやすく，児のスムーズな哺乳を助ける構造になっている．
- 口を開けて乳首をくわえ，口唇を乳房に押し付けながら吸啜・呼吸・嚥下することを「乳児嚥下」という．成人は呼吸を止め，口唇を閉じて嚥下を行う．乳児嚥下は成長とともに消失する．

原始反射

- 新生児固有の中枢神経系によって引き起こされる反応を，原始反射という．摂食・嚥下に関する反射によって，出生後すぐに体外から栄養を取り込むことが可能となる．
- 探索反射：口唇あるいは口唇周辺の触刺激に対して，その刺激の方向に顔を向け，口

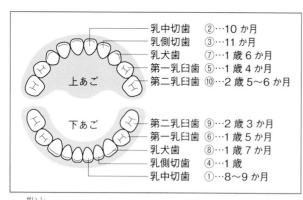

乳中切歯	②…10か月
乳側切歯	③…11か月
乳犬歯	⑦…1歳6か月
第一乳臼歯	⑤…1歳4か月
第二乳臼歯	⑩…2歳5〜6か月

上あご

下あご

第二乳臼歯	⑨…2歳3か月
第一乳臼歯	⑥…1歳5か月
乳犬歯	⑧…1歳7か月
乳側切歯	④…1歳
乳中切歯	①…8〜9か月

❻ 生歯の時期
①〜⑩は生える順番を示す.

❼ 胃の容量

	mL
新生児	50
3か月	140〜170
1歳	370〜460
5歳	700〜830
成人	1,000〜3,000

（水野清子ほか編著. 子どもの食と栄養. 診断と治療社；2012より）

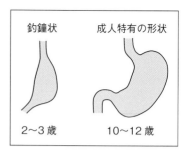

釣鐘状　　成人特有の形状

2〜3歳　　10〜12歳

❽ 年齢による胃の形状の比較

を開く反射.

- 捕捉反射：触れた刺激物に対して舌を突出し，口の中に取り込もうとする反射.
- 吸啜反射：口の中に入ってきたものを吸う反射. 胎児の吸啜様の動きは妊娠20週ごろからみられる.
- 嚥下反射：唾液や食物が口腔内の後方に送り込まれることで惹起される，ものを飲み込む反射.
- これらの反射（哺乳反射）のうち嚥下反射以外のこれらの反射は生後4〜5か月ごろから消失し始め，生後6〜7か月ごろには乳汁ならびに離乳食の摂取は児の意思によって行われるようになる.

歯　牙

- 乳歯の萌出時期は個人差が大きいが，生後5〜8か月ごろに下顎の乳中切歯が生えてくる（❻）. 1歳ごろには中切歯や側切歯（いわゆる前歯）が上下ともにほぼ生えそろい，かじり取りができるようになる. また乳臼歯が生えそろうと，食物をすりつぶす動きができるようになる.

消化機能の発達

胃

- 新生児の胃の容量は成人に比べ小さく（❼），その形状は，新生児期は球形状，2〜3歳で釣鐘状，10〜12歳で成人特有の形へと変化する（❽）.
- 新生児の胃は縦型であり，また噴門部括約筋が未発達であるため溢乳しやすい.

腸

- 腸（十二指腸，小腸，大腸）の長さは新生児で約3mほどである.
- 生後1か月ごろの児は哺乳中または哺乳直後に排便がある. これは胃の中へ食物（乳）が入ることで起こる胃・大腸反射によるものである. このころの1日の排便回数は3〜4回である. 人工乳栄養児に比べ母乳栄養児は，やや排便回数が多い傾向にある.
- 生後2か月ごろから反射のみで排便することが減り，さらに1歳6か月ごろからは自分で排便をコントロールできるようになる.
- 胎児の腸内は無菌の状態であるが，出生後は腸管内にさまざまな菌が出現し，生後1週間ごろにはビフィズス菌が最も多数を占めるようになる.

糖質の消化吸収

- 新生児期・乳児期では，唾液α-アミラーゼは胃酸で失活し，また膵液中のα-アミラーゼも活性が低いため，この時期の栄養としては多糖類は不向きである.
- 一方，母乳に含まれる乳糖（ラクトース：グルコース＋ガラクトース）を分解する乳糖分解酵素（ラクターゼ）は胎生40週ごろに成熟し，出生後の哺乳に合わせて急激に活性が高まる.

豆知識

でんぷんなどの多糖類の消化は，まず唾液α-アミラーゼで消化を受け，続いて膵液中のα-アミラーゼによってマルトースに分解される.

たんぱく質の消化吸収

- 出生直後の胃内はほぼ中性であり，生後1週間ほどで胃酸の分泌が徐々に増加し，pHは低下する．
- たんぱく質は主として胃液中のペプシンによって分解されるが，ペプシンが活性化するには胃内が酸性条件下であることが必要である．新生児期のペプシンの活性は低いが，哺乳の開始とともに上昇し，2歳ごろに成人と同等となる．
- 膵液中のたんぱく質分解酵素であるトリプシン，キモトリプシンの活性も食物への適応を反映して3歳ごろまで増加し，成人と同等となる．

脂質の消化吸収

- 新生児期は胆汁酸の分泌能ならびに膵リパーゼ活性が低く，総じて脂質吸収能が低い．膵リパーゼ活性は生後6か月ごろ以降に成人と同等となる．
- 新生児では唾液リパーゼが脂質消化吸収に関して主な役目を果たす．母乳中の母乳胆汁酸活性リパーゼも関与する．

カルシウム・リンの代謝

- カルシウムやリンは，胎児期には胎盤を通して母体から移行する．在胎中に蓄積される量はカルシウム21〜30 g，リン17 gである．このほとんど（70〜80%）が妊娠後期に獲得されるため，正期産児に比べ早期産児はカルシウム・リンの貯蔵が少なく，出生後の代謝性骨疾患をきたしやすい．

体水分量と生理的体重減少

体水分量（❾）

- 新生児は成人に比べ，体重あたりの体内の水分量が非常に多い．体水分量は正期産児で体重の75〜80%であり，成長とともに減少していく．
- 新生児期では細胞外液の割合が多いが，出生直後の尿量増加などから細胞外液が減少し，1歳ごろまでに細胞外液が体重の20〜25%，細胞内液が体重の30〜40%と成人と同様の比率となる．

生理的体重減少

- 出生直後から生後3〜4日ごろまでに体重が150〜300 g（出生体重の5〜10%）減少することを生理的体重減少という．これは，主として細胞外液の間質液が不感蒸泄や尿，胎便の排泄により水分変化をきたすことが原因である．この体重減少は一過性であり，哺乳量が増加することにより約10日で出生体重に戻る．

腎機能の未熟性

- 新生児期・乳児期は不感蒸泄量が多く，また腎機能も未熟であることから脱水に注意が必要である．
- 出生直後は，糸球体濾過量（GFR）が低いことや集合管，ヘンレ（Henle）係蹄が短いこと，抗利尿ホルモンの分泌量が少ないことなどから，尿濃縮力は成人の約1/3と低い．成人と同等の濃縮力となるのは2歳ごろである．
- 新生児期の排尿量は20〜250 mL/日で，排尿回数は1時間に1〜2回，1日に15〜20回である．生後6か月を過ぎると膀胱に貯められる量が100 mL程度となり，排尿量は200〜600 mL/日となる．

体温調節の未熟性

- 出生直後の児の体温は母親とほぼ同じであるが，その後低下し，出生後30分で最低になり6〜12時間で安定する．
- 体温は熱産生と熱放出によって恒常性が維持されているが，新生児の体温調節機構は未熟であり，かつそのメカニズムは成人と異なる．
- 成人の場合，寒冷地などでは骨格筋の運動（ふるえ）によって熱を産生するが，新生児は褐色脂肪組織内における非ふるえによる熱産生によって，寒冷環境下での体温を

❾ 年齢別，体水分量とその分布（体重比，%）

年 齢	体水分量	細胞外液	細胞内液
新生児	75〜80	45〜50	30〜35
〜1歳	65〜70	20〜25	30〜40
成 人	55〜60	15〜20	30〜40

（Winters RW ed. The body fluids in pediatrics. Little Brown and Co., 1973：p.100を参考に作成）

【用語解説】
不感蒸泄：呼気および皮膚から無自覚で喪失される水分のこと．発汗は含めない．新生児期は皮膚の水分を保つ角層が未熟であることや，体重あたりの体表面積が大きいことから，不感蒸泄量が非常に多い．

GFR：glomerular filtration rate

4 新生児期・乳児期の栄養

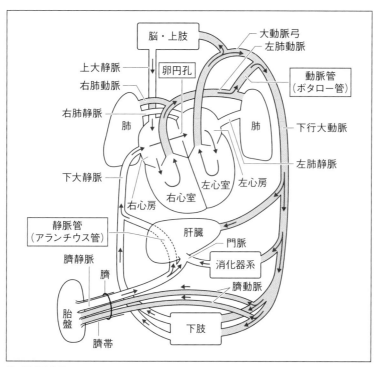

⓾ 胎児循環

□で囲んだ構造・血管は出生後に閉鎖あるいは萎縮する. 動脈を■で示す.

豆知識

胎児循環における動脈, 静脈とは, 中を通る血液の酸素含有量とは関係なく, 胎児の心臓から出発する血管を動脈, 胎児の心臓に向かう血管を静脈と呼ぶ.

維持している. しかし, 褐色脂肪細胞の分布は肩甲骨, 脊柱など一部に偏っているため全身の体温調節は困難である.

● 新生児・乳児は, 成人に比べて体重あたりの体表面積が大きく熱放出量が大きい. 体温調節機能が成人と同等となるのは2歳ごろである.

呼吸器系の適応

● 胎内では胎盤を通して酸素の供給を受けていた胎児は, 出生と同時に肺呼吸に切り替わる.

● 新生児の胸壁筋は未発達であるため, その呼吸法は横隔膜による鼻孔を通した腹式呼吸である.

● 新生児の1回換気量は少なく, 呼吸数が多い. 新生児の呼吸数は, 1分間に約30〜50回, 乳児は約30〜40回であり, 成人の2倍以上である.

循環器系の適応

胎児循環（⓾）

● 胎児循環の特徴は, 右心室と左心室が並列循環をなしており, 胎盤を通して酸素供給が行われているため肺循環の必要性が少ないことである.

● 胎児の臍と胎盤とを結ぶ臍帯には, 1本の臍静脈と2本の細い臍動脈が含まれる. 母体から供給される酸素と栄養素が豊富な血液は, 胎盤を介し胎児の臍静脈へと流入する. 臍静脈の血管は肝臓や静脈管（アランチウス〈Arantius〉管）を経由し, 下大静脈から右心房へと入る. 右心房に入った血液のほとんどは卵円孔という左右の心房をつなぐ穴を通って左心房へと流入する.

● 左心房へと流れた血液は左心室へ入り, そこから大動脈を経て脳や上半身に流れ, 酸素を供給する. 一方, 酸素の少ない血液は, 上大静脈から右心房を経由し右心室に流入する. 肺が機能していない胎児では, 血液のほとんどは肺へ向かわず, 動脈管（ボタロー〈Botallo〉管）を通り大動脈に合流する.

● 胎児の全身を巡った血液は, 大動脈から臍動脈を経由して胎盤に戻り, 母体の血液から酸素や栄養素を取り込み, 再び臍静脈へと流入する.

【用語解説】

卵円孔：胎児期の心臓にある右心房と左心房をつなぐ孔のこと. 胎児期は肺循環がないため, 右心房と左心房をつなぐシャントとして働く. 出生後に卵円孔弁が押し付けられ, 卵円孔は閉じる.

卵円孔を通って右心房から左心房へ直接血液が流れ込むのが胎児循環の大きな特徴だね！

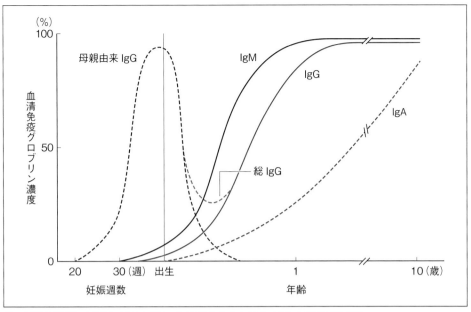

❶　血清免疫グロブリン値の年齢による変化（成人値を100とする相対値）
(Marshall WJ, et al. Clinical Biochemistry：Metabolic and Clinical Aspects. 3rd edition. Churchill Livingstone；2014. p.576 より)

新生児循環

- 出生の前後で，肺胞内に空気が入り呼吸が成立すると，肺血管抵抗が低下し，肺における血流が増加する．そのため左心房内圧が上昇することで，卵円孔は閉鎖する．
- 同様に，胎児循環に特有な動脈管は肺動脈が使われるようになるために閉鎖し，静脈管も臍静脈とともに萎縮する．
- 新生児の脈拍数は120〜140拍／分で，成長とともに1回の拍出量が増加することから脈拍数は減少する．

免疫系の発達　❶

- 胎児期には胎盤を経由して母体からIgGが移行するため，胎児の血中IgG濃度は高い．しかし出生後は急激に低下して，生後3〜4か月で最低値となる．その後，児自身が産生することによりIgG濃度は上昇する．
- IgM，IgA，IgD，IgEは胎盤通過性がないため，出生直後の血中濃度は非常に低い．生後3〜4か月から増加する．

IgG：immunoglobulin G（免疫グロブリンG）

カコモン に挑戦 ‼

◆ 第34回-90
新生児期・乳児期の生理的特徴に関する記述である．最も適当なのはどれか．1つ選べ．
- (1) 生理的体重減少は，生後数日で起こる．
- (2) 生理的黄疸は，生後1か月頃に出現する．
- (3) 第一乳臼歯が生えるのは，生後5か月頃である．
- (4) 糸球体濾過量は，生後6か月頃に成人と同程度となる．
- (5) 呼吸数は，生後6か月頃に成人と同程度となる．

◆ 第35回-90
新生児期・乳児期の生理的特徴に関する記述である．最も適当なのはどれか．1つ選べ．
- (1) 新生児の唾液アミラーゼ活性は，成人より高い．
- (2) 生後3か月頃の乳児では，細胞外液が細胞内液より多い．
- (3) 溢乳は，下部食道括約筋の未熟が原因の1つである．
- (4) 乳歯は，生後3か月頃に生え始める．
- (5) 母乳栄養児は，人工栄養児よりビタミンKの欠乏になりにくい．

解答
- ◆ 第34回-90　正解（1）
- ◆ 第35回-90　正解（3）

2 新生児期・乳児期の栄養ケア

● 新生児が良好な成長や発達をとげるために，適切な栄養アセスメントに基づく栄養ケア方法を考える必要がある．

1 新生児期・乳児期の栄養アセスメントのポイント

● 新生児，乳児に対する栄養アセスメント指標のなかでも身体発育曲線（成長曲線）は非常に重要である．成長曲線は，児の成長を経時的に確認するのに適している．
● 成長曲線は50パーセンタイル（もしくは平均）と基準線（3，10，25，75，90，97パーセンタイルもしくは-3.0，-2.5，-1.0，1.0，2.0 SD）が示されており，それらの基準線に児の成長が沿っているかで評価する．基準線と基準線の間をチャンネルと呼び，測定値による曲線がそのチャンネルを横切った場合，児の成長について確認が必要である．

2 乳児期の哺乳量と食事摂取基準 [*1]

● 新生児期・乳児期の食事摂取基準では，母乳中の栄養素の濃度と各月齢区分の平均的な哺乳量の積から目安量が算出されている（❶，❷）．
● 6～11か月の乳児は，母乳（または人工乳）の摂取量が漸減し，離乳食の摂取量が増えてくるため，母乳と離乳食から得られる栄養量から算定されている．
● 乳児期の成長は日々著しく，また個人差も大きい．各月齢区分に示された値は，月齢区分を代表する一点であることに注意し，対象とする乳児の成長に合わせた柔軟な活用が重要である．

3 新生児期・乳児期の疾患と栄養ケア

母乳性黄疸

● 母乳栄養を行っている児にみられる黄疸には，生後早期の黄疸と，生後3～4週間あるいは2～3か月続く遷延性黄疸の2つがあり，いずれも母乳性黄疸と呼ばれている．母乳性黄疸は母乳栄養児の約10～15％にみられる．
● 生後早期の黄疸は哺乳量の不足あるいはビリルビンの腸管からの再吸収の増加がその要因と考えられる．遷延性黄疸の理由として，新生児期は赤血球数が多く，破壊される赤血球数が多いこと，また破壊によってできた間接ビリルビン（非抱合型ビリルビン）から直接ビリルビン（抱合型ビリルビン）への代謝が母乳中の遊離脂肪酸により低下することなどが考えられている．
● 特別な治療は不要なことが多い．母乳性黄疸と診断されても母乳を中断する必要はなく，また母親の栄養摂取を制限する必要もない．

[*1] エネルギーとたんぱく質の摂取基準については，付録の表 **4**，**7**（p.173，174）を参照．

❶ 平均哺乳量

	mL/日
0～5か月	780
6～8か月	600
9～11カ月	450

＊6～11か月である場合は平均値の525 mL/日とする．
（厚生労働省．日本人の食事摂取基準〈2020年版〉より）

新生児期・乳児期の食事摂取基準では，エネルギーとたんぱく質の月齢区分は3区分，あとは2区分なんだね！

【用語解説】
黄疸：ビリルビン（赤血球が壊れたときにできる黄色い色素）の血中濃度が高くなることで，皮膚や白眼が黄染する症状．

生後6か月未満の児には「推定必要量」などを決定する実験を行うことは不可能	健康な乳児が摂取している母乳の量と質が栄養的に児に適しているとする	乳児には「推定平均必要量」「推奨量」は設けず，「目安量」＊とする． ＊エネルギーは推定エネルギー必要量として設定．また鉄の基準のみ6か月以降は「推定平均必要量」「推奨量」を使用する	● 生後0～5か月の平均哺乳量：780 mL/日 ● 目安量＝母乳に含まれる栄養素濃度 × 月齢の平均哺乳量 ● 6か月以降は離乳食からの栄養摂取量を加えている ● エネルギー，たんぱく質年齢区分＝3区分： 　0～5か月，6～8か月，9～11か月 　（児の成長に特に寄与するため，より詳細に設定） ● それ以外の栄養素＝2区分：0～5か月，6～11か月

❷ 乳児期の食事摂取基準の考え方
（厚生労働省．日本人の食事摂取基準〈2020年版〉より）

ビタミン摂取と乳児ビタミンK欠乏性出血症

- 乳児期におけるビタミンの目安量は母乳中の各ビタミン濃度と平均哺乳量を乗じて算出されている．しかしビタミンDに関しては，くる病予防に必要な量として目安量が定められている．

- 新生児はビタミンK欠乏に陥りやすい．その背景として，ビタミンKは胎盤を通過しにくく母体からの移行が少ないこと，新生児・乳児はビタミンKの吸収能が低いこと，母乳中のビタミンK含有量が少ないこと，乳児では腸内細菌によるビタミンK産生量が低いことなどがあげられる．

- 生後7日までに起こる新生児メレナ（消化管出血），あるいは約1か月後に起こる特発性乳児ビタミンK欠乏性出血症（新生児頭蓋内出血）は，ビタミンKの欠乏により起こる．

- これらの疾患を予防するために，出生時，生後1週（あるいは産科退院時），1か月健診時，の3回，児にビタミンK含有のシロップ（ケイツーシロップ®）を内服させる．

鉄摂取と貧血

- 母乳中に含まれる鉄はわずかであり，出生後4か月ほどのあいだ，児は在胎中に蓄えた鉄を利用する．

- 乳児期の貧血の多くは鉄欠乏性貧血であり，離乳期に好発する．離乳食から適切な鉄供給が得られず胎児期に貯蔵した鉄が枯渇することで惹起される．

- これらの鉄欠乏性貧血を防ぐために，鉄やたんぱく質を含む食材を離乳食に利用したり，適宜フォローアップミルクを使用する（後述）．

乳児下痢症と脱水

- 急性下痢の原因は感染症，特にウイルス性のものが多い．また感染症以外の急性下痢としては食物アレルギー，薬剤性，水分摂取過剰などがある．

- 長期に（2週間以上）下痢が続く場合は慢性下痢とし，慢性下痢は分泌性下痢，浸透圧性下痢，消化管運動異常，滲出性下痢などに分類される．

- 食欲不振，嘔吐，急激な体重減少，腹痛，発熱などを伴うことが多く，水分や電解質の喪失のリスクが高い．

- 児が授乳期である場合は，水分を少しずつ与えて問題なく摂取できるようであれば，母乳もしくは人工乳（育児用ミルク）を与える．

二次性乳糖不耐症

- 乳糖不耐症は，乳に含まれる乳糖（ラクトース）をグルコースとガラクトースに分解する乳糖分解酵素（ラクターゼ）活性の低下により，著しい下痢や体重増加不良をきたす疾患である．

- ラクターゼ活性低下の原因には，先天性酵素欠損と二次性の酵素活性低下がある．二次性乳糖不耐症は，感染性腸炎などによってラクターゼが局在する小腸刷子縁が一過性に萎縮・障害を受けることで起こる．しかし，腸管の安静などによって刷子縁の回復が得られれば原則治癒する．

- 下痢が継続する場合は，母乳や人工乳（育児用ミルク）は中止する．代替として乳糖除去ミルクなどを与える．

便　秘

- 便秘は腸管内に便が長時間停滞し，あるいは排便が困難な状態をいう．排便回数（生後1か月の児の平均排便回数は3～4回/日）が減少したり，1回の排便量が少なく少量の便が頻繁に出ていたり（肛門周囲に少量の便がついている場合も含む），本人が息んでいるが出ていない，などが判断の目安となる．

- 母乳や人工乳（育児用ミルク）などの水分不足，離乳期では食事摂取量の少なさや腹圧の不足などが原因として考えられる．

- 小児用の便秘薬であるマルツエキスを適宜用いることもある．

豆知識

ビタミンDは日光照射量によっても生体内の産生量が変わる．母体のビタミンD栄養状態が児のビタミンD栄養状態に影響する．

●MEMO●

臨床領域においてビタミンK経口投与が行われていることを前提として，食事摂取基準ではビタミンKの目安量が設定されている．

豆知識

鉄は胎盤を通して，特に妊娠後期に母体から胎児へと移行する．

4

新生児期・乳児期の栄養

●MEMO●

慢性下痢の原因には食事性因子，炎症性腸疾患などがあげられる．浸透圧性下痢の食事性因子として，腸の消化・吸収機能の低下により未消化の食物が腸内浸透圧を亢進させることが考えられる．

【用語解説】

マルツエキス：乳児用の便秘薬．麦芽糖の発酵作用が腸の運動を活発にし，排便を促進する．

4 授乳・離乳の支援

乳児期の栄養補給法

- 乳児期の栄養は乳汁と離乳食によって構成される．乳汁栄養は母乳栄養，人工栄養，混合栄養に区分される．

母乳栄養

- 母乳を栄養源として乳児に授乳することをいう．生後1か月児の約50％が母乳栄養である（2015〈平成27〉年乳幼児栄養調査）．

人工栄養

- 育児用ミルクを用いて乳児を育てることをいう．母乳が不足していたり，何らかの理由で母乳を与えられない場合，人工栄養が選択される．
- 育児用ミルクは牛乳を原料として製造されており，ビタミン，ミネラル，脂肪酸などを含め，できる限り母乳に近い栄養組成で構成されている．
- 育児用ミルクには，対象ならびに用途によりさまざまな製品がある（❸）．一般的に用いられる育児用調整粉乳のほかに，9か月以降の児を対象としたフォローアップミルク，特殊ミルクとしてアレルギー児を対象としたアレルギー用ミルク（牛乳アレルゲン除去ミルク粉乳など）や心臓・腎臓疾患児用の低ナトリウムミルクなどがある．
- フォローアップミルクは，鉄など離乳期に不足しがちな栄養素が強化された育児用ミルクである．
- 医師の処方が必要となる先天性代謝異常症（❹）用の市販外特殊ミルクなどがある．
- 調乳方法には無菌操作法，終末殺菌法がある（❺）．*E. sakazakii* などの菌に汚染されることを防ぐためのガイドライン[*2]では，70℃以上の湯で溶解することなどが示されている（❻）．

混合栄養

- 混合栄養は，何らかの理由で母乳だけでは児の必要量を満たさない場合に人工栄養法を併用することをいう．
- 混合栄養の適応になる背景として，泌乳量が児の必要量に満たない場合，母親が疾患治療中で十分量の母乳が与えられない場合，母親の就労などがあげられる．

離乳の支援と離乳食

- 厚生労働省は2007（平成19）年，医療従事者（医療機関，助産所，保健センターなどの医師，助産師，保健師，管理栄養士など）を対象とし，「授乳・離乳の支援ガイド（以下，支援ガイド）」を策定した（❼）．どの施設においても保護者に対して一貫した支援が可能となるよう示されたものである．2019年に改定された内容には，食物アレルギー予防，妊娠期からの授乳・離乳などに関する情報提供の在り方などが加えら

---

❸ 育児用ミルクの種類

調整粉乳
- 育児用調整粉乳
- フォローアップミルク
  など

特殊ミルク

a. 市販特殊ミルク
- 牛乳アレルゲン除去調製粉乳
- 無乳糖調整粉末
- アミノ酸調整粉末
  など

b. 市販外特殊ミルク
- 薬価収載特殊ミルク（フェニルアラニン除去ミルク配合散 など）
- 登録特殊ミルク（ガラクトース除去フォーミュラ など）
- 登録外特殊ミルク（低カリウム乳，中たんぱく・低ナトリウムフォーミュラ など）

（特殊ミルク共同安全開発委員会広報部会編．特殊ミルク情報54号，2018；社会福祉法人恩賜財団母子愛育会をもとに作成）

 豆知識
開封後すぐに飲める状態の育児用ミルクのことを液体ミルクという．安全な水が確保しづらい外出先や災害時などで活用できる．日本では2019年に厚生労働省から日本のメーカーに対し製造承認がなされた．

[*2]「乳児用調整粉乳の安全な調乳，保存及び取扱いに関するガイドライン」（世界保健機関/国連食糧農業機関共同作成，2007年）

---

❹ 主な先天性代謝異常症の概要と特殊ミルク

群　別	アミノ酸代謝異常			糖質代謝異常	
疾患名	フェニルケトン尿症	メープルシロップ尿症	ホモシスチン尿症	ガラクトース血症	糖原病（I型）
欠損酵素	フェニルアラニン(Phe)水酸化酵素	分岐鎖αケト酸脱水素酵素	シスタチオニンβ合成酵素	ガラクトース-1-リン酸ウリジルトランスフェラーゼ(I型)	グルコース-6-ホスファターゼ，もしくは小胞体の輸送系酵素
疾患の概要	常染色体劣性遺伝/血中Pheの増加，チロシンの低下	血中バリン，イソロイシン，ロイシンの増加	血中ホモシスチン，メチオニンの増加，シスチン低下	血中，全身組織にガラクトースとガラクトース-1-リン酸が蓄積	果糖，ガラクトースの利用に障害
摂取コントロールを要する物質	Phe制限	分岐鎖アミノ酸制限	メチオニン制限，シスチン添加	乳糖，ガラクトース制限	でんぷん，麦芽糖などの補給（低血糖予防）
特殊ミルク品名（例）	フェニルアラニン無添加総合アミノ酸粉末	ロイシン除去フォーミュラ	メチオニン除去粉乳	ガラクトース除去フォーミュラ	乳糖・果糖除去低脂肪フォーミュラ
日本の発生頻度（人）	1/75,600	1/501,200	1/202,600	1/900,000	1/20,000

❺ 調乳方法

無菌操作法	●家庭など少量の調乳で用いられる
	●70℃以上の湯でミルクを溶解し，適温に冷まして与える
終末殺菌法	●病院など大量調乳する際に用いる
	●まとめて調乳し，哺乳瓶あるいは専用パックに分注して殺菌槽で殺菌する（72〜95℃）
	●殺菌後，冷却し保存する．与えるときに再加熱する

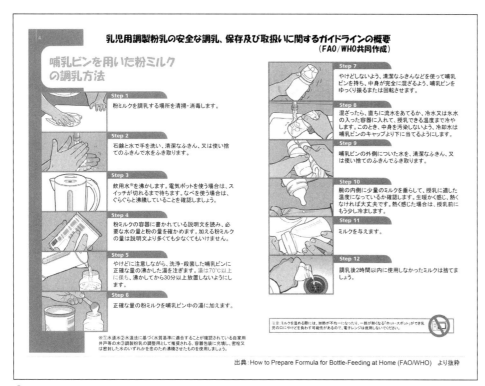

❻ 「乳児用調整粉乳の安全な調乳，保存及び取扱いに関するガイドライン」の概要
（世界保健機関/国連食糧農業機関共同作成．2007．https://www.mhlw.go.jp/topics/bukyoku/iyaku/syoku-anzen/qa/dl/070604-1a.pdf）

れている．

● 支援ガイドでは，離乳食は「首のすわりがしっかりして寝返りができ，5秒以上座れる，スプーンなどを口に入れても舌で押し出すことが少なくなる（哺乳反射の減弱），食べ物に興味を示す」ようになる生後5〜6か月ごろに開始するのが適当であるとしている．

● 離乳の開始前は母乳もしくは人工乳で十分であり，果汁やイオン飲料を与えることの栄養学的な意義は認められていない．

● はちみつは，乳児ボツリヌス症を引き起こすリスクがあるため，1歳過ぎまでは与えない．

● 生後9か月ごろから始まる「手づかみ食べ」は，目・手・口を協調させて食物の温度や硬さ，大きさを自分の手で感知し，自分で食をコントロールする食べ方であり，児の摂食機能の発達や食べる意欲を引き出すためにも有効である．

● 乳児の身体発育（頸や腰の安定など）に合わせた摂食姿勢をとることは，児の摂食機能を引き出すためにも重要である（❽）

● 乳児期から離乳期にかけて，児の口腔内は大きく変化する．口腔機能の状態とその発達を促す形態の食事に移行させていく（❾）．

● 支援ガイドでは，形のある食物を噛みつぶすことができ，またほとんどの栄養を離乳食から得ることができる，およそ生後1歳〜1歳半ごろを離乳の完了としている（❿）．

● なお，離乳の完了は，母乳または育児用ミルクを飲んでいない状態を意味するもので

【用語解説】
乳児ボツリヌス症：生後1年未満の乳児がボツリヌス菌芽胞を摂取し，乳児の消化管内で増殖した菌によりつくられたボツリヌス毒素の作用により発症する．重篤な場合は死亡する．生後1歳未満の乳児は腸内環境が未成熟で，腸管内でボツリヌス菌増殖が起こりやすい．

4
新生児期・乳児期の栄養

	離乳初期 生後5～6か月頃	離乳中期 生後7～8か月頃	離乳後期 生後9～11か月頃	離乳完了期 生後12～18か月頃
	離乳の開始 ➡ 離乳の完了			
	以下に示す事項は、あくまでも目安であり、子どもの食欲や成長・発達の状況に応じて調整する。			
食べ方の目安	○子どもの様子をみながら1日1回1さじずつ始める。○母乳や育児用ミルクは飲みたいだけ与える。	○1日2回食で食事のリズムをつけていく。○いろいろな味や舌ざわりを楽しめるように食品の種類を増やしていく。	○食事リズムを大切に、1日3回食に進めていく。○共食を通じて食の楽しい体験を積み重ねる。	○1日3回の食事リズムを大切に、生活リズムを整える。○手づかみ食べにより、自分で食べる楽しみを増やす。
調理形態	なめらかにすりつぶした状態	舌でつぶせる固さ	歯ぐきでつぶせる固さ	歯ぐきで噛める固さ
1回当たりの目安量				
I 穀類（g）	つぶしがゆから始める。すりつぶした野菜等も試してみる。慣れてきたら、つぶした豆腐・白身魚・卵黄等を試してみる。	全がゆ50～80	全がゆ90～軟飯80	軟飯80～ご飯80
II 野菜・果物（g）		20～30	30～40	40～50
III 魚（g）		10～15	15	15～20
又は肉（g）		10～15	15	15～20
又は豆腐（g）		30～40	45	50～55
又は卵（個）		卵黄1～全卵1／3	全卵1／2	全卵1／2～2／3
又は乳製品（g）		50～70	80	100
歯の萌出の目安		乳歯が生え始める。		1歳前後で前歯が8本生えそろう。離乳完了期の後半頃に奥歯（第一乳臼歯）が生え始める。
摂食機能の目安	口を閉じて取り込みや飲み込みが出来るようになる。	舌と上あごで潰していくことが出来るようになる。	歯ぐきで潰すことが出来るようになる。	歯を使うようになる。

※衛生面に十分に配慮して食べやすく調理したものを与える

❼ 授乳・離乳の支援ガイド2019
（厚生労働省「授乳・離乳の支援ガイド」改定に関する研究会. 授乳・離乳の支援ガイド. 2019年3月より）

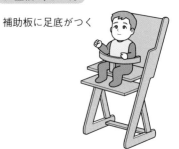
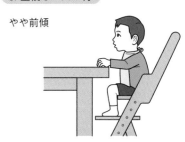
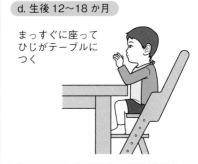

a. 生後5, 6か月
嚥下を促す摂食姿勢（開口時に舌背が床に平行程度の頸部の角度）

b. 生後7, 8か月
補助板に足底がつく

c. 生後9～11か月
やや前傾

d. 生後12～18か月
まっすぐに座ってひじがテーブルにつく

❽ 離乳期における望ましい摂食姿勢
（a：向井美惠編著. 乳幼児の摂食指導. 医歯薬出版；2000より. b～d：柳澤正義監修. 授乳・離乳の支援ガイド〈2019年改訂版〉. 母子保健事業団；2008. pp.82-9より）

❾ 摂食機能獲得のプロセス

	5か月以前	5～6か月	7～8か月	9～11か月
経口摂取機能	準備期	捕食機能向上期	押しつぶし機能獲得期	すりつぶし機能獲得期
口腔内の変化			下顎の前歯が萌出	上顎の前歯が萌出
舌や顎の動き	哺乳反射，指しゃぶり	●顎は左右の動きが中心 ●下唇を内転させて食物を取り込む	●哺乳反射消失 ●顎は上下の動きが中心	●かじり取りが可能になる ●左右への舌運動がみられる

（田角　勝，向井美惠編著. 小児の摂食嚥下リハビリテーション. 第2版. 医歯薬出版；2014より）

4

新生児期・乳児期の栄養

❿ 授乳と離乳食のバランスの例

月齢 ＼ 時刻	朝6：00	午前10：00	午後2：00	夕6：00	夜10：00
5～6か月	🍼	🥣🍼	🍼	🍼	🍼
7～8か月	🍼	🥣🍼	🍼	🥣🍼	🍼
9～11か月	🍼	🥣🍼	🥣🍼	🥣🍼	🍼

年齢 ＼ 時刻	朝食（7：00）	おやつ（10：00）	昼食（12：00）	おやつ（15：00）	夕食（18：00）
1歳～1歳半 （12～18か月）	🍚🥣	🍎🍠	🍚🥣	🍎🍠	🍚🥣

はない.

- 咀嚼機能の完成は，乳臼歯[*3]が生えそろう2歳半～3歳ごろである.

低体重と過体重

- 乳児期の体重は原則として成長曲線で評価する．比較的短期間でパーセンタイル曲線（成長曲線の基準線）を，下向きに2つ以上のチャンネルを横切る体重増加不良の背景には少なからず栄養素摂取不良が認められる．また低出生体重児，基礎疾患，不適切な授乳，ネグレクトなども体重増加不良の原因とされている.
- パーセンタイル曲線において乳児期に上向きに2つ以上のチャンネルをまたいで急激に増加する例は，小児肥満のリスクが高いと考えられる．そのリスク要因として，高出生体重，母体の妊娠前肥満・過体重，母体の喫煙，人工栄養があげられる．哺乳量の確認を行うが，運動量の変化などで改善することもあるため，原則として食事制限は行わない.

参考文献

・板橋家頭夫編．新生児栄養学—発達生理から臨床まで．メジカルビュー；2014.
・児玉浩子ほか編．小児臨床栄養学．診断と治療社；2011.
・田角 勝，向井美惠編著．小児の摂食嚥下リハビリテーション．第2版．医歯薬出版；2014.
・栢下 淳，上西一弘編．応用栄養学．羊土社；2014.
・柳澤正義監修．授乳・離乳の支援ガイド 実践の手引き．母子保健事業団；2008.

【用語解説】
咀嚼機能の完成：乳歯がすべて生えそろい，繊維の多い食品や弾力性のある食品が処理できるようになることをいう.

[*3] 本章「1 新生児期・乳児期の生理的特徴」（p.66）を参照.

カコモン に挑戦 ‼

◆ 第32回-91
離乳の進め方に関する記述である．正しいのはどれか．1つ選べ．
(1) 哺乳反射が活発になってきたら，離乳食を開始する.
(2) 離乳を開始して1か月を過ぎた頃から，離乳食は1日3回にする.
(3) 歯ぐきでつぶせる固さのものを与えるのは，生後9か月頃からである.
(4) はちみつは，生後9か月頃より与えてよい.
(5) 卵は，卵白から全卵へ進めていく.

解答

◆ 第32回-91　**正解（3）**

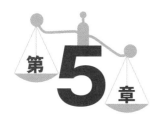

第5章 成長期（幼児期・学童期・思春期）の栄養

- 成長過程の各時期の体格変化，摂食機能，代謝機能，運動機能，精神機能，学習能力，社会性などの変化と特徴を知り，それぞれに合わせた栄養ケアについて理解する
  ①どの時期にどのような成長や発達がみられるかを理解し，各時期の食事摂取基準の考え方について説明できる
  ②健康な発育を支える保育所給食や学校給食の取り組みや，特徴的な疾病予防のための栄養介入について説明できる
  ③食物アレルギーへの対応の仕方が説明できる

- ✓成長期は，身体の発育や運動機能，精神機能の発達の時期であるとともに，生涯を通じた食習慣の基盤となる時期であることを理解する．
- ✓保育所で食事を提供することは，子どもの発育・発達のためだけでなく，食を通じた教育や保護者支援という側面も持ち合わせている．
- ✓保育所における給食の特徴には，①発育・発達の程度が個人で著しく異なる点，②家庭環境にも配慮しながら提供・評価を要する点がある．
- ✓成長著しい学童期に栄養バランスのとれた食事を集団的に供するために学校給食の基準値が設定されている．
- ✓児童生徒の体格や活動レベルには個人差があり，個々の特性に応じた栄養ケアを行うため，評価の指標となる成長曲線・肥満度曲線を活用する．
- ✓食物アレルギーとは，食物によって引き起こされる抗原特異的な免疫学的機序を介して，生体にとって不利益な症状が惹起される現象をいう．
- ✓食物アレルギーの原因として多い食品には，鶏卵，牛乳，小麦，大豆，魚などがある．
- ✓正確な情報として食品表示法や学校・保育所におけるアレルギー対応ガイドラインを熟読し，特別の配慮を必要とする小児には，個別的な指導や実践的な指導を行う．

1 成長期の生理的特徴

1 成長と発達

- 幼児期，学童期，思春期をまとめて成長期と呼ぶ．
- 成長期の最大の特徴は，常に成長と発達の過程にあることである．
- 幼児期は，1歳から満6歳未満をいい，具体的には小学校入学までの約5年間を指す．
- この時期，身体の発育は乳児期に比べて緩慢となるが，運動機能や精神的な発達が著しい時期であり，各機能は未熟であるため，環境に影響されやすい．
- 学童期は，6～11歳の小学校の6年間で，幼児期に続き比較的穏やかに推移する前半と，成長スパートに該当する身長・体重の急激な増加がみられる後半から構成される．
- 思春期は，一般的に第二次性徴が出現してから身長の伸びが停止するまでの期間を指し，小学校高学年から高等学校の年齢が該当する．ライフステージでいえば，学童期

【用語解説】
成長：「身体の長さや重さなど，大きさの増加」のように，量的な測定が可能であるような，形態的な増加，増大の変化の過程を表す．
発達：「身体の各組織が機能的に成熟する過程」を指し，いわば各組織の能力の変化を表す．
発育：成長と発達をあわせた概念をいう．

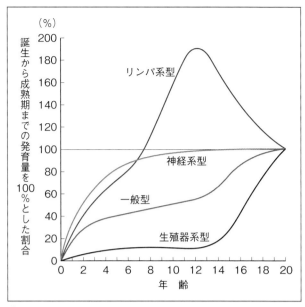

❶ スキャモンの発育曲線

から成人期への移行期にあたる.

概念（スキャモンの発育曲線）

- 成長速度は, 各諸器官によって異なる.
- スキャモン(Scammon)は, 出生時を0, 20歳時を100としたときの各器官の発育発達状況を発育曲線として示し, その発育曲線を4つの型(一般型, リンパ系型, 神経系型, 生殖器系型)に分類した(❶).
- 一般型：出生後すぐと思春期に大きく発育するため, 緩やかなS字曲線を描く. 身長・体重, 筋肉, 骨格, 胸腹部臓器の発育を示す.
- リンパ系型：出生後から12～13歳ごろにかけて急激に成長し, 思春期後半から成人のレベルとなる. 免疫力を向上させる組織(胸腺, リンパ節)の発達を示す.
- 神経系型：リズム感や体を動かすことの器用さを担い, 3歳ごろに成人の約80％に達する. 脳, 脊髄, 視覚器, 頭囲の発達を示す.
- 生殖器系型：12歳ぐらいの第二次性徴(思春期の始まり)から急激に発達する. 睾丸, 卵巣, 副睾丸, 子宮, 前立腺などの発達を示す.

身長, 体重, 体組成

- 厚生労働省は10年ごとに乳幼児身体発育調査を行い, 身体発育曲線を作成している(❷).
- 幼児の体重増加は, 乳児期と比較すると緩慢となる. 1～2歳にかけては年間約2.5 kgの増加であるが, 2～5歳では約2 kgとほぼ一定に推移する.
- 身長の伸びは, 1～2歳にかけては年間約12 cmであるが, 2～5歳では年間成長率は徐々に緩慢になり, 3～4歳までの1年間では約7 cmとなる.
- 体重は, その時々の食欲や健康状態により一時的に増減しやすく, 比較的短期間に発生した因子の影響を受けやすい.
- 身長は, 遺伝的要因, 栄養状態や疾病などにより, 比較的長期間にわたって影響を受ける.
- 頭囲は, 体重や身長ほど個人差がないため, 脳の発育を評価する指標となる.
- 1歳時の頭囲は45 cmで成人の約80％に値する. 5～6歳で成人の90％程度に達する.
- 学童期前半の6～9歳は, 男女とも年間身長発育量は5～5.5 cm, 体重は3 kg前後のほぼ一定した増加を示す.

スキャモンの発育曲線には4つの型があるんだね

 豆知識

身長・体重の増加の目安

	身長（倍）	体重（倍）
出生時	50 cm（1）	3 kg（1）
3か月		6 kg（2）
1歳	75 cm（1.5）	9 kg（3）
2歳半		12 kg（4）
4歳	100 cm（2）	15 kg（5）
5歳		18 kg（6）

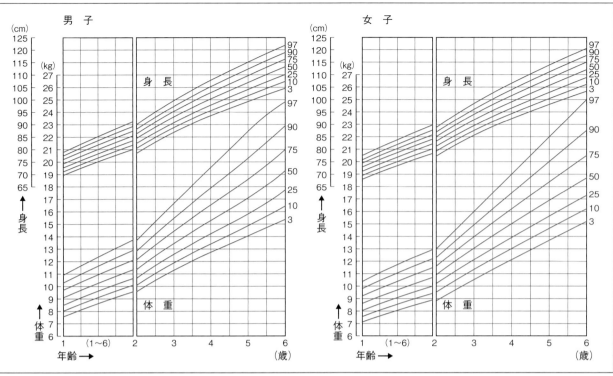

❷ 幼児身体発育曲線（パーセンタイル曲線，身長・体重）（2010年調査値）
（乳幼児身体発育評価マニュアル．平成23年度 厚生労働科学研究費補助金．平成24年3月より）

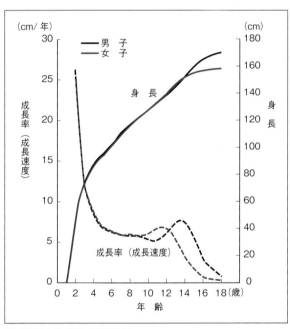

❸ 身長の伸びと成長速度
（平成22年度学校保健統計調査報告書〈文部科学省〉と平成22年度乳
幼児身体発育調査〈厚生労働省〉のデータをもとに作成）

- 2018（平成30）年度学校保健統計調査によると，2000（平成12）年度生まれ（2018年度17歳）では，1年間の身長の伸びは，男子は12歳が最大で7.4cm，女子は9歳で6.7cmであり，1年間の体重の増加は，男子は11歳で最大5.7kg，女子は10歳で4.9kgであった．

- 発育量は，男子では12歳時に最大の発育量を示し，女子では9歳時に最大の発育量を示す．最大発育量を示す年齢は，女子のほうが男子に比べて3歳早い（❸）．

学童期の成長速度は女子のほうが男子より速いんだ ♪

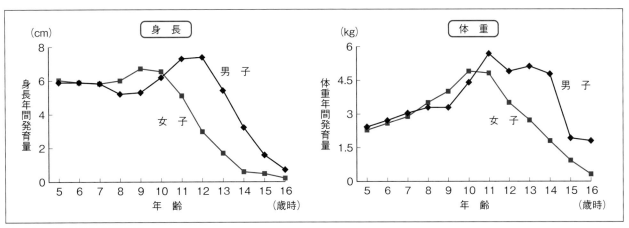

❹ 身長・体重の年間発育量
(平成30年度学校保健統計調査報告書より)

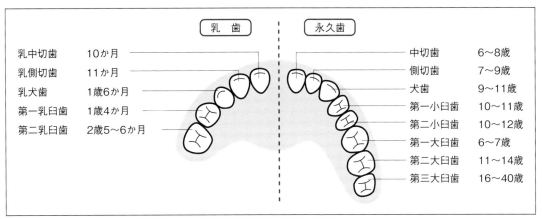

❺ 生歯の時期（乳歯と永久歯）

● このように，女子は10歳ごろから著しい成長・発達を示す第二発育急進期に入る．男子は女子より2，3年遅れて第二発育急進期に入り，その結果，女子の体格を追い越し，思春期を迎える（❹）．

● 幼児期では骨格筋の発達により，体脂肪率が低下する．

● 体脂肪率は，1歳ごろは30％程度で，その後6〜7歳ごろまでは低下する．

● 体脂肪は，思春期にかけて再び増加し，体脂肪率は女子のほうが男子より高くなる．

咀嚼性

● 乳歯は，2〜3歳ごろで20本生えそろい，咀嚼機能が高まる．

● 咀嚼能力発達の感受期，臨界期（ある状態から別の状態へと変化する境目）は，一般に乳児期から2歳ごろまでとされている．

● 発達段階に合わせた食品，食品の硬さ，調理法などを段階的に選択する必要がある．

● 1〜2歳児：咀嚼性と消化性に考慮し，煮込んだりとろみをつけたりなど，水分が多く，粘稠性のある調理法を選択する．

● 3〜5歳児：徐々に大人の調理形態に近づける．

● 歯は6歳ごろに第一大臼歯が生え始め，12〜14歳ごろには28本の永久歯に生え替わり，咀嚼力が高まる（❺）．

第二次性徴

● 思春期は諸器官が急激に成長し，男女とも視床下部から性腺刺激ホルモン放出ホルモン（ゴナドトロピン放出ホルモン〈GnRH〉）の分泌が始まり，下垂体から性腺刺激ホ

● **MEMO**●
第二発育急進期は，成長スパートとも呼ばれ，人生で2番目に大きな成長・発達がみられる（性ホルモンの影響による）．

GnRH : gonadotropin releasing hormone

成長期（幼児期・学童期・思春期）の栄養

5

ルモン（ゴナドトロピン）が分泌されるようになる.

- それぞれの性ホルモンにより生殖器官が成熟して, 外見にも変化がみられる時期である.

女 子

- 9歳ごろから変化が始まる.
- 性腺刺激ホルモン（ゴナドトロピン）が卵巣に作用して卵巣が発達し, 女性ホルモン（エストロゲン）が分泌される.
- 乳房が発達し, 12歳ごろに初経が起こる.

男 子

- 女子より遅れて, 11歳ごろから変化が始まる.
- 性腺刺激ホルモン（ゴナドトロピン）が精巣に作用して精巣が発達し, 男性ホルモン（アンドロゲン：主にテストステロン）の分泌が増加する.
- 陰茎, 精巣, 前立腺の発達がみられ, 陰毛の発生, 声帯の発達と変声がある. 骨格も発達し, 筋肉質の男性らしい体つきとなる.

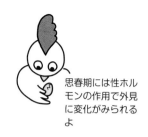
思春期には性ホルモンの作用で外見に変化がみられるよ

運動機能の発達

- 運動機能は, 粗大運動から始まり, 微細運動へと発達する.
- 運動機能を獲得する年齢の目安を以下に示す.
- 筋肉, 平衡器官の発育・発達により, 歩行（1歳〜1歳半）, 階段の昇降（2歳）, 片足立ち・三輪車乗り（3歳）, 片足跳び・ボール蹴り（4歳）などの運動ができるようになる（❻）.
- 中枢神経の発達により, 形を描く・衣服の着脱・ボタンかけ（3歳）, はさみの使用・ひも結びなど（5歳）の微細な運動が行えるようになる（❻）.
- 食事では, 1歳を過ぎるとコップから飲む, スプーンを使うという動作ができ, 2歳を過ぎると茶碗とスプーンを両手で持って食べることができる. 3歳になると箸を握って使い, 5歳になると箸を使えるようになる.
- 学童期は, 骨格筋や呼吸機能の発達により, 敏捷性や柔軟性, 持久力などの体力・運動能力が向上し, 身体活動が高まる.
- 思春期は, 体力・運動能力が急速に発達する.

精神機能・社会性の発達

- スキャモンの発育曲線の神経系型の発育（脳や脊髄の発育）は, ほかの器官と比べて早く, 脳重量は3歳ごろで成人の約80％程度, 6歳で90％程度に達する.
- 脳の発育に伴い, すべての感情が6歳ごろまでに分化する（❻）.
- 自我の芽生えがみられ, 第一反抗期が2〜3歳で現れる. 食事においても, 偏食や食欲不振がみられやすい.
- 社会性の発達は, 幼児期（おおむね3歳）からみられ, この時期から食育が可能となる.
- 学童期には, 精神機能の発達により感情のコントロールができる. ただし, 脳内の神経細胞が連携して, 総合的な機能をもつようになるのは, 成人期を迎える前後となる. 自主と協調の姿勢や態度を身につけることで社会性が発達する.
- 学童期後半から思春期に第二反抗期がみられる. 文部科学省では精神的な自立の手がかりを得るとされる中学2年生のころと定義している.
- 思春期後半は, 親の保護のもとから自立し, 自己管理能力を身につける時期であるため, 自ら正しい食習慣・生活習慣を築けるようなサポートが必要となる.

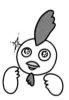
食育は幼児期（3歳ごろ）から可能になる！

成長期（幼児期・学童期・思春期）の栄養

5

❻ 幼児期の運動機能，精神機能の発達

年齢	運動機能	言語能力	精神機能と社会性の発達
2歳未満 おおむね1歳3か月から	●歩行の獲得により，自分の意思で自分の体を動かすことができるようになる ●「自分でしたい」という欲求が，生活の場面において「自分でできること」につながる	●指差し，身振り，片言などを盛んに使うようになり，二語文を話し始める	●周囲の人や物に興味を示し，探索活動が活発になる ●身近な大人との関係のなかで，自分の意思や欲求を身振りなどで伝えようとし，大人から自分に向けられた気持ちや簡単な言葉がわかるようになる ●ほかの子どものしぐさや同じことをして楽しむかかわりや，追いかけっこをする姿などがみられる．そのなかで玩具の取り合いや，相手に対し拒否したり，簡単な言葉で不満を訴えたりする．大人とのかかわりとは異なる子ども同士のかかわりが育まれる
2歳未満 おおむね	●歩く，走る，跳ぶなどの基本的な運動機能や，指先の機能が発達する ●食事，衣類の着脱など身の回りのことを自分でしようとする ●排泄の自立のための身体的機能が整う	●発声が明瞭になり，語彙も著しく増加し，自分の意思や欲求を言葉で表現できる	●行動範囲が広がり探索活動が盛んになるなか，自我の発達の表れとして，強く自己主張する姿がみられる ●盛んに模倣し，物事のあいだの共通性を見出すことができるようになるとともに，象徴機能の発達により，大人と一緒に簡単なごっこ遊びを楽しむ
3歳未満 おおむね	●基本的な運動機能が伸び，それに伴い，食事，排泄，衣類の着脱などもほぼ自立する	●話し言葉の基礎ができて，盛んに質問するなど，知的興味や関心が高まる	●「おはよう」，「ありがとう」などの人とかかわる挨拶の言葉を自分から使う ●自我がよりはっきりし，友達とのかかわりが多くなるが，同じ遊びを楽しむ平行遊びであることが多い ●大人の行動や日常生活で経験したことをごっこ遊びに取り入れたり，象徴機能や観察力を発揮して，遊びの内容に発展性がみられる．予想や意図，期待をもって行動できる
4歳未満 おおむね	●しっかりとした足取りで歩くようになり，全身のバランスをとる能力が発達する．片足跳びをしたり，スキップするなど，体の動きが巧みになる ●活動的になり，全身を使いながらさまざまな遊具や遊びなどに挑戦して遊ぶなど，運動量も増す ●手先が器用になり，ひもを通すことができ，はさみも扱える	●遊びながら声をかけるなど，異なる2つの行動を同時に行える	●自然など身近な環境に積極的にかかわり，さまざまな物の特性を知り，それらとのかかわり方や遊び方を体得する ●想像力が豊かになり，目的をもって行動し，自分の行動やその結果を予測して不安になるなどの葛藤も経験する ●仲間とのつながりが強くなるなかで，けんかも増える．決まりの大切さに気づき，守ろうとする ●感情が豊かになり，身近な人の気持ちを察し，少しずつ自分の気持ちを抑えたり，我慢ができる
5歳未満 おおむね	●運動機能はますます伸び，喜んで運動遊びをし，仲間とともに活発に遊ぶ．縄跳びやボール遊びなど，体全体を協応させた複雑な運動ができるようになる ●心肺機能が高まり，鬼ごっこなど集団遊びなどで活発に体を動かしたり，自ら挑戦する姿が多くみられる ●手先の器用さが増し，小さなものをつまむ，ひもを結ぶ，雑巾を絞るといった動作ができるようになり，大人の援助により，のこぎりなどさまざまな用具も扱える	●言葉により共通のイメージをもって遊んだり，目的に向かって集団で行動することが増える	●自分なりに考えて判断したり，批判する力が生まれ，けんかを自分たちで解決するなど，お互いに相手を許したり，異なる思いや考えを認めるなど，社会生活に必要な基本的な力を身につける
6歳未満 おおむね	●全身運動が滑らかで巧みになり，快活に跳び回るようになる．全力で走り，跳躍するなど，自信をもって活動する ●ボールをつきながら走ったり，跳び箱を跳んだり，竹馬に乗るなどさまざまな運動に意欲的に挑戦する ●細かな手の動きが一段と発達し，自分がイメージしたように描いたり，さまざまな材料や用具を用いて工夫して表現することを楽しむ		●自信や予想や見通しを立てる力が育ち，意欲が旺盛になる ●仲間の意思を大切にしようとし，役割の分担が生まれる協同遊びやごっこ遊びを行い，満足するまで取り組む ●さまざまな知識や経験を生かし，創意工夫を重ね，遊びを発展させる．思考力や認識力も高まり，自然事象や社会事象，文字などへの興味や関心が深まる ●身近な大人に甘え，気持ちを休めることもあるが，さまざまな経験を通して自立心がいっそう高まる

（厚生労働省雇用均等・児童家庭局保育課．保育所保育指針解説書．平成20年4月をもとに作成）

5

成長期（幼児期・学童期・思春期）の栄養

2　疾病予防の栄養管理

やせ，低栄養と肥満

- 肥満とやせの評価は，性別・年齢別・身長別標準体重を用いた肥満度評価で行う．
- 肥満度評価は，±15％未満を普通，−15以下〜−20％未満をやせ，＋15％以上〜＋20％未満を太り気味，＋20％以上〜＋30％未満をやや太りすぎ，＋30％以上を太りすぎと判定する．
- やせは，少食，偏食，食欲不振などによって摂取エネルギーが不足している場合と，消化・吸収，代謝に障害がある場合がある．
- やせていても，運動が活発で食欲不振がみられず健康である場合には，体重増加の推移を観察する．
- 肥満度の判定において，標準体重の60〜80％のものを低栄養状態，ただし浮腫などの症状がない場合には，低体重あるいは発育不良とする．
- マラスムスは，エネルギーとたんぱく質の長期の欠乏によるものであり，症状は全身の組織・筋肉の消耗，成長障害などがみられる．
- クワシオルコルは，エネルギーは足りているがたんぱく質の摂取不足によるものであり，発育障害，腹部膨満，浮腫が特徴的症状となる．1〜2歳児では下痢，易感染性などがみられる．
- 肥満とは，体構成成分のうちの脂肪組織が過剰に増加・蓄積した状態をいう．すなわち過体重が肥満とは限らない．
- 肥満は，二次性肥満（症候性肥満：病気を原因とする肥満）と原発性肥満（単純性肥満：遺伝的要因とエネルギーの過剰摂取ならびに運動不足や不規則な生活習慣，精神的ストレスなどの環境的要因による肥満）に大別されるが，小児の肥満は単純性肥満が大部分である．
- 脂肪細胞の数が増える脂肪細胞増殖型肥満は小児に多くみられる．いったん増えた脂肪細胞は，治療によりその大きさを縮小させることはできるが，細胞の数は変えられないため，減量が難しいとされている．
- 平成30年度の学校保健統計調査結果より，肥満傾向児は男女ともに15歳，痩身傾向児は男子で15歳，女子で11歳が最も多い（❼，❽）．
- 肥満の治療は食事療法と運動療法が主体となるが，小児期に著しいエネルギー制限を行うと，成長や第二次性徴の発来に影響を及ぼすため，食事摂取基準の推定エネル

●MEMO●
日本肥満学会によると，小児期にメタボリックシンドロームの診断を行うことは，心血管イベントの予防上重要と報告されている．小児期メタボリックシンドロームの診断法は，(1)腹部肥満：ウエスト周囲長≧80 cm，(2)血清脂質異常：トリグリセライド≧120 mg/dLかつ/またはHDL-C＜40 mg/dL，(3)血圧高値：収縮期血圧≧125 mmHgかつ/または拡張期血圧≧70 mmHg，(4)空腹時高血糖：空腹時血糖≧100 mg/dLであれば，それぞれの項目を「あり」とする．なお，メタボリックシンドローム診断の必須項目である(1)については，ウエスト身長比≧0.5の者や小学生では，ウエスト周囲長≧75 cmでも「あり」とする[1]．

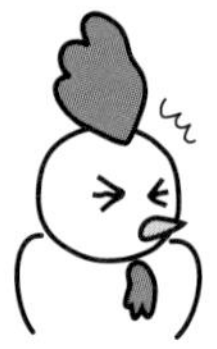

小児の肥満はほとんどが単純性肥満なんだ！

5

成長期（幼児期・学童期・思春期）の栄養

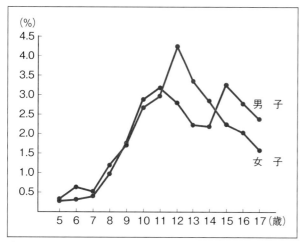

❼　痩身傾向児の出現率
痩身傾向児：肥満度−20％以下．
（文部科学省．学校保健統計調査―平成30年度〈確定値〉の結果の概要より）

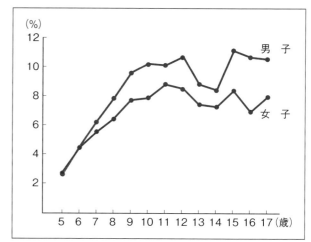

❽　肥満傾向児の出現率
肥満傾向児：肥満度＋20％以上．
（文部科学省．学校保健統計調査―平成30年度〈確定値〉の結果の概要より）

ギー必要量の5～10％程度減の制限に留める．日常生活の身体活動量を増やすことで，消費エネルギーを増加させることも必要である．

脱　水

- 成長期における脱水の原因には，水分摂取量の不足のほか，下痢や嘔吐，周期性嘔吐症などによる体内からの水分喪失などがある．
- 幼児は，身体に対する体内水分量や細胞外液の割合が成人に比べて大きく，また，皮膚と肺から損失する水分量を示す不感蒸泄量も成人に比べて多い．
- 体重に占める水分の割合は，成人では体重の約60％であるが，幼児では約70％である．
- 幼児期に必要とされる水分摂取量は，体重1kgあたりで考えると，成人の約2倍に相当する．
- 下痢・嘔吐，発熱や暑熱環境下では，水分の補給を十分に行うとともに，ミネラルの補給にも留意する．

う　歯

- う歯（むし歯）の原因は，連鎖球菌の*Streptococcus mutans*菌である．ミュータンス菌は食事に含まれている糖質（主にショ糖）を分解し，グルカンを産生する．グルカンは粘着性が強く，ミュータンス菌や食べかす，ほかの口腔内細菌を含み，歯の表面で粘度の高い歯垢をつくる．
- 歯垢のなかでミュータンス菌は増殖し乳酸を産生するが，歯垢のなかには唾液が入り込めず再石灰化もできないため，乳酸によって歯が溶かされ，う歯になる．
- 近年，3歳児の1人平均う歯数の本数は減少傾向にあるが，口腔内の洗浄とともに砂糖などの甘いものの与え方について注意が必要となる．

偏　食

- 偏食は，著しい食物の好き嫌いにより，健康上の問題を生じる場合をいう．
- 偏食には，以前に食べたときの腹痛や下痢，嘔吐などの不快な経験から嫌がる，特定の食品の味や匂い，感触，形などを嫌う，咀嚼しにくいなどの原因がある．偏食を防ぐには，離乳期から多くの食品や調理法に慣れさせ，親自身も偏食しないようにする．
- 偏食の原因には，う歯や食物アレルギーなどの疾患によるものもあり，この場合には原因への直接的な対処が必要となる．

【用語解説】
周期性嘔吐症（アセトン血性嘔吐症）：数時間もしくは数日間，激しい嘔吐を繰り返す病気である．2～10歳くらいの子どもに多くみられる．原因は，精神的ストレスや緊張，感染症，疲労によって食事の摂取量が減少した結果，体脂肪が分解されることによって血液中にアセトン（ケトン体）が増加して発症する．「自家中毒」ともいう．

 豆知識
乳歯のう歯は，永久歯のう歯と関連があることから，乳歯の生え始めからう蝕予防が大切である．

5
成長期（幼児期・学童期・思春期）の栄養

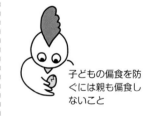
子どもの偏食を防ぐには親も偏食しないこと

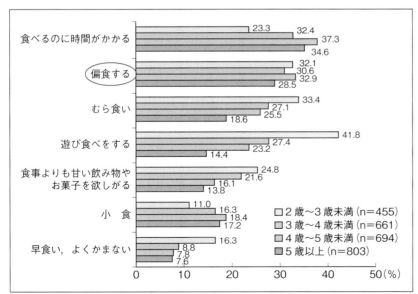

❾ 子どもの食事で困っていること
回答者：2～6歳児の保護者．
（厚生労働省．平成27年度 乳幼児栄養調査結果の概要より）

83

- 2015（平成27）年度乳幼児栄養調査によると，子どもの食事で困っていることに「偏食する」の回答が上位にあがっている（**❾**）．
- 偏食の改善には，間食の与え方や生活習慣の改善を含めた対応も必要となる．
- 特定の食品を避けることで不足する栄養素がある場合には，代替の食品を与える工夫が必要となる．

食欲不振

- 食欲不振は，食事量が少ないために栄養素摂取不足をきたすことで，長期間継続すると発育が不良となる．
- 食欲不振の原因には，不適当な養育態度（過保護や強制）などの心因性のものと，不適切な間食の与え方や不適切な生活リズム・運動量などの生活環境因子がある．
- 幼児期は，保護者の生活習慣にも影響されるため，食育の視点から保護者への情報提供も必要である．

摂食障害

摂食障害は心理的要因に基づく食行動の重篤な障害なんだ！

AN：anorexia nervosa
BN：bulimia nervosa

- 摂食障害は，思春期にみられる心身症の代表的な疾患の一つである．単なる食欲や食行動の異常ではなく，①体重に対する過度のこだわりがあること，②自己評価への体重・体形の過剰な影響が存在する，という心理的要因に基づく食行動の重篤な障害を指す．
- 摂食障害は，神経性食欲不振症（AN：神経性やせ症）と神経性過食症（BN：神経性大食症）に大別される．診断基準を**❿**，**⓫**に示す．
- 発症には，社会・文化的要因や心理的要因，生物学的要因が複雑に関与している．多くの場合，発症前に心理的社会的ストレスを経験している．
- 男女比は1対20であり，一般に90％以上が女性である．ANは10歳代，BNは20歳代が多く，推定発症年齢は10歳代の占める割合が年々増加し，若年発症の傾向を示している．
- ANは，極端なやせ願望と肥満恐怖を有しており，自ら食事を制限する．また，体重・体型の認知が歪んでいるため低体重の深刻さを認めず，周囲が食事や休養を勧めても従わずに活発に動き回る傾向がある．その後，食事制限の反動から約半数がむちゃ喰いを始め，それによる体重増加を防ぐために自己誘発性嘔吐，下剤・利尿剤などの乱用を繰り返す．
- BNは，発症前にダイエットを経験していることが多く，ANからの移行もみられる．むちゃ喰いは**⓫**Aに示すように，ある時間内にほとんどの人よりも明らかに多い量を食べ，また食べ始めると食べることをやめられないという感覚をもつ特徴がある．
- 摂食障害には以下の症状や臨床所見などがみられる．
- やせや栄養不足による症状：無月経，便秘，低血圧，徐脈，脱水，末梢循環障害，低体温，産毛密生，毛髪脱落，柑皮症，浮腫．

❿ 神経性食欲不振症の診断基準（厚生労働省特定疾患・神経性食欲不振症調査研究班）

1. 標準体重の－20％以上のやせ
2. 食行動の異常（不食，大食，隠れ食いなど）
3. 体重や体型についての歪んだ認識（体重増加に対する極端な恐怖など）
4. 発症年齢：30歳以下
5. （女性ならば）無月経
6. やせの原因と考えられる器質性疾患がない

（備考）1，2，3，5は既往歴を含む（たとえば，－20％以上のやせがかつてあれば，現在はそうでなくても基準を満たすとする）．6項目すべてを満たさないものは，疑診例として経過観察する．
（厚生労働省．神経性食欲不振症のプライマリケアのためのガイドライン．2007より）

⓫ 神経性過食症/神経性大食症の診断基準（DSM-5基準）

A. 反復する過食エピソード，過食エピソードは以下の両方によって特徴づけられる
　(1) 他とはっきり区別される時間帯に（例：任意の2時間の間に），ほとんどの人が同様の状況で同様の時間内に食べる量よりも明らかに多い食物を食べる
　(2) そのエピソードの間は，食べることを抑制できないという感覚（例：食べるのをやめることができない，または，食べる物の種類や量を抑制できないという感覚）
B. 体重の増加を防ぐための反復する不適切な代償行動，例えば，自己誘発性嘔吐；緩下剤，利尿薬，その他の医薬品の乱用；絶食；過剰な運動など
C. 過食と不適切な代償行動がともに平均して3ヵ月間にわたって少なくとも週1回は起こっている
D. 自己評価が体型および体重の影響を過度に受けている
E. その障害は，神経性やせ症のエピソードの期間にのみ起こるものではない

（髙橋三郎，大野　裕監訳．DSM-5精神疾患の分類と診断の手引．医学書院；2014．pp.164-5より一部抜粋）

⓬ 鉄欠乏性貧血の主な原因

- ●鉄の貯蔵不足
  出生前の母体からの不十分な鉄移動
  (低出生体重児, 早産児など)
- ●鉄の需要増大
  成長が著しい時期 (乳児期, 思春期)
- ●鉄の摂取不足
  偏食
  不適切なダイエット
  不適切な食物除去 (食物アレルギー)
- ●鉄の吸収不全
  牛乳多飲 (牛乳貧血)
  吸収不全症候群
  遷延性下痢
  炎症性腸疾患

- ●鉄の喪失
  ・失血
  腸管 (潰瘍, 寄生虫, 下痢など)
  肺
  鼻 (アレルギー性鼻炎など)
  子宮 (月経)
  腎臓 (血尿, スポーツ性など)
  外傷
  採血 など
  ・*Helicobacter pylori* 感染症
  ・出血性素因
  血友病, 血小板減少性紫斑病 など

(加藤陽子. 小児と思春期の鉄欠乏性貧血. 日内会誌 2010；99：1201-6 を参考に作成)

⓭ 貧血を診断するためのヘモグロビン値 (g/dl)

区分	非貧血	貧血*		
		軽度[a]	中等度	重度
子ども (6か月-5歳未満)	11以上	10-10.9	7-9.9	7未満
子ども (5-11歳)	11.5以上	11-11.4	8-10.9	8未満
子ども (12-14歳)	12以上	11-11.9	8-10.9	8未満
非妊婦 (15歳以上)	12以上	11-11.9	8-10.9	8未満
妊婦	11以上	10-10.9	7-9.9	7未満
男性 (15歳以上)	13以上	11-12.9	8-10.9	8未満

＊：ヘモグロビン (g/dl).
a：「軽度」という表現は誤りである. 貧血が検出された時点で, すでに鉄欠乏症が進行している. 臨床的に貧血がみられない場合でも, 影響を及ぼす.
(WHO. Haemoglobin concentrations for the diagnosis of anaemia and assessment of severity より. https://apps.who.int/iris/bitstream/handle/10665/85839/WHO_NMH_NHD_MNM_11.1_eng.pdf)

- ●嘔吐による臨床所見：唾液腺腫脹, 歯牙侵食, 吐きダコ.
- ●検査値異常：低カリウム血症などの電解質異常, 肝機能障害, 総コレステロール上昇, 低血糖, 甲状腺ホルモンの低下, 女性ホルモンの低下, 骨密度の低下.
- ●併存疾患：精神疾患 (気分障害・不安障害・物質関連障害・人格障害など)
- ●精神疾患の併存は多く, 死因に電解質異常や感染症などの身体合併症, 自殺などがあげられる.
- ●治療として, 患者本人や家族, 精神科医, 心理学者, 管理栄養士を含めた総合的な心理療法や, 食事療法, 薬物療法を行う.

鉄摂取と貧血

- ●小児期の貧血では, 鉄欠乏性貧血が多くみられる.
- ●発症は, 急速な成長に伴う鉄需要の増加に対し, 鉄の供給が追いつかないことが原因となる. また, 食物アレルギーによる不適切な食物除去, 月経過多による鉄の損失なども影響する (⓬).
- ●特に, 月経のある女子や激しいスポーツをする男子で鉄欠乏性貧血はみられやすい.
- ●思春期にみられるスポーツ性貧血は, 発汗や赤血球の圧迫破壊による鉄の損失, 循環血液量の増加に伴う鉄需要の増大などによって起こる.
- ●WHOによる貧血の判定基準を⓭に示す.
- ●肉や魚, レバーに多く含まれるヘム鉄は, 卵や牛乳, 植物性食品に多く含まれる非ヘム鉄よりも鉄の吸収率が高い. 非ヘム鉄はビタミンCとの摂取により, 吸収率を上げることができる. そのほか, ビタミンB_6, B_{12}, 葉酸の摂取も考慮する.
- ●貧血治療として, 鉄剤の経口投与が行われる.

鉄欠乏症貧血の原因にはいろいろあるんだね

引用文献

1）日本肥満学会編集．肥満症診療ガイドライン2022．ライフサイエンス出版：2022．p.75.

参考文献

・厚生労働省．摂食障害．みんなのメンタルヘルス総合サイト．
　https://www.mhlw.go.jp/kokoro/know/disease_eat.html
・厚生労働省．摂食障害：神経性食欲不振症と神経性過食症．e-ヘルスネット．
　https://www.e-healthnet.mhlw.go.jp/information/heart/k-04-005.html

カコモン に挑戦 ‼

◆ 第33回-93

幼児期に関する記述である．正しいのはどれか．1つ選べ．

　(1) 1年間の体重増加量は，乳児期より大きい．

　(2) 体脂肪率は，乳児期に比べて高くなる．

　(3) カウプ指数による肥満判定基準は，男女で異なる．

　(4) 貧血の主な原因は，鉄欠乏である．

　(5) 間食は，総エネルギー摂取量の約30%とする．

◆ 第31回-87

スキャモンの発育曲線の型とその特徴の組合せである．正しいのはどれか．1つ選べ．

　(1) 一般型 ——— 乳児期より学童期に急激に増加する．

　(2) 神経型 ——— 他の型より早く増加する．

　(3) 生殖器型 ——— 出生直後から急激に増加する．

　(4) リンパ型 ——— 思春期以降に急激に増加する．

　(5) リンパ型 ——— 20歳頃に最大値となる．

解答

◆ 第33回-93　正解(4)

◆ 第31回-87　正解(2)

5

成長期（幼児期・学童期・思春期）の栄養

2　小児期の栄養ケア

- 小児期の栄養ケアにおいては，幼児期であれば保育園給食，学童期・思春期であれば学校給食を通じた食事管理や食育の考え方を理解することで，家庭や地域での栄養ケアの内容を理解することができる．
- まずは，小児期の栄養アセスメントのポイントおよび食事摂取基準の特徴を解説したのち，具体的に幼児期の栄養ケア（実際）（p.91），学童期・思春期の栄養ケア（実際）（p.94）を解説する．

小児期の栄養アセスメントのポイント

- 成長の評価は，①ある時点での身長，体重，頭囲などの実測値と同性同年齢基準との比較，②個人の経時的な成長過程（成長曲線）や成長速度過程（成長速度曲線），③骨の発育や性成熟などの生物学的な発育の度合いにより行われる．
- 小児の体格評価には，成長曲線（身体発育曲線），体格指数（カウプ指数，ローレル指数），肥満度（実測体重と標準体重から算出し，＋20％以上を肥満とする）を用いる（❶）．
- 特に，カウプ指数は2歳以下の乳幼児の栄養状態の評価に用いられる．判定基準を❷に示す．
- エネルギー摂取量の過不足のアセスメントは，成長曲線を用いて成長の経過を縦断的に観察することで行う．評価法としては，計測した体重や身長が成長曲線のカーブに沿っているか，成長曲線から大きくはずれるような成長の停滞や体重増加がないかなどを検討する．
- 食事調査や給食の摂取状況，生活リズムなどを把握し，発育に必要な栄養素の摂取および食行動について評価する．
- 食物アレルギーや，その他の食や栄養が関係する疾患の状態を把握する．
- 家族構成，経済状況，地域などの環境要因を把握し，支援方法につなげる．
- 思春期においては，体型への意識，スポーツの実施についても把握する．

5

成長期（幼児期・学童期・思春期）の栄養

❶ 成長過程ごとの評価方法

	幼児期	学童期・思春期前半期
体格評価に用いる指数	カウプ指数＝$\dfrac{\text{体重 (g)}}{\text{身長 (cm)}^2}\times 10$	ローレル指数＝$\dfrac{\text{体重 (kg)}}{\text{身長 (cm)}^3}\times 10^7$
肥満とやせの評価に用いる指数	成長度判定曲線	性別・年齢別・身長別標準体重*

*：厚生労働省の「乳幼児身体発育調査報告書」（0歳〜6歳）と文部科学省の「学校保健統計報告書」（6歳〜17歳）のデータをもとに，男女ごとに，身長に対する体重の中央値を求めて標準体重とした．

月　齢＼カウプ指数	13	14	15	16	17	18	19	20	21
乳児（3か月〜）	やせすぎ		やせぎみ		普　通		太りぎみ		太りすぎ
満1歳									
1歳6か月									
満2歳									
満3歳									
満4歳									
満5歳									

❷ カウプ指数判定基準
（今村榮一ほか編．新・小児保健，第8版．診断と治療社；2004．p.47より）

2-1 小児期の食事摂取基準

1 基本的事項

- 日本人の食事摂取基準（2020年版）では，1〜17歳を小児として，幼児期（1〜2歳，3〜5歳），小学校低学年（6〜7歳），中学年（8〜9歳），高学年（10〜11歳），中学校（12〜14歳），高校（15〜17歳）に相当する7区分としている.
- 食事摂取基準の策定に有用な研究で小児を対象としたものは少ないため，十分な資料が存在しない場合には，外挿方法[*1]を用いて成人の値から推定する.

*1 第2章「2 食事摂取基準の基礎理論」用語解説（p.24）を参照.

$$X = X_0 \times (W/W_0)^{0.75} \times (1+G)$$

X：求めたい年齢区分の推定平均必要量または目安量（1日あたりの摂取量）

X_0：推定平均必要量または目安量の参照値（1日あたりの摂取量）

W：求めたい年齢区分の参照体重

W_0：推定平均必要量または目安量の参照値が得られた研究の対象者の体重の代表値（平均値または中央値）

G：成長因子（1〜2歳 0.30，3〜14歳 0.15，15〜17歳〈男児〉0.15）

- 耐容上限量に関しては，情報が乏しく算定できないものが多い．耐容上限量の設定がないことが，多量に摂取しても健康障害が生じないことを保証するものではない.

2 幼児期・学童期・思春期の食事摂取基準

- エネルギー，たんぱく質，脂質，炭水化物（食物繊維），ナトリウム（食塩相当量），カリウム，カルシウム，鉄の一覧表を示した.

幼児期の食事摂取基準（2020年版）（❶）

- 身体活動レベル[*2]は，1区分である.

*2 第2章「4 エネルギー・栄養素別食事摂取基準」❹（p.30）を参照.

- 脂質（飽和脂肪酸）は，「2015年版」では18歳以上で設定されていたが，3〜5歳以上で新たに設定された．3〜5歳での目標量は，10%エネルギー以下である.
- 食物繊維は，「2015年版」では6歳以上において設定されていたが，3〜5歳においても目標量（8 g/日以上）が新たに設定された.

学童期の食事摂取基準（2020年版）（❷）

- 身体活動レベルは，3区分である.
- 脂質（飽和脂肪酸）は，「2015年版」では18歳以上で設定されていたが，3〜5歳以上で新たに設定された．6〜11歳での目標量は，10%エネルギー以下である.
- 鉄の推奨量は女子では10〜11歳，12〜14歳で最も高い値が設定されている.

❶ 幼児期の食事摂取基準

年　齢	1〜2歳		3〜5歳	
性　別	男　子	女　子	男　子	女　子
推定エネルギー必要量	950 kcal/日	900 kcal/日	1,300 kcal/日	1,250 kcal/日
たんぱく質	推奨量　20 g/日		推奨量　25 g/日	
	目標量　13〜20%エネルギー			
脂　質	目標量　20〜30%エネルギー			
飽和脂肪酸	―		目標量　10%エネルギー以下	
炭水化物	目標量　50〜65%エネルギー			
食物繊維	―		目標量　8 g/日以上	
ナトリウム（食塩相当量）	目標量　3.0 g/日未満		目標量　3.5 g/日未満	
カルシウム	推奨量 450 mg/日	推奨量 400 mg/日	推奨量 600 mg/日	推奨量 550 mg/日
鉄	推奨量　4.5 mg/日		推奨量　5.5 mg/日	

（厚生労働省．日本人の食事摂取基準〈2020年版〉より）

❷ 学童期の食事摂取基準

年　齢	6〜7歳		8〜9歳		10〜11歳	
性　別	男　子	女　子	男　子	女　子	男　子	女　子
推定エネルギー必要量(Ⅱ)	1,550 kcal/日	1,450 kcal/日	1,850 kcal/日	1,700 kcal/日	2,250 kcal/日	2,100 kcal/日
たんぱく質	推奨量 30 g/日		推奨量 40 g/日		推奨量 45 g/日	推奨量 50 g/日
脂　質			目標量 20〜30%エネルギー			
飽和脂肪酸			目標量 10%エネルギー以下			
炭水化物			目標量 50〜65%エネルギー			
食物繊維	目標量 10 g/日以上		目標量 11 g/日以上		目標量 13 g/日以上	
ナトリウム(食塩相当量)	目標量 4.5 g/日未満		目標量 5.0 g/日未満		目標量 6.0 g/日未満	
カリウム	目標量 1,800 mg/日以上		目標量 2,000 mg/日以上		目標量 2,200 mg/日以上	目標量 2,000 mg/日以上
カルシウム	推奨量 600 mg/日	推奨量 550 mg/日	推奨量 650 mg/日	推奨量 750 mg/日	推奨量 700 mg/日	推奨量 750 mg/日
鉄	推奨量 5.5 mg/日		推奨量 7.0 mg/日	推奨量 7.5 mg/日	推奨量 8.5 mg/日	推奨量 8.5 (12.0) mg/日

たんぱく質の目標量 13〜20%エネルギー

（厚生労働省. 日本人の食事摂取基準〈2020年版〉より）
鉄の10〜11歳女子の推奨量の(　)内は，「月経あり」を意味する.

❸ 思春期の食事摂取基準

年　齢	12〜14歳		15〜17歳	
性　別	男　子	女　子	男　子	女　子
推定エネルギー必要量(Ⅱ)	2,600 kcal/日	2,400 kcal/日	2,800 kcal/日	2,300 kcal/日
たんぱく質	推奨量 60 g/日	推奨量 55 g/日	推奨量 65 g/日	推奨量 55 g/日
脂　質		目標量 20〜30%エネルギー		
飽和脂肪酸	目標量 10%エネルギー以下		目標量 8%エネルギー以下	
炭水化物		目標量 50〜65%エネルギー		
食物繊維	目標量 17 g/日以上		目標量 19 g/日以上	目標量 18 g/日以上
ナトリウム(食塩相当量)	目標量 7.0 g/日未満	目標量 6.5 g/日未満	目標量 7.5 g/日未満	目標量 6.5 g/日未満
カリウム	目標量 2,400 mg/日以上		目標量 3,000 mg/日以上	目標量 2,600 mg/日以上
カルシウム	推奨量 1,000 mg/日	推奨量 800 mg/日	推奨量 800 mg/日	推奨量 650 mg/日
鉄	推奨量 10.0 mg/日	推奨量 8.5 (12.0) mg/日	推奨量 10.0 mg/日	推奨量 7.0 (10.5) mg/日

たんぱく質の目標量 13〜20%エネルギー

（厚生労働省. 日本人の食事摂取基準〈2020年版〉より）
鉄の10〜11歳女子の推奨量の(　)内は，「月経あり」を意味する.

●MEMO●
日本人の食事摂取基準(2020年版)において，小児のヨウ素の耐容上限量の根拠となる情報には，間欠的な高ヨウ素摂取と推定される6〜12歳の日本人の小児のデータが含まれてることから，間欠的な高摂取に注意が必要とされている.
また，日本ではヨウ素の摂取量が多いことに焦点をあてられていたが，小児で軽度〜中等度のヨウ素不足が認められるという報告もあり，今後，特に若年者では過剰摂取のみならず不足者の増加にも注意を払うべきことが示唆されている.

5 成長期（幼児期・学童期・思春期）の栄養

Column　小児の貧血

満期産で正常な子宮内発育をとげた出生時体重3 kg以上の新生児は，およそ生後4か月までは体内に貯蔵されている鉄を利用して正常な鉄代謝を営むので，鉄欠乏性貧血は乳児期の後期（離乳期）に好発する. この時期については特に貧血の有無と程度を監視し，必要に応じて乳児用調製粉乳などを用いて鉄の補給を考慮すべきだと考えられる.

小中学生の貧血有病率は，中学生女子を除き0〜1%台（中学生女子は5.7%）とする報告がある. 鉄吸収率は，体内鉄の減少により高くなり恒常性が維持される. 新たに小児の貧血有病率の検討を行い，現在の鉄摂取量の健康影響を評価する必要がある. 特に思春期女子は月経開始による必要量が増すので，より多くの鉄の摂取が望まれる.

思春期の食事摂取基準（2020年版）（❸）

- 身体活動レベルは，3区分である．
- 推定エネルギー必要量は，全年代を通して最も高く設定されている．男子では15〜17歳で，女子では12〜14歳で最も高い値が設定されている．
- たんぱく質の推奨量は，男子では15〜17歳で，女子では12〜17歳で最も高い値が設定されている．
- 脂質（飽和脂肪酸）は，「2015年版」では18歳以上で設定されていたが，3〜5歳以上で新たに設定された．12〜14歳での目標量は10％エネルギー以下，15〜17歳での目標量は8％エネルギー以下である．
- カルシウムの推奨量は，男子，女子ともに12〜14歳で最も高い値が設定されている．
- 鉄の推奨量は，男子では12〜17歳で，女子では10〜11歳，12〜14歳で最も高い値が設定されている．

● MEMO ●
日本の乳児および小児の貧血有病率を報告した研究は少ないが，6〜18か月児における貧血有病率は8％，鉄剤による治療に反応し鉄欠乏性貧血と考えられた児が4％であったとする報告がある．

参考文献

- 厚生労働省．日本人の食事摂取基準（2020年版）．令和元年12月．

カコモン に挑戦 ‼

◆ 第33回-87

日本人の食事摂取基準（2015年版）の小児に関する記述である．正しいのはどれか．1つ選べ．

(1) 1歳児の基礎代謝基準値は，4歳児より低い．
(2) 身体活動レベル（PAL）は，2区分である．
(3) 炭水化物の目標量（DG）は，成人に比べ高い．
(4) 脂質の目標量（DG）は，男女で異なる．
(5) 鉄の推定平均必要量（EAR）は，要因加算法で算出した．

（※正解は「2020年版」でも同じ）

◆ 第35回-87

日本人の食事摂取基準（2020年版）における小児に関する記述である．最も適当なのはどれか．1つ選べ．

(1) 1〜2歳児の参照体重は，国民健康・栄養調査の中央値である．
(2) 3歳児の基礎代謝基準値は，1歳児より大きい．
(3) 1〜5歳児の身体活動レベル（PAL）は，1区分である．
(4) 小児（1〜17歳）の脂質のDG（％エネルギー）は，成人（18歳以上）より高い．
(5) 3〜5歳児のビタミンAのULには，性差はない．

解答

◆ 第33回-87　正解（5）

◆ 第35回-87　正解（3）

2-2 幼児期の栄養ケア（実際）

幼児期の栄養ケアと「食べる力」の支援

児童福祉施設における栄養管理

● 核家族化の進展，共働き家庭の増加，地域のつながりの希薄化など，子育てにおける環境が変化しており，幼児期の栄養ケアの場として児童福祉施設が重要性を増している．

● 児童養護施設などでは，家庭に代わって食事を提供することから，家庭的な食事環境のもとで保健食を朝，昼，夕の3食提供している．

● 肢体不自由児施設などでも朝，昼，夕の3食の治療食を提供することとなる．心身に障害をもつ子どもが対象となるため，家庭的な食事環境に加えて障害の状況に応じて，より詳細な個別対応の栄養ケアが必要となる．

● 就学前の利用者が最も多い児童福祉施設は保育所であり，保健食が提供される．入所児は，0歳～就学前と年齢差が大きいため，対象児の年齢に応じた調理・食事提供が求められる．なお，保育所と幼稚園におけるそれぞれの長所を併せもつ形で整備された幼保連携型認定こども園も増加傾向にある．

● 食事は空腹を満たすだけでなく，人間関係の基礎をつくる営みでもある．児童福祉施設では，子どもが身近な大人からの援助を受け，ほかの子どもたちと一緒に食べることを楽しむことができる環境が求められている．

保育所給食の意義

● 2012（平成24）年3月に厚生労働省から発表された「保育所における食事の提供ガイドライン」によると，保育所における食事提供の意義として，①発育・発達，②食事を通じた教育，③保護者支援，という3つの役割があげられている（❶）．

● このガイドラインのなかで，食事提供が子どもの発育・発達や保護者支援のためだけでなく，食育の一環としての食事という視点で5つの目標（❶の2.（2）の①～⑤）も盛り込まれている．

● 保育所給食は，食を通じて，子どもの心身の健康，社会性の育ち，食習慣の基礎づくりなどに寄与するものとして提供される．

【用語解説】
保健食：特別の配慮が必要でない人に対する健康を維持・増進するための食事．
治療食：一般治療食は，健康な人の食事内容に準じ，疾病の治療を目的にした栄養素などのコントロールを必要としない患者のための食事である．一方，特別治療食は病態に応じてエネルギー，たんぱく質，脂質，食塩などの制限や，消化管庇護食などの食種区分がある．
幼保連携型認定こども園：保育所は厚生労働省，幼稚園は文部科学省の管轄である．一方，認定こども園は，内閣府が厚生労働省（児童福祉法）と文部科学省（学校教育法）の両方の法体系の連携を図り，教育・保育を一体的に行う施設である．親の就業時間にかかわらず，幼稚園と保育との両方のサービスを一体的に受けられる．

5
成長期（幼児期・学童期・思春期）の栄養

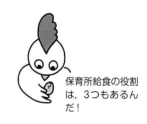

保育所給食の役割は，3つもあるんだ！

❶ 保育所における食事の提供の意義

1. 発育・発達のための役割
   (1) 乳幼児期の身体発育
   (2) 食べる機能，および味覚の発達
   (3) 食欲を育む生活の場
   (4) 精神発達
   (5) 発育・発達を保障する家庭と保育所の連携した食事

2. 食事を通じた教育的役割
   (1) 食育の一環としての食事
   (2) 食育の目標および内容と食事
     ①お腹がすくリズムのもてる子ども
     ②食べたいもの，好きなものが増える子ども
     ③一緒に食べたい人がいる子ども
     ④食事づくり，準備にかかわる子ども
     ⑤食べものを話題にする子ども
   (3) 食事がもつ多様な役割と意義
   (4) 保育所保育の特性と食事の位置づけ

3. 保護者支援の役割
   (1) 入所児の保護者への支援
   (2) 地域における子育て支援

（厚生労働省．保育所における食事の提供ガイドライン．第2章．平成24年3月．https://www.mhlw.go.jp/bunya/kodomo/pdf/shokujiguide.pdfをもとに作成）

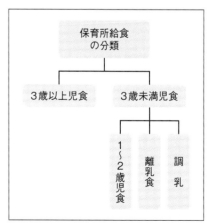

❷ 保育所給食の分類
必要に応じて個別対応する（食物アレルギー，疾病，障害など）．
より細かい年齢区分を設定する場合もある．

❸ 給食区分における家庭での食事時間と保育所の給食提供時間の例

区　分	家　庭	保育所	家　庭	備　考
離乳食以前	6時	9時・12時・15時	18時・21時	3時間おきの場合
	6時	10時・14時	18時・22時	4時間おきの場合
離乳期	6時	10時・14時	18時・22時	離乳期のはじめ
	朝	10時・昼・15時	夕	離乳期のおわり
1〜2歳児	朝	10時・昼・15時	夕	昼食は1日全体のおおむね1/3，おやつは1日
3〜5歳児	朝	昼・15時	夕	全体の10〜20%程度とする方法もある

(西宮市こども支援局保育所事業課. 児童福祉施設給食の手引き. 平成30年4月改定. https://www.nishi.or.jp/
kosodate/hoikujo/hoikujo/shokuji/shokujiteikyo.files/tebiki-jidouhukushi-201804.pdfより)

保育所給食の実際

- 保育所給食は対象児の年齢により，調乳，離乳食，3歳児未満児食（1〜2歳児食），3歳以上児食に分類され（❷），発育・発達段階に応じた食材・調理による給食を提供している.
- 各給食区分における保育所の給食提供時間と家庭での食事時間の一例を❸に示した.
- 保育所における給食は，PDCA[*1]マネジメントサイクルに基づき，進めていく必要があるが，職員の配置状況や規模により異なる.
- 栄養管理は管理栄養士・栄養士が中心となるが，その方向性の検討は施設長のもと，施設全体で取り組むことが不可欠である.
- 個人ごとに発育・発達の速度が大きく異なるため，発育状況，健康・栄養状態に関するアセスメント（実態把握）を実施し，具体的な給与栄養目標量を設定する. エネルギーの適否については，児の身長および体重を成長曲線に照らし合わせて評価する.
- 実態把握に際して，家庭における食事状況を知ることも重要であり，保育士などが保護者との連絡帳などで家庭の食事状況を得る方法もある. しかし，保護者の協力が得られない場合は，施設における摂食状況を保育士や管理栄養士などが協力して継続的にモニタリングすることで，個人の状態を把握する.
- 栄養管理の目標を達成するための給与栄養目標量と献立を立案し，モニタリングしながら給食を実施していく.
- 子どもたちの発育・発達状況などを評価し，その結果に基づいて改善点を明確にし，次の目標や食事計画にフィードバックさせることで，より高い次元の栄養管理を目指す.

保育所給与栄養目標量

- 「児童福祉施設における食事の提供に関する援助及び指導について」[1]および「児童福祉施設における『食事摂取基準』を活用した食事計画について」[2]を参考にして設定することが基本であるが，入所児の状況をふまえ，定期的に見直すことが必要である.
- 算出例を❹に示した. 保育所給食では昼食とおやつを提供するケースが多い. 健常児に対する食事提供では，昼食は1日全体のエネルギー必要量の1/3程度，おやつは1日全体の10〜20%程度を目安とする.

配慮が必要な子どもへの対応

- 食物アレルギー[*2]の有無や，障害の有無による個別対応が必要である. 除去食が必要な場合は，保護者および施設内のスタッフで情報を共有し，禁止食材を排除する. ただし，ほかの子どもと異なる食事による精神的負担を軽減させるために，外観を工夫したり，声掛けしたりする配慮が必要となる.
- 小食や偏食がみられる子どもには，食物アレルギーや疾患，家庭における不適切な生活習慣などの原因がないか注意する.
- 特定の原因が見当たらない偏食に対しては，調理の工夫や食事の準備を手伝わせる，偏食のない友だちと一緒に食事させるなどして，長い目で見守ることが必要である.

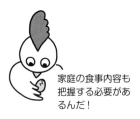

家庭の食事内容も把握する必要があるんだ！

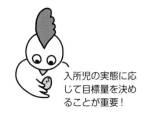

入所児の実態に応じて目標量を決めることが重要！

[*1] Plan（計画），Do（実施），Check（検証），Act（改善）の頭文字.

 豆知識
ビタミンおよびミネラルは，昼食および間食で1日の50%を供給することが目安とされているので，効率よくこれら栄養素を摂取できるような食品の選定も重要である.

[*2] 本章「2-4 成長期の食物アレルギー対応」（p.100）を参照.

【用語解説】
偏食：2歳前後からみられ，3歳以降の幼児期に多くなる. 一般には，極端に好き嫌いを示す食品があること. 好きなものしか食べない場合も含まれる. 食物アレルギーや，乳糖分解酵素（ラクターゼ）が欠乏している子どもが牛乳を飲むと，アレルギー反応や下痢をするような，生理的条件が原因となっている場合もある.

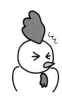

小食や偏食がある子どもに対する無理強いはNG！

（左端縦書き）**5** 成長期（幼児期・学童期・思春期）の栄養

❹ 幼児の給与栄養目標量の算出例（完全給食・おやつを含む）

A. 1〜2歳児

	エネルギー (kcal)	たんぱく質 (g)	脂　質 (g)	ビタミンA (μgRAE)	ビタミンB$_1$ (mg)	ビタミンB$_2$ (mg)	ビタミンC (mg)	カルシウム (mg)	鉄 (mg)
食事摂取基準 （1日あたり）	950	31〜48	21〜32	400	0.5	0.6	35	450	4.5
昼食＋おやつの 比率	50%	50%	50%	50%	50%	50%	50%	50%	50%
給与栄養目標量	480	16〜24	11〜16	200	0.25	0.3	18	225	2.3

B. 3〜5歳児

	エネルギー (kcal)	たんぱく質 (g)	脂　質 (g)	ビタミンA (μgRAE)	ビタミンB$_1$ (mg)	ビタミンB$_2$ (mg)	ビタミンC (mg)	カルシウム (mg)	鉄 (mg)
食事摂取基準 （1日あたり）	1,300	42〜65	29〜43	500	0.7	0.8	40	600	5.5
昼食＋おやつの 比率	45%	45%	45%	50%	50%	50%	50%	50%	50%
給与栄養目標量 （主食を含む）	585	19〜30	13〜20	250	0.35	0.4	20	300	2.8
給与栄養目標量 （主食を除く）	400	15〜26	13〜19	250	0.33	0.39	20	297	2.7

注：主食を除く場合の給与栄養目標量は，主食量を米飯110gとして計算
上記算出例は，日本人の食事摂取基準（2015年版）をもとに算出
推奨量が示されている栄養素は推奨量を，推奨量が示されていない栄養素は目標量を参照した
エネルギー，ビタミンA，ビタミンB$_2$，カルシウムは，男子の値を参照した
（熊本県健康福祉部子ども障がい・福祉局子ども未来課．〜子どもの育ちを支え，食の楽しさを伝えるための〜保育所における食事支援の手引き．平成27年9月より）

引用文献
1）厚生労働省雇用均等・児童家庭局長，厚生労働省社会・援護局障害保健福祉部長．児童福祉施設における食事の提供に関する援助及び指導について．平成27年3月31日雇児発0331第1号・障発0331第16号．
2）厚生労働省雇用均等・児童家庭局母子保健課長．児童福祉施設における「食事摂取基準」を活用した食事計画について．平成27年3月31日雇児母発0331第1号．

カコモン に挑戦 ‼

解答
◆ 第31回-91　正解(2)
◆ 第32回-93　正解(2)

◆ 第31回-91
K保育所に勤務する管理栄養士である．入所児のAさんは，生後12か月，男児．身長と体重は身体発育曲線に沿って成長している．最近，食事について興味を持ち，自分で食べたがるようになった．Aさんの食事に関する保護者への助言である．最も適切なのはどれか．1つ選べ．
(1) スプーンの利用を推奨する．
(2) 手づかみ食べのできる食事を推奨する．
(3) こぼさない食べ方を推奨する．
(4) 子どもだけを先に食べさせるように推奨する．

◆ 第32回-93
幼児期の栄養に関する記述である．正しいのはどれか．1つ選べ．
(1) 基礎代謝基準値（kcal/kg体重/日）は，成人より低い．
(2) 推定エネルギー必要量は，成長に伴うエネルギー蓄積量を含む．
(3) 間食は，幼児の好きなだけ摂取させてよい．
(4) 咀しゃく機能は，1歳頃に完成される．
(5) クワシオルコル（kwashiorkor）では，エネルギー摂取量が不足している．

2-3 学童期・思春期の栄養ケア（実際）

1 学童期・思春期の栄養ケアと学校給食の役割

- この時期の食習慣は心身の成長，成人期の健康に大きな影響を与える．
- 栄養ケアのためには，個人の身体・栄養状態や食生活の特性，家庭背景や理解度などをアセスメントするとともに，児童生徒および家族との人間関係を構築することが前提となる．
- 栄養ケアにおける，個別的な相談指導の例を❶に示した．
- 個別相談指導を行うにあたっては，次の点に注意が必要である．
  - ①対象児童生徒の過大な重荷にならないようにすること．
  - ②対象児童生徒以外からのいじめのきっかけにならないように，対象児童生徒の周囲の実態をふまえた指導を行うこと．
  - ③指導者として，高い倫理観とスキルをもって指導を行うこと．
  - ④指導上得られた個人情報の保護を徹底すること．
  - ⑤指導者側のプライバシーや個人情報の提供についても，十分注意して指導を行うこと．
  - ⑥保護者をはじめ関係者の理解を得て，密に連携を取りながら指導を行うこと．
  - ⑦成果にとらわれ，対象児童生徒に過度なプレッシャーをかけないこと．
  - ⑧確実に行動変容を促すことができるよう計画的に指導すること．
- 学校で実施される個別相談指導では，管理職のリーダーシップのもと校内の指導体制を整備し，組織的に取り組む（❷）．

思春期の特性

- 男子・女子の身体的特徴が明確となるため，性差を考慮した栄養管理を行う．
- 運動部に所属する場合は，身体活動量が多くなるため，適切な食事管理が必要となる．
- 1日3食と補食を十分に摂取しても，身体活動と成長に必要なエネルギー・栄養素を補えない場合に貧血や疲労骨折を起こすことがある．
- 成長曲線で確認し，不足がわかった場合は補食を増やす．運動部で夕食が遅くなる場合には，練習前に補食を加え，練習中にエネルギー・栄養素が不足しないようにする．

❶ 想定される個別的な相談指導の例

偏食傾向
偏食が及ぼす健康への影響について指導・助言

肥満傾向
適度の運動とバランスのとれた栄養摂取の必要性について指導助言

痩身傾向
ダイエットの健康への影響について指導・助言

食物アレルギー
原因物質を除いた学校給食の提供や不足する栄養素を補給する食品等について助言

スポーツ実施
必要なエネルギーや栄養素の摂取等について指導

（文部科学省．栄養教諭を中核としたこれからの学校の食育．平成29年3月．p.16をもとに作成）

❷ 個別的な相談指導の体制（例）
SC：スクールカウンセラー，SSW：スクールソーシャルワーカー．
（文部科学省．食に関する指導の手引―第二次改訂版．平成31年3月．p.236より）

- マスメディアの影響などから誤ったボディイメージを抱き，やせ志向になる女子が散見されるが，これは鉄欠乏性貧血や，カルシウムなどの不足だけでなく，摂食障害が生じるケースも少なくない．
- この時期の体重増加は成長による必然性をもつものであり，特に女子の極端な減量は将来の妊娠や出産機能に影響を与えるだけでなく，次世代の子どもにも影響するため，注意が必要である．
- 栄養管理の意義を伝え，健康な美しさを保つための食事について指導を行う．

成長曲線の活用

- 身長・体重を指標として児童生徒の成長を示したものが成長曲線である．
- 計測の記録を成長曲線として作成することにより，個々の成長が規則性を保っているか否かを評価することができる．

成長曲線基準図を活用すると成長が順調かがわかるよ ♪

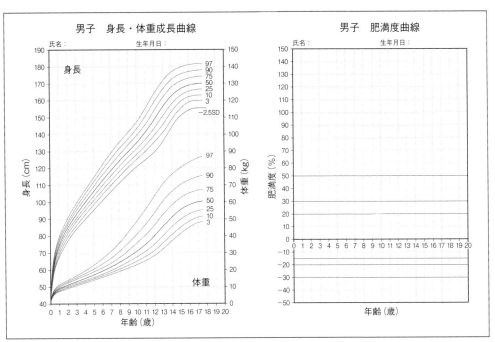

❸ 成長曲線基準図と肥満度曲線基準図（男子）

（文部科学省スポーツ・青少年局学校健康教育課監修．児童生徒等の健康診断マニュアル．平成27年度改訂．公益財団法人日本学校保健会；2015．p.68-9より）

5

成長期（幼児期・学童期・思春期）の栄養

Column　肥満度の判定方法

肥満度は，身長に対比して体重を評価する指標であり，身長と体重の測定値から判定する．身長・体重の測定値から，成長曲線と肥満度曲線の両方で栄養状態を評価することが重要である．

肥満度に基づく判定を**❶**に，身長別標準体重を求める係数と計算式を**❷**に示す．

❶ 肥満度に基づく判定

肥満度＝（実測体重－身長別標準体重）／身長別標準体重×100（%）

判定	普通	肥満傾向		
		20%以上		
		軽度肥満	中等度肥満	高度肥満
肥満度	－20%超～＋20%未満	20%以上30%未満	30%以上50%未満	50%以上

（文部科学省スポーツ・青少年局学校健康教育課監修．児童生徒等の健康診断マニュアル．平成27年度改訂．日本学校保健会；2015より一部抜粋）

❷ 身長別標準体重を求める係数と計算式

身長別標準体重（kg）＝a×実測体重（cm）－b

係数 年齢	男		女	
	a	b	a	b
5	0.386	23.699	0.377	22.750
6	0.461	32.382	0.458	32.079
7	0.513	38.878	0.508	38.367
8	0.592	48.804	0.561	45.006
9	0.687	61.390	0.652	56.992
10	0.752	70.461	0.730	68.091
11	0.782	75.106	0.803	78.846
12	0.783	75.642	0.796	76.934
13	0.815	81.348	0.655	54.234
14	0.832	83.695	0.594	43.264
15	0.766	70.989	0.560	37.002
16	0.656	51.822	0.578	39.057
17	0.672	53.642	0.598	42.339

（文部科学省スポーツ・青少年局学校健康教育課監修．児童生徒等の健康診断マニュアル．平成27年度改訂．日本学校保健会；2015より）

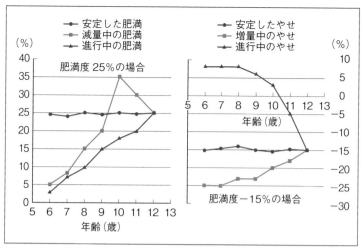

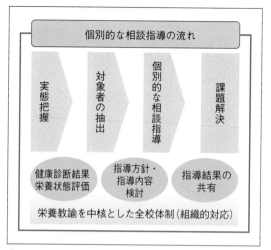

❹ 肥満度曲線による評価の意味

（文部科学省スポーツ・青少年局学校健康教育課監修. 児童生徒等の健康診断マニュアル. 平成27年度改訂. 公益財団法人日本学校保健会；2015. p.72より）

❺ 個別的な相談指導の流れ

（文部科学省. 栄養教諭を中核としたこれからの学校の食育. 平成29年3月. p.15より）

- 成長曲線基準図（**❸**）の基準線に沿っている場合は適正な成長をしていると判定することができ，上向きや下向きを示す場合は成長異常や栄養障害を考える必要がある．
- 身長・体重成長曲線に，個々の身長・体重を記録することで，自らの成長曲線を作成することができる．

肥満度曲線の活用

- 肥満度曲線（**❸**）基準図において，肥満度20％の基準線以上が肥満，肥満度－20％の基準値以下がやせの判断基準である．肥満度曲線が肥満度基準値に対して上向きになれば進行中の肥満傾向，下向きになれば進行中のやせ傾向と判断する（**❹**）．それぞれの経過をふまえて適切な栄養ケア・マネジメントを行う．

個別指導の実際

- 食に関する健康課題を有する児童生徒に対して，関係教職員の共通理解を図り，保護者と連携して個別的な相談指導を行う．
- 当該児童生徒の身体状況，栄養状態や食生活などを総合的に評価・判定し，家庭や地域の背景，食に関する知識，理解度などを考慮して指導に当たるとともに，教育相談室など，個別相談にふさわしい環境で行う．

栄養教諭・管理栄養士・栄養士の役割

- 相談指導には栄養学などの専門的知識に基づく対応が不可欠であり，専門職，特に栄養教諭が中心となって取り組む必要がある（**❶**，**❺**）．
- 必要に応じて養護教諭や学校医らと連携を図り対応する．特に，食物アレルギーや摂食障害など医学的な対応を要するものについては，主治医や専門医とも密接に連携を取ることが求められる．

2　学校給食摂取基準（**❻**）

- 学校給食は，学校給食法第8条において，児童または生徒に必要な栄養素量その他の学校給食の内容および学校給食を適切に実施するために必要な事項について維持されることが望ましく，「学校給食実施基準」のもとに実施されるものである．
- 学校給食実施基準第4条において，学校給食に供する食物の栄養内容として「学校給食摂取基準」が示されている．
- これは，厚生労働省が定める「日本人の食事摂取基準」が5年ごとに改定されるたび，それを参考とし，その考え方をふまえたうえで実態調査結果を勘案し，算出されたものである．

豆知識

成長曲線基準図には，7本の基準線がある．成長が正常であれば，基準線に沿った成長をするが，異常であれば，基準線に対して上向きあるいは下向きの成長を示す．

豆知識

同じ肥満度であっても，安定，減量中（増量中）と進行中の3とおりの線がある．一時点の肥満度だけでは，正しい判断ができない．成長曲線，肥満度曲線による評価の意味がここにある．

これからの学校の食育は栄養教諭が中心となるんだ！

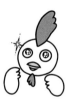

豆知識

学校給食実施基準には，摂取基準のほか，対象（すべての児童生徒）や回数（毎週5回），個々の健康や生活実態ならびに地域の実情に配慮することなどが示されている．

❻ 学校給食摂取基準：文部科学省（令和3年2月12日）　　　　　　　（児童生徒の1人1回あたり）

	エネルギー (kcal)	たんぱく質 (%)	脂質 (%)	食物繊維 (g)	ビタミンA (μgRAE)	ビタミンB₁ (mg)	ビタミンB₂ (mg)	ビタミンC (mg)	ナトリウム (g)	カルシウム (mg)	マグネシウム (mg)	鉄 (mg)
6～7歳	530	13～20	20～30	4以上	160	0.3	0.4	20	1.5未満	290	40	2
8～9歳	650	13～20	20～30	4.5以上	200	0.4	0.4	25	2未満	350	50	3
10～11歳	780	13～20	20～30	5以上	240	0.5	0.5	30	2未満	360	70	3.5
12～14歳	830	13～20	20～30	7以上	300	0.5	0.6	35	2.5未満	450	120	4.5

(注) 表に掲げるもののほか，亜鉛についても以下に示した摂取量について配慮すること．
　　亜鉛…6～7歳：2mg，8～9歳：2mg，10～11歳：2mg，12～14歳：3mg.
(令和3年文部科学省告示第10号)
この基準は平成21年文部科学省告示第61号の一部改正であり，その経緯は次のURLに詳しい（https://www.mext.go.jp/a_menu/sports/syokuiku/1407704.htm）.

❼ 学校給食の基準値：1日の食事摂取基準（推奨量または目標量）に対する割合と基準値設定の考え方

栄養素など	割合（基準値）	基準値設定の考え方
エネルギー	推定エネルギー必要量の33%	本基準は学校保健統計調査の平均身長から求めた標準体重と身体活動レベルのレベルⅡ（ふつう）を用いている．性別，体重，身長，身体活動レベルなど，必要なエネルギーには個人差があることから，対象となる児童生徒の結果をもとに成長曲線に照らして成長の程度を考慮するなど，個々に応じて弾力的に運用
たんぱく質	学校給食による摂取エネルギー全体の13～20%	
脂質	学校給食による摂取エネルギー全体の20～30%	
ナトリウム（食塩相当量）	目標量の33%未満	昼食を除いた家庭の食事で1日分の目標量を超えている現状をふまえ，もっと減量すべきだが，献立作成上味つけが困難となることから，この割合を基準値と設定
カルシウム	推奨量の50%	昼食必要摂取量の中央値はこの割合を超えているが，献立作成の実情に鑑みて，これを基準値と設定
マグネシウム	推奨量の33%（中学生は40%）	昼食必要摂取量の中央値では，中学生は不足しがち，小学生は摂れていることから，それぞれの割合を基準値と設定
鉄	推奨量の40%	昼食必要摂取量の中央値は，小学生は食事摂取基準の推奨量の約40%であるが，中学生は40%を超えている．献立作成の実情に鑑みて，これを基準値と設定
亜鉛	推奨量の33%	昼食必要摂取量の中央値はこの割合以下であるが，望ましい献立としての栄養バランスの観点から，これを基準値と設定
ビタミンA	推奨量の40%	昼食必要摂取量の中央値はこの割合を超えているが，献立作成の実情に鑑みて，これを基準値と設定
ビタミンB₁ビタミンB₂	推奨量の40%	昼食必要摂取量の中央値はほぼこの割合であり，これを基準値と設定
ビタミンC	推奨量の33%	昼食必要摂取量の中央値はこの割合以下であるが，望ましい献立としての栄養バランスの観点から，これを基準値と設定
食物繊維	推奨量の40%以上	昼食必要摂取量の中央値は，小学3年生は食事摂取基準の目標量の約40%，5年生は33%であるが，中学生は40%を超えている．献立作成の実情に鑑み，この割合を基準値と設定

5

成長期（幼児期・学童期・思春期）の栄養

学校給食摂取基準値設定の基本的な考え方

- 1日の食事摂取基準に対する比率は，目標量または推奨量の1/3（33%）を基本とする．
- 不足または過剰摂取が考えられる栄養素については，「昼食必要摂取量」の中央値程度を摂取することとし，その値に配慮しながら食事摂取基準の推奨量または目標量に対する割合を定めて基準値を設定する（❼）．
- 献立作成の実情に鑑み，中央値程度が困難な場合は「昼食必要摂取量」の四分位範囲（25～75パーセンタイル）または献立作成に支障をきたさない範囲とする．
- 家庭で十分摂取できている栄養素であっても1/3の摂取を下限とする．

【用語解説】
昼食必要摂取量：厚生労働科学研究費補助金により行われた循環器・糖尿病等生活習慣病対策総合研究事業「食事摂取基準を用いた食生活改善に資するエビデンスの構築に関する研究」及びその調査結果により，1日分（3食）から家庭で摂取した朝食と夕食（間食含む）を差し引き，昼食である学校給食において摂取することが期待される栄養量などを勘案したもの．

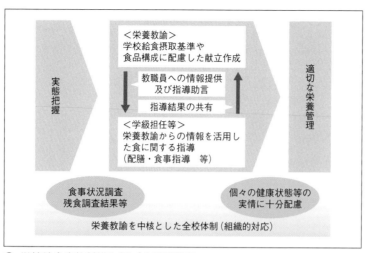

❽ 学校給食実施基準に基づく栄養管理

（文部科学省. 栄養教諭を中核としたこれからの学校の食育. 平成29年3月. p.18より）

3　学校給食摂取基準の運用

- エネルギーの算出については，全国的な平均として算出されていることを理解したうえで，適用にあたっては，個々の児童生徒の健康状態および生活活動などの実態ならびに地域の実情などに十分に配慮し，弾力的な運用が必要である.
- 学校給食摂取基準は男女比1：1で算定されているため，各学校においては，実態に合わせて男女の比率に配慮することも必要である.
- 栄養素をバランスよく摂取するためには，多様な食品を使用し，さまざまな食に触れ，児童生徒の嗜好の偏りをなくすよう幅広い献立による食事を提供するとともに，学校給食を活用して食に関する指導を行うことが重要となる.

弾力的な運用の手順

- 当該地域（または学校）に在籍する児童生徒の学校保健統計調査結果を活用して，体格の実態を把握し，標準体重および身体活動レベルを検証のうえ，推定エネルギー必要量を算出する.
- 成長期である児童生徒は，年間に数cmから十数cmも身長が伸びることもあり，1年間を通じて同じ摂取エネルギー量で提供するのではなく，身長の測定のタイミングを活用するなど，随時見直しを行い，適正な摂取エネルギー量の提供を心がけることが望ましい.
- 前述の男女比も含め，クラスごとに推定エネルギー必要量を算出した場合，クラス間で差があることがある．児童生徒にエネルギー必要量を提示することで，主食量を調整するなど個々の適正量を意識することができ，個別指導において活用することが可能となる.

学校給食の役割　（❽）

- 集団に提供する給食ではあるが，児童生徒の体格や活動レベルに個人差があるため，個に応じた栄養量を把握し，栄養状態の評価を行う.
- 集団給食として全体の必要量を示したうえで，クラス・個人に応じた配食・配膳を進める．そのためには学年担任などときめ細かく連携し，個々の量を調整していくことが必要である.
- 教室で好きなだけ盛りつけたり，子どもが勝手に野菜を減らしたり，おかわりをしたりすることがないよう，配膳の仕方，おかずの盛りつけ方などについて校内でマニュアルを作成するなどして積極的にかかわる．1食分として望ましい量を子どもたちに示すことなどの給食指導を進めていくことが必要である.

カコモン に挑戦 ‼

◆ 第31回-93　正解（1）

◆ 第33回-94　正解（4）

◆ 第31回-93

学童期のエネルギーと肥満に関する記述である．正しいのはどれか．1つ選べ．

(1) 基礎代謝基準値（kcal/kg体重/日）は，幼児期より低い．

(2) 推定エネルギー必要量は，基礎代謝量（kcal/日）と身体活動レベルの積である．

(3) 原発性肥満より二次性肥満が多い．

(4) 学童期の肥満は，成人期の肥満に移行しにくい．

(5) 肥満傾向児の割合は，高学年より低学年で高い．

◆ 第33回-94

思春期の男子に関する記述である．正しいのはどれか．1つ選べ．

(1) 性腺刺激ホルモンの分泌は，思春期前に比べ低下する．

(2) 年間身長増加量が最大となる時期は，女子より早い．

(3) 見かけのカルシウム吸収率は，成人男性より低い．

(4) 1日当たりのカルシウム体内蓄積量は，思春期前半に最大となる．

(5) 鉄欠乏性貧血は，思春期の女子より多い．

5

成長期（幼児期・学童期・思春期）の栄養

2-4　成長期の食物アレルギー対応

1　食物アレルギーの定義

- 食物アレルギーとは,「食物によって引き起こされる抗原特異的な免疫学的機序を介して生体にとって不利益な症状が惹起される現象」をいう(**❶**).
- 食物は通常, 経口摂取されて消化管を通過するものであるが, 皮膚や気道粘膜との接触による反応も食物アレルギーに含まれる.
- 食物アレルギーは, 食物を摂取して2時間以内に症状が起きる「即時型」と, 数時間以上たってから起きる「非即時型(遅延型)」の大きく2つに分けられる.
- 症状は, 皮膚(蕁麻疹・湿疹), 喉の違和感, 呼吸器(咳・喘鳴), 消化器(腹痛・下痢・嘔吐), 神経(眠気など)である. 注意すべきは, 食物アレルギーの約10%がアナフィラキシーショックにまで進んでいる点である.

2　現　状

- 食物アレルギーの有症率は, 乳児期が最も高く, 加齢とともに漸減する[*1](**❷**).
- 即時型食物アレルギーでは, 年齢群によって新規発症の原因食物の種類は異なり, それぞれ特徴がある. 3大原因食物(鶏卵, 牛乳, 小麦)は乳幼児期に多く, 学童期以降は甲殻類, 果物類, 魚類などが増えてくる(**❸**).
- 乳幼児期に発症する原因物質は, 年齢とともに高い割合で食べられるようになる傾向にある(耐性獲得). 鶏卵, 牛乳, 小麦はその後の成長に伴って3歳までで50%, 小学校入学までには80〜90%が耐性を獲得するといわれている.
- 乳幼児期に食物アレルギーを発症する児は, その後, 喘息, アレルギー性鼻炎, アトピー性皮膚炎などを高頻度に発症する, いわゆるアレルギーマーチをたどるリスクが高い(**❹**).

3　加工食品のアレルギー表示

義務表示と推奨表示

- 2019年現在,「アレルゲン」として特定原材料7品目(表示義務あり)とそれに準ずる

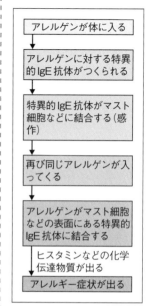

❶ 食物アレルギーの機序（IgE 依存性の場合）

IgE：immunoglobulin E（免疫グロブリンE）

【用語解説】
アナフィラキシーショック： アレルゲンなどの侵入により, 複数臓器にアレルギー症状が惹起され, 生命に危機を与えうる過敏反応をアナフィラキシーという. この過敏反応に血圧低下や意識障害を伴う場合を, アナフィラキシーショックという.

[*1] 日本における食物アレルギー有症率は, 乳児が約10%, 3歳児が約5%, 保育所児が5.1%, 学童以降が1.3〜4.5%とされている. 全年齢を通して, 日本では推定1〜2%程度の有症率であると考えられる. 欧米では, フランスで3〜5%, アメリカで3.5〜4%, 3歳の6%に既往があるとする報告がある[1].

【用語解説】
アレルギーマーチ： 遺伝的にアレルギーになりやすい素質の者が, 年齢を経るごとに次から次へとアレルギー疾患を発症する様子(**❹**).

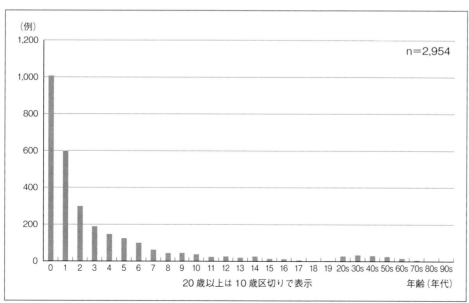

❷ 食物アレルギーの年齢分布
(今井孝成ほか. 消費者庁「食物アレルギーに関連する食品表示に関する調査研究事業」平成23年即時型食物アレルギー全国モニタリング調査結果報告. アレルギー 2016；65：942-6より)

5
成長期（幼児期・学童期・思春期）の栄養

❸ 年齢別にみた新規発症の原因食物　　　　　　　　　　　　　(n = 1,706)

	0歳 (884)	1歳 (317)	2, 3歳 (173)	4〜6歳 (109)	7〜19歳 (123)	≧20歳 (100)
1	鶏卵 57.6%	鶏卵 39.1%	魚卵 20.2%	果物 16.5%	甲殻類 17.1%	小麦 38.0%
2	牛乳 24.3%	魚卵 12.9%	鶏卵 13.9%	鶏卵 15.6%	果物 13.0%	魚類 13.0%
3	小麦 12.7%	牛乳 10.1%	ピーナッツ 11.6%	ピーナッツ 11.0%	鶏卵 小麦 9.8%	甲殻類 10.0%
4		ピーナッツ 7.9%	ナッツ類 11.0%	ソバ 魚卵 9.2%		果物 7.0%
5		果物 6.0%	果物 8.7%		ソバ 8.9%	

各年齢群ごとに5%以上占めるものを上位5位表記.
(今井孝成ほか. 消費者庁「食物アレルギーに関連する食品表示に関する調査研究事業」平成23
年即時型食物アレルギー全国モニタリング調査結果報告. アレルギー 2016；65：942-6より)

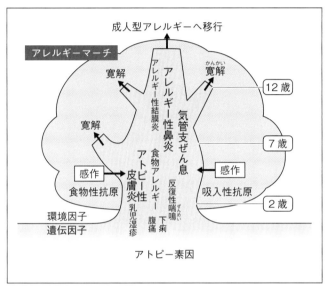

❹ アレルギーマーチの概念図
本図はアレルギー疾患の発症・寛解を図示したもので「再発」について
は示していない.
(日本アレルギー学会. 日本アレルギー疾患総合ガイドライン2011. 2011年
5月より. 原図：馬場　実, 改変：西間三馨)

❺ 表示の対象となる特定原材料など

	原材料の名称
特定原材料 (表示の義務)	卵, 乳, 小麦, えび, かに, そば, 落花生
特定原材料に準ずるもの (表示の推奨)	あわび, いか, いくら, オレンジ, カシューナッツ, キウイフルーツ, 牛肉, くるみ, ごま, さけ, さば, 大豆, 鶏肉, バナナ, 豚肉, まつ たけ, もも, やまいも, りんご, ゼラチン

(「食物アレルギーの診療の手引き 2017」検討委員会. AMED研究班によ
る食物アレルギーの栄養食事指導の手引き 2017より)
食品中に原材料のアレルゲンが総たんぱく量として数μg/g含有また
は数μg/mL濃度レベルのものが表示の対象となる.

20品目（表示を推奨）の計27品目が表示の対象となっている（❺）.

代替表記, 拡大表記, 特定加工食品

- 表示の仕方には, 代替表記や拡大表記などがある.
- 代替表記：表記方法や言葉は違うが, 特定原材料と同一であるということが理解できる表記のことである. たとえば, 「卵」の代替表記には「たまご, タマゴ, 玉子, エッグ, 鶏卵, うずら卵」などがある.
- 拡大表記：特定原材料名または代替表記を含んでいるため, これらを用いた食品であると理解できる表記のことである. たとえば, 「えび」の拡大表記は「サクラエビ, えびシューマイ」などである.
- 食品表示法（2015〈平成27〉年4月施行）により, アレルギー物質の表示方法が一部変更となった（Column「特定加工食品」〈p.102〉を参照）.

4　食物アレルギーの治療・管理の原則

- 正しい診断に基づいた必要最小限の原因食物の除去を行う.
- ①食べると症状が誘発される食物だけを除去する. “念のため”“心配だから”といって, 必要以上に除去する食物を増やさない. 検査結果から原因として疑われ除去している

 豆知識
食品表示法が成立するまでの経緯：食品の表示にかかる規定は,「食品衛生法」「JAS法（旧：農林物資の規格化及び品質表示の適正化に関する法律）」「健康増進法」の3つの法律が関与していたが,「食品表示法」に一元化され, 2013（平成25）年6月28日に公布された. この法律に基づき, 事業者にも消費者にもわかりやすい表示を目指した具体的な表示ルールである「食品表示基準」が策定され,「食品表示法」は2015（平成27）年4月1日に施行された. アレルギー表示に関しては, それまで規定されていた「食品衛生法」における表示内容から一部変更となった.

場合には，必要に応じて食物経口負荷試験を実施し，診断を確定する.
②原因食物でも，症状が誘発されない"食べられる範囲"までは食べることができる.
"食べられる範囲"の量を除去する必要はなく，むしろ"食べられる範囲"までは積極的に食べるように指示することが望ましい.

5 原因食物別食事指導 (❻)

鶏 卵
● 卵白のアレルゲンが主原因であり，除去の解除は卵黄から始めることが多い.
● 鶏卵は加熱により，アレルゲン性が大きく低下する.
● 鶏肉や魚卵は，鶏卵とアレルゲンが異なるため，基本的に除去する必要はない.
● 鶏卵は質のよいたんぱく質源であるため，その代替として肉や魚，大豆・大豆製品などを用いる.

牛 乳
● 牛乳のアレルゲンは，加熱によるアレルゲン性の変化を受けにくいため，"食べられる範囲"は，牛乳・乳製品中のたんぱく質量を参考に具体的に摂取指導する.
● 牛肉は，牛乳とアレルゲンが異なるため，基本的に除去する必要はない.
● 牛乳以外のやぎ乳やめん羊乳などは，牛乳と強い交差抗原性があり，使用できない.
● 牛乳を除去する場合，カルシウム摂取量不足になりやすいため，ほかの食品で補う.

小 麦
● 大麦やライ麦などの麦類と小麦は，交差抗原性が知られているが，すべての麦類の除去が必要となることは少ない.
● 麦茶は大麦が原材料で，たんぱく質含有量もごく微量のため，除去が必要となることはまれである.

❻ 鶏卵と牛乳の代替栄養

鶏卵の代替食品
鶏卵M玉1個 (約50 g) あたり　たんぱく質6.2 g
↓
肉薄切り2枚 (30〜40 g)
魚1/2切 (30〜40 g)
豆腐 (絹ごし) 1/2丁 (130 g)

牛乳の代替食品
普通牛乳100 mLあたり
カルシウム110 mg
↓
豆乳350〜750 mL
ひじき煮物 小鉢1杯
アレルギー用ミルク200 mL

主食 (ごはん，パン，麺など)，主菜 (肉，魚，大豆製品など)，副菜 (野菜，芋類，果物など) のバランスに配慮する.
(「食物アレルギーの診療の手引き2017」検討委員会. AMED研究班による食物アレルギーの栄養食事指導の手引き2017」を参考に作成)

● MEMO ●
交差反応：異なるアレルゲンに同じ形をした部位があると，特異的IgE抗体はそれらのアレルゲンに結合し (交差抗原性)，アレルギー症状が出る.

Column　特定加工食品

　特定加工食品とは，「一般的に特定原材料等により製造されていることが知られているため，それらを表記しなくても，原材料として特定原材料等が含まれていることが理解できるとされていた食品」である.　特定表示基準の変更により，特定加工食品およびその拡大表記が廃止され，より広範囲の原材料についてアレルゲンを含む旨の表示が義務づけられた (❶).　なお，特定加工食品は，経過措置期間 (2020年3月末まで) の後に廃止される.　これらには，特定原材料名が明記されないので，見落としに注意する.

アレルギー表示のルールの改善

原則として、個別の原材料や添加物にアレルゲンが表示されます。

(個別表示の例)

原材料名	準チョコレート(パーム油(大豆を含む)、砂糖、全粉乳、ココアパウダー、乳糖、カカオマス、食塩)、小麦粉、ショートニング(牛肉を含む)、砂糖、卵、コーンシロップ、乳又は乳製品を主要原料とする食品、ぶどう糖、麦芽糖、加工油脂、カラメルシロップ、食塩
添加物	ソルビトール、酒精、乳化剤、膨張剤、香料

※アレルギー表示は下線部(実際の商品には下線はありません。)

**特定加工食品(※)等が廃止されました。
(アレルゲンを含む旨が表示されます。)**

(特定加工食品の例)

卵の特定加工食品
マヨネーズ
小麦の特定加工食品
パン

新制度では、これらの食品についても、アレルギー表示がされるようになりました。

※特定加工食品
　一般的に特定原材料等により製造されていることが知られているため、それらを表記しなくても、原材料として特定原材料等が含まれていることが理解できるとされていた食品

❶ アレルギー表示のルールの改善：特定加工食品とその拡大表記の廃止
(消費者庁. 知っておきたい食品の表示. 平成30年10月版より)

- 米やほかの雑穀類（ひえ，あわ，きび，たかきびなど）は，摂取することができる.
- しょうゆの原材料に利用される小麦は，醸造過程で小麦アレルゲンが消失するため，原材料に小麦の表示があっても，基本的にしょうゆを除去する必要はない.
- 主食は，米などを中心に，小麦以外の食品をバランスよく摂取すれば，栄養素不足は生じにくい.
- 小麦は，食物依存性運動誘発アナフィラキシーの原因食物として最も頻度が高い.

大　豆

- 大豆アレルギーで，ほかの豆類の除去が必要なことは非常に少ないため，豆類をひとくくりに除去する必要はない.
- 大豆油は精製されており，基本的に除去する必要はない.
- しょうゆやみそは，醸造過程で大豆アレルゲンの大部分が分解されるため，摂取可能なことが多い.
- 豆腐が摂取可能であっても，納豆や豆乳のみ症状が誘発されることがまれにある.

魚

- 魚は魚種間で交差抗原性があるが，すべての魚の除去が必要とは限らない. 問診や経口負荷試験で摂取可能な魚を見つけることが望ましい.
- 魚全般を除去しても，肉類や大豆加工品などでたんぱく質を補うことができる.
- 魚全般の除去が続く場合は，ビタミンD不足のリスクが高まるため，卵黄，きくらげ，乾しいたけ，まいたけ，アレルギー用ミルクなどで補うことが望ましい.

6　保育所・幼稚園・学校における対応

①食物アレルギーがあっても原則的には給食を提供する.
②安全性を最優先に対応する.
③食物アレルギー対応委員会などで組織的に対応する.
④ガイドライン*2 に基づき，医師の診断による書類を提出する. 保育所では生活管理指導表などの提出を原則とし，学校などでは学校生活管理指導表の提出を必須とする.
⑤原因食物の完全除去対応を原則とし，過度に複雑な対応は行わない. また，誤食事故を予防するためにも，完全除去を基本とする.

保育所における「食物アレルギー・アナフィラキシー」対応の基本 *3

- 保育所給食では，子どもの発育・発達段階，安全への配慮，必要な栄養素の確保とともに，食育の観点も重要である. しかし，食物アレルギーを有する子どもへの食対応については，安全への配慮を重視し，できるだけ単純化し，原因食物の「完全除去」か「解除」の両極で対応を開始することが望ましい.
- 基本的に，保育所で「初めて食べる」食物がないように保護者と連携する.
- アナフィラキシーが起こったときに備え，緊急対応の体制を整えるとともに，保護者とのあいだで，緊急時の対応について協議しておくことが重要である.

学校における「食物アレルギー・アナフィラキシー」対応の基本

- 食物アレルギーのある児童生徒への対応は，校内において校長，学級担任，養護教諭，栄養教諭，学校医などによる指導体制を整備し，学校の教職員全員で共有する.
- 保護者や主治医との連携を図りつつ，可能な限り，個々の児童生徒の状況に応じた対応に努める.
- 日本学校保健会で取りまとめられた「学校のアレルギー疾患に対する取り組みガイドライン」を参考とし，実施にあたっては「学校生活管理指導表（アレルギー疾患用）」*4 を用いる.
- アナフィラキシーショック時の対応，アドレナリン自己注射薬「エピペン®」の取り扱いなどは，事前に医師や保護者が教諭と話し合い，教職員全員で情報を共有しておく.
- 幼稚園は学校における対応に準じる.

【用語解説】
食物依存性運動誘発アナフィラキシー：原因食物の摂取後，運動することでアナフィラキシーが誘発される疾患.

*2 関連するガイドライン：
【保育所】厚生労働省「保育所におけるアレルギー対応ガイドライン」(2019)
【学校・幼稚園】日本学校保健会「学校のアレルギー疾患に対する取り組みガイドライン」(2008)，日本学校保健会「学校のアレルギー疾患に対する取り組みガイドライン（令和元年度改訂）」(2020年)

*3 実際には，保育所におけるアレルギー疾患生活管理指導表などを用いると便利である. この指導表の参考様式は「保育所におけるアレルギー対応ガイドライン」(https://www.mhlw.go.jp/content/11907000/000476878.pdf)のp.8を参照.

*4 「学校のアレルギー疾患に対する取り組みガイドライン」(https://www.gakkohoken.jp/book/ebook/ebook_1/1.pdf)のp.14を参照.

7 エピペン®の使用（❼）

- アドレナリン自己注射（エピペン®）は，アナフィラキシーの既往がある患者やリスクの高い患者に処方される．
- エピペン®は，医師の治療を受けるまでのあいだに症状の進行を一時的に緩和する補助治療薬である．
- エピペン®使用後は，直ちに医療機関を受診する．
- 保育所および幼稚園，学校において緊急の場に居合わせた関係者が，エピペン®を使用できない状況にある本人の代わりに注射することは医師法違反とはならない．
- エピペン®が処方されている患者でアナフィラキシーショックを疑う場合，下記の症状が一つでもあれば使用すべきである．
- 特に呼吸器に症状（口腔咽頭の絞扼感，嗄声，犬吠様咳嗽，嚥下困難，呼吸困難，喘鳴，チアノーゼ，呼吸停止）がある場合．
- 不整脈，血圧低下，頭痛，死の恐怖，意識消失などがある場合．

Column　乳児食物アレルギーの予知と予防

リスク因子

食物アレルギーの発症リスク因子として，家族歴，遺伝的素因，皮膚バリア機能，出生季節などが報告されているが，なかでも乳児期のアトピー性皮膚炎の存在が重要とされる．

発症予防

発症予防は，一次予防として感作を予防すること，二次予防として感作された個体において食物アレルギーの発症を予防することと定義される．

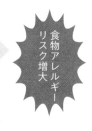

2　食物アレルギーの発症リスク因子

3　食物アレルギー発症予防に関するまとめ

項　目	JPGFA 2016 としてのコメント
妊娠中や授乳中の母親の食物除去	食物アレルギーの発症予防のために妊娠中と授乳中の母親の食物除去を行うことを推奨しない．食物除去は母体と児に対して有害な栄養障害をきたす恐れがある
（完全）母乳栄養	母乳には多くの有益性があるものの，アレルギー疾患予防という点で完全母乳栄養が優れているという十分なエビデンスはない
人工栄養	加水分解乳による食物アレルギーの発症予防には十分なエビデンスがない
離乳食の開始時期	生後5〜6か月ごろが適当（わが国の「授乳・離乳の支援ガイド2007」に準拠）であり，食物アレルギーの発症を心配して離乳食の開始を遅らせることは推奨されない[*1, 2]
乳児期早期からの保湿スキンケア	生後早期から保湿剤によるスキンケアを行い，アトピー性皮膚炎を30〜50%程度予防できる可能性が示唆されたが，食物アレルギーの発症予防効果は証明されていない
プロバイオティクス/プレバイオティクス	妊娠中や授乳中のプロバイオティクスの使用が児の湿疹を減ずるとする報告はあるが，食物アレルギーの発症を予防するという十分なエビデンスはない

*1：ピーナッツの導入を遅らせることがピーナッツアレルギーの進展のリスクを増大させることにつながる可能性が報告され，海外，特にピーナッツアレルギーが多い国では乳児期の早期（4〜10か月）にピーナッツを含む食品の摂取を開始することが推奨されている．

*2：アレルギーを発症しやすい食物（ピーナッツ，鶏卵）を生後3か月から摂取させることが，生後6か月以降に開始するよりも食物アレルギーの発症リスクを低減させる可能性が海外から報告されたが，安全に耐性を誘導する食物の量や質についてはいまだに不明な点があり，研究段階といえる．

（海老澤元宏ほか監修，日本小児アレルギー学会食物アレルギー委員会．食物アレルギー診療ガイドライン2016．協和企画；2016より）
JPGFA：Japanese Pediatric Guideline for Food Allergy.

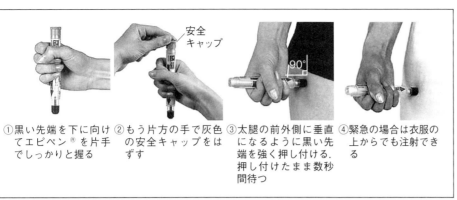

①黒い先端を下に向け
てエピペン®を片手
でしっかりと握る

②もう片方の手で灰色
の安全キャップをは
ずす

③太腿の前外側に垂直
になるように黒い先
端を強く押し付ける.
押し付けたまま数秒
間待つ

④緊急の場合は衣服の
上からでも注射でき
る

❼ エピペン®の使用手順
（海老澤元宏監修．エピペン®使い方マニュアル エピネフリン自己注射ガイド．メルク株式会社より）

引用文献

1）「食物アレルギーの診療の手引き2017」検討委員会．AMED研究班による食物アレルギーの診療の手引き2017．

参考文献

・厚生労働省．保育所におけるアレルギー対応ガイドライン（2019年改訂版）（案）．
　https://www.mhlw.go.jp/content/11907000/000488973.pdf
・日本学校保健会．学校生活管理指導表（アレルギー疾患用）．
　https://www.gakkohoken.jp/books/archives/53
・文部科学省スポーツ・青少年局 学校健康教育課．学校のアレルギー疾患に対する取り組みガイドライン．日本学校保健会；2008．
　https://www.gakkohoken.jp/book/ebook/ebook_1/1.pdf
・海老澤元宏ほか監修．日本小児アレルギー学会食物アレルギー委員会．食物アレルギー診療ガイドライン2016．協和企画；2016．
　https://www.foodallergy.jp/wp-content/themes/foodallergy/pdf/manual2017.pdf
・「食物アレルギーの栄養食事指導の手引き2017」検討委員会．厚生労働科学研究班による食物アレルギーの栄養食事指導の手引き2017．
　https://www.foodallergy.jp/wp-content/themes/foodallergy/pdf/nutritionalmanual2017.pdf
・文部科学省．学校給食における食物アレルギー対応指針．2015．
・高増哲也ほか．特集：食物アレルギーの患者をみんなで支えるためには．臨床栄養 2018；132：930-90．

5

成長期（幼児期・学童期・思春期）の栄養

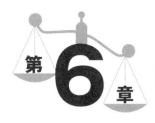

第6章 成人期・高齢期の栄養

● 成人期から高齢期における生理的変化を知り，それぞれに合わせた栄養ケアについて理解する

①加齢によるエネルギー・栄養素の代謝変化および活動レベルの変化を説明できる

②加齢による摂食機能や消化・吸収・代謝の変化を説明できる

③更年期の生理的変化を説明できる

④社会生活と生活習慣病とのかかわりおよび疾病予防のための栄養介入について説明できる

⑤高齢者におけるQOL，ADL低下予防のための栄養支援について説明できる

要点整理

✓ 加齢により，エネルギー代謝は低下し，成人期ではエネルギー収支バランスが正となりやすく肥満に伴う生活習慣病に罹患しやすくなる．

✓ 更年期では，卵巣機能の低下によるエストロゲン分泌の急激な低下および排卵が起こらないことによるプロゲステロンの分泌低下により，ホルモン調節機能が乱れ自律神経失調症を招く．

✓ 更年期では，エストロゲンの分泌減少により，動脈硬化のリスク，骨粗鬆症のリスクが高まる．

✓ 高齢期では，エネルギー摂取量の低下ならびに身体活動量の低下によるフレイルへの配慮が必要となる．

✓ フレイルは，サルコペニアと低栄養を中核的病態とする．低栄養が存在するとサルコペニアにつながり，活力低下，筋力低下，身体機能の低下を誘導し，消費エネルギー量の低下から低栄養状態を促進させる（＝フレイル・サイクル）．

✓ フレイル・サイクルの進行は，生活機能の低化，介護度の重症化につながる．

✓ 高齢期では，たんぱく質の同化抵抗性の存在やカルシウム吸収率の低下，胃酸分泌低下によるビタミンB_{12}吸収低下が危惧される．

✓ 高齢期では，ADLや咀嚼・嚥下状態についてもアセスメントする．

✓ 生活習慣病の発症予防のための身体活動基準および指針として「健康づくりのための身体活動基準2013」と「健康づくりのための身体活動指針（アクティブガイド）」が策定されている．

1 成人期・高齢期の生理的特徴

1 加齢の概念

● 人が生まれてから死ぬまでに，時間的な経過をたどることを「加齢」という．

● 加齢に伴い，身体のさまざまな生理機能は低下していく．この加齢に伴う不可逆的な生理機能の低下を「老化」と呼ぶ．

● 「老化」は，成長期（性成熟期）以降に生じ，老化における生理機能の低下速度は組織で異なる．したがって，同じ年齢であっても個人間で生理機能の差は徐々に拡大する．このため，高齢者の日常生活動作（ADL）のレベルは，個人により大きく異なる傾向にある．

ADL：activities of daily living

2 成人期・高齢期の生理的特徴

● 成人期は，さまざまなライフステージのなかでも年齢幅が広く，食環境，住環境，就

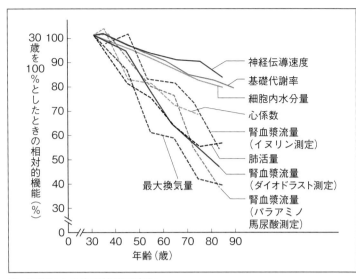

❶ 加齢による生理機能の変化

(Shock NW. Physical activity and the "rate of ageing". Can Med Assoc J 1967；96：836-42より)

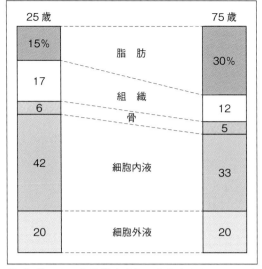

❷ 加齢による身体構成成分の分布変化（Goldman）

労状況，家族構成などといった環境面に大きな変化が生じることの多い時期である．さらに，加齢による生理的な変化も認められることから，これらの変化をふまえた栄養学的配慮が必要となる．

●成人期以降，さまざまな組織の機能低下が認められるようになる（❶）．各機能の低下のレベルは個人差が大きい．

●高齢者において注意すべき状態として，フレイル*1がある．フレイルは，加齢に伴うさまざまな機能変化や予備能力の低下によって健康障害を起こしやすくなった状態であり，低栄養との関連がきわめて強い．

身長，体重，体組成

●一般的に加齢に伴い，身長，体重，体組成は変化する[1,2]．身長は，30歳頃から加齢とともに短縮し，体重は，男女とも40〜50歳をピークに増加し，その後減少傾向を示す[2~4]．

●体組成のうち，筋肉を含む除脂肪体重は20〜70歳にかけて減少し，相対的に体脂肪量は増加する（❷）．

●加齢に伴う筋肉量の減少は，男性のほうが女性よりも大きい[1,3]．一方，加齢とともに生じる内臓脂肪の増加は，女性で顕著である．

●加齢に伴う内臓脂肪の蓄積は，脂肪細胞を肥大・増殖させ，アディポサイトカインの分泌異常を介して動脈硬化を促進し，糖尿病，高血圧，脂質異常症の原因となる（❸）．

●70歳を超えると除脂肪体重だけでなく脂肪量も減少し，体重の減少につながりやすい．

●身長は加齢に伴って短縮する．その原因として，骨粗鬆症や円背姿勢などが考えられている．

体水分

●高齢者の体内における水分の割合は，成人と比べて低下する．この水分量の低下は，主に骨格筋量の減少に伴い細胞内液が低下することに起因する．

●水分摂取に関して，高齢者は渇きを感じる口渇中枢の機能が低下し，のどの渇きを感じにくくなる．また，飲水量の減少に加え，食事の摂取量も減少するため，食事からの水分摂取量も減少し，脱水に陥りやすい．

●他者への負担を減らしたいことなどから，排尿頻度を抑えようと意識的に水分摂取を控える者もいる．

フレイルは低栄養との関連がきわめて強いんだ！

*1 本章「2-3 高齢期の栄養ケア（実際）」（p.129）を参照．

【用語解説】
予備能力：各組織の機能には，疾患罹患時や運動時，危機的状況時に発揮される最大能力と日常の活動に必要な能力がある．この2つの差のことを予備能力といい，老化が進むほど低下していく．

【用語解説】
アディポサイトカイン：脂肪細胞が分泌する生体調節機能を有する多くの生理活性物質の総称であり，PAI（plasminogen activator inhibitor）-1やTNF（tumor necrosis factor）-α，レプチンなどがある．

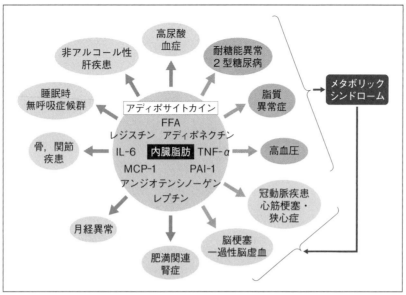

❸ 内臓脂肪蓄積から生じる疾患群（肥満に起因，関連する11種の健康障害）
（宮崎　滋. Ⅶ. 肥満・肥満症の予防と治療 治療効果の判定基準. 日本臨牀 2013；71：341-5より）
FFA：free fatty acid, IL-6：interleukin-6, MCP-1：monocyte chemoattractant protein-1

- 腎臓での尿濃縮機能の低下により，多尿となることも脱水の要因となる.
- 脱水が進むと，血液濃縮が起こり，血栓の発症などの循環器疾患のリスクが高まる.

代　謝

エネルギー代謝

- 加齢とともに基礎代謝量は減少し，身体活動量も低下する. このため，若い頃の生活習慣を中年以降も続けると，体内に脂肪が蓄積しやすくなる.
- 基礎代謝量の減少には，体内の骨格筋量が関係していると考えられており，10年に1～3%程度の基礎代謝量が低下する.
- 加齢に付随する基礎代謝量の減少は，必ずしも直線的に変化するわけではなく，男性では40歳代，女性では50歳代に著しく減少する. これは女性の場合は，閉経後に除脂肪組織が減少するためと考えられる.
- 高齢者の場合には，身体機能の変化などにより身体活動量も減少する傾向にあることから，必要なエネルギー量は低下する.

たんぱく質代謝

- 食事摂取によって骨格筋のたんぱく質合成は増加するが，高齢者の場合，成人と比べ，食後（たんぱく質摂取後）に誘導される筋たんぱく質合成が低下する（同化抵抗性〈anabolic resistance〉）.
- 高齢者におけるフレイルやサルコペニアの予防には，骨格筋とその機能維持が重要である. 骨格筋量や筋力，身体機能は，たんぱく質摂取量と強く関連し，相対的なたんぱく質摂取量が多いと，サルコペニアに陥るリスクが低下することが明らかとなっている.
- 高齢者では，筋肉量の減少（骨格筋，心筋）だけでなく，免疫能の低下（リンパ球，多核白血球，補体，抗体，急性相反応たんぱく），創傷治癒の遅延，臓器障害（腸管，肝臓，心臓）を引き起こしやすい.

カルシウム代謝

- 血液中のカルシウム濃度は比較的狭い範囲（8.5～10.4 mg/dL）に保たれており，この濃度が低下すると，副甲状腺ホルモン（PTH）の分泌増加により，主に骨からカルシウムが溶出（骨吸収）され，カルシウム濃度が一定に保たれる. 副甲状腺ホルモンの濃度の高い状態が続くと，骨からのカルシウムの溶出が大きくなり，骨の粗鬆化を引

PTH：parathyroid hormone

き起こす.

- 骨は骨吸収と骨形成（骨へのカルシウムなどの沈着）を常に繰り返しており，カルシウムが欠乏すると骨吸収が骨形成を上回り，骨量は減少する．その結果，骨粗鬆症を招きやすい.
- 加齢に伴い，カルシウム摂取量や腸管からのカルシウム吸収率の減少が起こりやすくなり，閉経後の女性や高齢の男性では，骨粗鬆症の発症リスクが高まることが知られている.

消化，吸収

- 消化・吸収機能は予備能力が高く，消化管全体としての機能は比較的維持されるが，加齢に伴って消化管筋層が薄くなり，消化管運動も低下するため，胃もたれや下痢などを起こしやすくなる.
- 加齢により，胃潰瘍，萎縮性胃炎，胃がんの罹患者が増加する．胃酸分泌量が減少すると，ビタミンB_{12}や鉄，カルシウムの吸収も低下する.
- 食道括約筋の機能低下，食道の蠕動運動の低下，円背姿勢に伴い，逆流性食道炎を起こしやすくなるほか，大腸の蠕動運動の低下や排便反射の低下により慢性的な便秘になりやすい.

咀嚼，嚥下機能

- 高齢期になると歯の摩耗や欠損，歯数の減少，義歯による咬合の不具合，咀嚼筋力の低下などから咀嚼能力が衰える.
- また，嚥下反射の低下，唾液分泌量の低下，上顎，下顎，舌などの運動機能の低下などにより，咽頭への食塊の送り込みがうまくいかず，嚥下障害を引き起こしやすくなる．このような状態から，食塊の一部が気管に入ることがあり，これを誤嚥と呼ぶ．誤嚥により，誤嚥性肺炎や気管閉塞による窒息などの問題が生じる.
- 「食べる」ことは，脳の機能と密接に関連しており，高齢期では脳機能低下に伴う摂食障害もみられる（❺）

脳，神経系

- 脳室の拡大により，脳容積および脳重量が減少しやすい.
- アミロイドたんぱく質などの蓄積により，神経伝達速度や短期記憶能力の低下がみられる.

循環器系

- 加齢に伴う動脈硬化によって，血圧は上昇する.
- 必要な血液量を送り出すために強く心臓は収縮するため，慢性的な負荷がかかりやすい.

呼吸器系

- 肺は，呼吸筋の筋力低下と組織の線維化によって弾性収縮力が低下するため，肺活量

【用語解説】
逆流性食道炎：胃液を含む胃内容物が食道に逆流することにより，さまざまな症状をもたらす疾患を指す.

●MEMO●
嚥下は，食塊の位置によって口腔期，咽頭期，食道期の3期に分類される（❹）.

【用語解説】
食塊：食物が唾液と混ざり合い，噛み砕かれてまとまったものを指す.
誤嚥：食道に送られるべき食物の塊や唾液が気管に流入すること.

6 成人期・高齢期の栄養

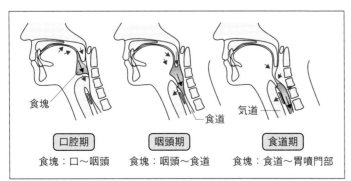

❹ 嚥下の口腔期，咽頭期，食道期
（田中清編. Visual栄養学テキスト. 人体の構造と機能および疾病の成り立ちⅢ 疾病の成り立ち，中山書店；2017. p.78より）

❺ 脳の機能と「食べる」こと

部位		機能	「食べる」こととの関係	問題への対応
大脳	前頭葉	人格，意欲，思考，注意，記憶など，人間の理性を代表するものと関係している	●最終的に，これを食べようと判断する ●例えば，「今，それとも後で食べる?」「どんなふうに食べる?」「ゆっくり?」「よく噛む?」「これを一緒に食べよう」など，最終的にたどりついた情報を収集・処理・分析し判断する	【環境設定】 ●半空間無視を伴うと，テーブルや食器の右（左）半分を残したりする．その場合は，ゆっくり食事をするように促し，残している食事に気づくように，途中で食器の位置を変えたり，座る位置を工夫したりする ●高次脳機能障害により，注意障害がみられる場合は，他の人や物が視野に入らないようにカーテンやパーテーションで仕切りをつくる．他の患者と時間や場所を変更し，テレビや音楽の音を消すなどして静かな環境をつくる ●異食行動があれば，飲み込みそうな異物はそばに置かない 【食事介助】 ●視界に入るように，食事をセッティングする ●何を食べているかがわかるように，食事を見せながら，声かけをする ●一口量を調整する 【食器】 ●色，深さ，重量，安定性，すくいやすさなどに考慮する ●ティースプーンを用いる ●上肢の麻痺や振戦，握力の低下などにより箸が持てない場合は，スプーンやフォークを使う 【自助具】 ●利き手がうまく使えない場合は，すくいやすい皿や曲りスプーンを使用する．握りが弱い場合にはスポンジ製の太いにぎりの付いたスプーンなど，特殊な食器類の自助具が多種開発されている ●動かないように，磁器食器，滑り止めマットやユニバーサルデザインの食器を使用する．一方，軽い食器は持ちやすい．その人の状態に応じて活用する
	後頭葉	視覚中枢が分布し，視覚情報が食欲中枢に刺激する	●おいしそうなものを見れば，前頭葉にも伝わり食欲を刺激する ●「かたい」「熱い」などの判断をする	
	頭頂葉	痛み，温度，圧力などの感覚をつかさどる	●食器や食べ物の距離感・位置・高さを認識する ●例えば，手にとった物の大きさや肌触りを感じ，目で見た物の距離感や上下左右の位置関係など，空間的な配置・高さを認識する	
	側頭葉	聴覚中枢をはじめ，嗅覚中枢や感情を支配する中枢，記憶の中枢が分布している	●視覚，嗅覚の情報から，それらがおいしい物か，まずい物かを過去の記憶と照合・判断し，好きでおいしかった物は食欲を刺激する ●例えば，カレーのおいしそうな匂いだけでも食べたくなる	
間脳		視床上部と視床，視床下部の3つに大きく分けられる ●視床上部：嗅覚系と脳幹との連絡を担う ●視床：嗅覚以外のあらゆる感覚を大脳に伝える神経の中継点である．ここで情報を処理して，大脳の担当箇所に伝える働きを担う ●視床下部：自律神経やホルモン系の働きをつかさどるとともに，体温，睡眠，性機能などの中枢としての役割も担う．空腹中枢があり，食欲とも関係している		
脳幹部	中脳	●大脳・小脳・脊髄を結びつけている ●姿勢の保持や歩行などに関与している		
	延髄	呼吸と循環，唾液分泌などの中枢．摂食・発声にも関与		
	橋	小脳との重要な連絡路．呼吸，循環，嚥下などの反射中枢がある		
小脳		●身体の動きをコントロールする ●習得した運動の記憶を保存しておく	前頭葉との連絡線維で，食事時の姿勢保持，食べる動作（身体記憶）に関与している	

（諏訪さゆり，中村丁次編著．「食べる」ことを支えるケアとIPW．建帛社；2012，p.88より）

が減少し，肺残気量が増加する．

腎・泌尿器系

●腎機能は加齢による影響を受けやすく，糸球体濾過率の低下や尿濃縮能および希釈能などが低下する．

●糸球体濾過率の低下は薬物代謝にも影響を及ぼす．高齢者では腎臓でのエリスロポエチン分泌低下による貧血（正球性貧血）もみられやすい．

●膀胱容量が小さくなること，また，膀胱括約筋の硬化，弛緩などにより，頻尿，残尿が生じやすい．

免疫系

●免疫機能は，T細胞やB細胞の獲得免疫系機能の加齢による低下が著しい一方で，顆粒球やマクロファージなどの自然免疫系機能の低下は小さい．

感覚機能

●感覚機能は加齢に伴って，全般的に低下する．感覚器は，食事を楽しむための重要な機能であるため，機能低下により，食事摂取量が減ったり，摂取すべき栄養素のバランスが偏ったりするなどの影響をもたらす．

●視覚機能は，近くのものが見えにくくなる老視や水晶体が混濁して視力障害をもたらす白内障が多くみられる．聴覚の機能低下は，特に高音域で顕著であるが全音域で認められる．

●嗅覚・味覚は，閾値が上昇するため，感じ方が鈍くなり，濃い味つけを好むようになる．特に，塩味，甘味の味覚閾値が高くなる．

【用語解説】
エリスロポエチン：赤血球の産生を調節する代表的な造血因子．腎臓で産生される．

❻ 高齢者の代表的な低栄養の要因

1. 社会的要因
   独居
   介護力不足・ネグレクト
   孤独感
   貧困

2. 精神的心理的要因
   認知機能障害
   うつ
   誤嚥・窒息の恐怖

3. 加齢の関与
   嗅覚，味覚障害
   食欲低下

4. 疾病要因
   臓器不全
   炎症・悪性腫瘍
   疼痛
   義歯など口腔内の問題
   薬物副作用
   咀嚼・嚥下障害
   日常生活動作障害
   消化管の問題（下痢・便秘）

5. その他
   不適切な食形態の問題
   栄養に関する誤認識
   医療者の誤った指導

(葛谷雅文. 低栄養. 大内尉義, 秋山弘子編. 新老年学 第3版, 東京大学出版会；2010. pp.579-90より)

❼ 身体器官の加齢現象・機能的変化に伴う疾患

身体器官		加齢現象	主な疾患
運動系	骨	骨組織を形成するカルシウムなどの減少により「鬆」が入ったような状態になる. 外力に対して弱くなり転倒などで折れやすい	大腿骨骨折 変形関節炎 骨粗鬆症 リウマチ
	関節	関節の軟骨が硬くなり周囲の組織は弾力性を失い関節の屈伸・可動域が減少する（変形）	
	筋肉	筋組織が細くなり筋量が減少する	
感覚器系	聴覚	聴覚神経細胞の再生能力の限界と動脈硬化による内耳の血液循環の障害により, 高音域が聞き取りにくい	難聴
	視覚	眼球は結膜を潤す細胞数の減少により乾燥する 水晶体は混濁化, 瞳孔は収縮し, 光反射が低下する 眼瞼下垂, 遠視, 視力低下, 視野狭窄	白内障 緑内障
	感覚神経	痛みや温度に対する感覚低下（内臓系の痛みに鈍麻になり発見が遅れる）, 皮膚感覚の鈍麻	外傷（熱症）
消化器系		唾液分泌の減少（口腔内の乾燥） 消化液の分泌の低下（胃液・胆汁・膵液）による消化能力の低下	潰瘍・癌 肝硬変　など
泌尿器系		膀胱の萎縮, 男性の前立腺肥大, 頻尿, 残尿 排尿筋の低下および亢進による失禁 細菌に対する抵抗力低下・腎機能の低下	前立腺肥大　など
呼吸器系		胸膜関節の石灰化により胸壁の可動域低下 呼吸運動の低下（分泌物の喀出力の低下）	肺炎・肺癌・肺気腫 肺線維症
循環器系		大動脈の組織の石灰化により動脈弁の肥厚 弾力性の低下・肝動脈の硬化により心筋の酸素供給の低下 血液中の赤血球数の減少	高血圧・白血病 虚血性心疾患 閉塞性動脈硬化貧血 悪性リンパ腫 不整脈うっ血性心不全
神経代謝系		脳を含む神経系の機能低下, 全体の代謝, ホルモンの分泌機能, 免疫機構の機能低下, 振動覚の低下, 膝蓋腱反射の低下	脳卒中・糖尿病 パーキンソン病 変形性頸椎症 甲状腺疾患

(東京都介護職員スキルアップ研修カリキュラム検討委員会監. 医療ニーズを見逃さないケアを学ぶ 介護職員・地域ケアガイドブック. 東京都医師会；平成23年. p.69より)

6

成人期・高齢期の栄養

食生活，栄養状態

- 加齢に伴う生理的，社会的，経済的問題は栄養状態に影響を与える. 高齢者の代表的な低栄養の要因は❻にあげるとおりである. 栄養摂取状況は, 高齢者のQOLと相関することから注意を要する.
- 高齢者は，さまざまな組織の機能が低下しているのに加えて，疾病やけがなどの影響を受けやすいことから，低体重や低栄養状態に陥りやすい.
- 高齢者では，咀嚼能力の低下，消化・吸収率の低下，身体活動量の低下に伴って，食事摂取量の減少などが顕在化する.
- 食事摂取量の減少は，低栄養状態につながるリスクが高く，フレイルを助長する.
- 特に，後期高齢者（75歳以上）では低栄養が課題となっており，要介護高齢者の多くは，たんぱく質・エネルギー低栄養状態（PEM）にある.
- 過栄養は生活習慣病に直結し，肥満症，糖尿病，脂質異常症，高血圧，メタボリックシンドロームなどにつながり，ひいては動脈硬化性疾患を誘導する.
- 高齢者の身体器官の加齢現象・機能的変化に伴う疾患について❼にまとめた.

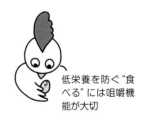

低栄養を防ぐ"食べる"には咀嚼機能が大切

PEM：protein-energy malnutrition

引用文献

1) Jackson AS, et al. Longitudinal changes in body composition associated with healthy ageing：men, aged 20-96 years. Br J Nutr 2012；107：1085-91.

2) Sorkin JD, et al. Longitudinal change in height of men and women：implications for interpretation of the body mass index：the Baltimore Longitudinal Study of Aging. Am J Epidemiol 1999；150：969-77.
3) 谷本芳美ほか. 日本人筋肉量の加齢による特徴. 日老医誌 2010；47：52-7.
4) 厚生労働省. 平成28年国民健康・栄養調査報告. 平成29年12月.

カコモン に挑戦 ‼

◆ 第29回-94

成人期以降の加齢に伴う身体的変化である. 正しいのはどれか. 1つ選べ.

(1) 細胞内液量は，増加する.
(2) 収縮期血圧は，上昇する.
(3) 糸球体濾過量は，増加する.
(4) 肺活量は，増加する.
(5) 細胞内テロメアは，長くなる.

◆ 第33回-96

成人期と比較して高齢期で低下する項目である. 誤っているのはどれか. 1つ選べ.

(1) 基礎代謝量
(2) 体重1kg当たりのたんぱく質必要量
(3) 嚥下機能
(4) 骨密度
(5) 肺活量

解答

◆ 第29回-94　正解(2)

◆ 第33回-96　正解(2)

2 成人期・高齢期の栄養ケア

成人期・高齢期の栄養アセスメントのポイント

● 成人期・高齢期のいずれにおいても，体重管理を基本とし，あわせて体組成も評価する．

● 実践可能な栄養ケアの提言につなげるため，食事調査では生活状況や食への意識などについても把握することが必要である．

● 成人期においては肥満，高齢期においては低栄養の可能性を考慮する．

● 成人期においては，血圧，血中脂質代謝関連物質，糖質代謝関連物質，肝機能関連指標の項目を中心にアセスメントを行う．

● 高齢期では，たんぱく質栄養状態や腎機能関連指標，ADL，咀嚼（そしゃく）・嚥下（えんげ）機能のアセスメントが必要である．

2-1 成人期・高齢期の食事摂取基準

1 成人期の食事摂取基準[*1]（❶）

● 成人期は18〜64歳となる．

● 成人期は生活習慣病の罹患がみられる時期であるため，特に生活習慣病予防のための指標である目標量は重要である．

● たんぱく質目標量の下限値は，推奨量以上の値として，1〜49歳までは13％エネルギー，50〜64歳は14％エネルギーとされた．

● ビタミンDは，アメリカ・カナダの食事摂取基準において，骨折予防に対して最大効果を示す血清25-ヒドロキシビタミンD濃度が20 ng/mL，またそのときのビタミンDの推奨量として，70歳以下に対して15 μg/日とされている．ただし，これは日照がまったくない状況を想定した値である．

● ビタミンDの目安量という指標の特質を考慮して，日照による産生が最も低いと考えられる冬季の札幌における値（5 μg程度の産生）を引用すると，アメリカ・カナダの食事摂取基準で示されている推奨量（15 μg/日）から，日照による産生分を引いた残り（10 μg/日）が1日における必要量と考えられる．

● しかし，2016（平成28）年国民健康・栄養調査のビタミンD摂取量はこの値よりもはるかに低い量であり，実現可能性に鑑みた目安量の算定が必要となる．

● ビタミンDは，特定の食品（魚類）から供給される特徴があり，国民健康・栄養調査の結果は，ビタミンD摂取量の把握で起こりやすい日間変動や過小申告の問題を有する可能性が高い．そのため，比較的ていねいな方法を用いた食事調査で得られた摂取量中央値を用いて，丸め処理した「8.5 μg/日」が目安量とされた．

● ビタミンCの活用にあたって，喫煙者は非喫煙者よりもビタミンCの必要性が高く，同様のことは受動喫煙者でも認められているため，まず禁煙が基本的対応ではあるが，同年代の推奨量以上にビタミンCを摂取することが推奨されている．

● クロムの場合，通常の食品において過剰摂取が生じることは考えられないが，3価クロムを用いたサプリメントの不適切な使用が過剰摂取（血清クロム濃度とインスリン感受性とのあいだに逆相関）を招く可能性がある．そのため新たに成人のクロム摂取の耐容上限量が設定された．

[*1] 第2章「4 エネルギー・栄養素別食事摂取基準」（p.29）を参照．

 豆知識
日本人の大半で，ビタミンDが欠乏している可能性が報告されている．ビタミンDは日本のみならず世界的にも欠乏が高い頻度でみられる．

6

成人期・高齢期の栄養

❶ 成人期・高齢期の食事摂取基準

年　齢	18~29歳		30~49歳		50~64歳		65~74歳		75歳以上	
性　別	男　性	女　性	男　性	女　性	男　性	女　性	男　性	女　性	男　性	女　性
BMI (kg/m²)	18.5~24.9		18.5~24.9		20.0~24.9		21.5~24.9		21.5~24.9	
推定エネルギー必要量 (kcal/日)	I：2,300 II：2,650 III：3,050	I：1,700 II：2,000 III：2,300	I：2,300 II：2,700 III：3,050	I：1,750 II：2,050 III：2,350	I：2,200 II：2,600 III：2,950	I：1,650 II：1,950 III：2,250	I：2,050 II：2,400 III：2,750	I：1,550 II：1,850 III：2,100	I：1,800 II：2,100	I：1,400 II：1,650
たんぱく質推奨量 (g/日)	65	50	65	50	65	50	65	50	65	50
目標量 (%E)	13~20	13~20	13~20	13~20	14~20	14~20	15~20	15~20	15~20	15~20
脂質 (%E) 目標量	20~30									
飽和脂肪酸 (%E) 目標量	7以下									
炭水化物 (%E) 目標量	50~65									
食物繊維 (g/日) 目標量	21以上	18以上	21以上	18以上	21以上	18以上	20以上	17以上	20以上	17以上
ビタミンD (μg/日) 目安量	8.5									
ビタミンB₁₂ (μg/日) 推奨量	2.4									
ビタミンC (mg/日) 推奨量	100									
ナトリウム：食塩相当量 (g/日) 目標量	7.5未満	6.5未満	7.5未満	6.5未満	7.5未満	6.5未満	7.5未満	6.5未満	7.5未満	6.5未満
カリウム (mg/日) 目標量	3,000以上	2,600以上	3,000以上	2,600以上	3,000以上	2,600以上	3,000以上	2,600以上	3,000以上	2,600以上
カルシウム (mg/日) 推奨量	800	650	750	650	750	650	750	650	700	600
鉄 (mg/日) 推奨量	7.5	月経あり 10.5 月経なし 6.5	7.5	月経あり 10.5 月経なし 6.5	7.5	月経あり 11.0 月経なし 6.5	7.5	月経なし 6.0	7.0	月経なし 6.0

（厚生労働省．日本人の食事摂取基準〈2020年版〉をもとに作成）
%E：%エネルギー．

2　高齢期の食事摂取基準（❶）

- 高齢期には65~74歳，75歳以上の2つの年齢区分が設けられているが，栄養素によっては，高齢者における各年齢区分のエビデンスが必ずしも十分ではない点に留意すべきである．

- 特に，65歳以上では，介護予防の観点から疾病予防ならびにフレイルを回避することが重要であり，かつ個々人の特性を十分にふまえた対応が必要である．

- 高齢期の目標とするBMIの範囲は総死亡率のみならず，フレイルの予防および生活習慣病の発症予防にも配慮された値が算定されている．

BMI：body mass index

- 高齢者のBMIの評価にあたり，脊柱や関節の変形による身長短縮が影響することも考慮しておく．

- 推定エネルギー必要量の算定で必要となる身体活動レベルにおいて，75歳以上の身体活動レベルは，自立している者（レベルII）と外出できない者（レベルI）の2つに大別され，レベルIは，高齢者施設で自立に近い状態で過ごしている者にも適用できる．

- 高齢者では，たんぱく質摂取に反応して筋たんぱく質合成が惹起されるため，多くのたんぱく質摂取が必要となる．フレイルおよびサルコペニアの発症予防を目的とした場合，65歳以上では少なくとも1.0 g/kg体重/日以上のたんぱく質を摂取することが望ましい．

食事摂取基準（2020年版）の表の脚注には，成人期・高齢期にかかわる生活習慣病の重症化予防のための摂取量が掲載されているよ！

豆知識
これまで，炭水化物の総エネルギーに占める割合（エネルギー比率）は，たんぱく質および脂質の残余としての記載にとどまっていたが，食事摂取基準（2020年版）では目標量の範囲の妥当性についても検討されている．

- たんぱく質の目標量において，必要エネルギー摂取量が低い者（身長・体重が参照体位に比べて小さい者，加齢に伴い身体活動量が大きく低下した者）では，目標量下限が推奨量を下回る場合もありうるが，下限は推奨量以上とすることが望ましい．したがって，目標量の下限値は加齢に伴い，高く設定されている（65歳以上は15%エネルギー）．

- ビタミンDの目安量については，高齢期では成人期より多くのビタミンD摂取が必要となることが示唆されているが，高齢期（65歳以上）にも適切な日照曝露を受けるこ

6
成人期・高齢期の栄養

とを推奨し，成人期（18～64歳）に算定した目安量（8.5 μg/日）が適用された.

● ビタミンB$_{12}$の推奨量は2.4 μg/日で，成人期と同値である.

● 高齢者では萎縮性胃炎などにより胃酸分泌が低下している者が多く，食品中に含まれるビタミンB$_{12}$の吸収率が減少していることが示唆されている.

● 食事摂取基準の「活用に当たっての留意事項」に，ビタミンB$_{12}$が欠乏状態の高齢者に遊離型ビタミンB$_{12}$強化食品やビタミンB$_{12}$を含むサプリメントを数か月間摂取させると，ビタミンB$_{12}$の栄養状態が改善されることが示されている.

● 食事からのビタミンB$_{12}$摂取量とホモシステイン値を含む体内ビタミンB$_{12}$の栄養状態を示すバイオマーカーとの関係から，すべてのバイオマーカーの値を適正に導くためには，現在の推奨量の約2倍以上である4～7 μg/日のビタミンB$_{12}$の摂取が必要となることも示されている.

● 高齢者では食欲低下があり，極端なナトリウム制限（減塩）はエネルギーやたんぱく質をはじめ，多くの栄養素の摂取量の低下を招き，フレイルなどにつながることも考えられる.

● 高齢者におけるナトリウム制限（減塩）は，健康状態，病態および摂食量全体をみて弾力的に運用すべきである.

● ナトリウム/カリウムの摂取比も重要であり，その観点から，カリウム摂取量を上げることが望ましいが，高齢者では，腎機能障害や，糖尿病に伴う高カリウム血症に注意する必要がある.

参考文献

・厚生労働省. 日本人の食事摂取基準（2020年版）. 令和元年12月.

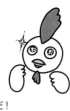

栄養素の摂取は食事からが基本だけど，ビタミンB$_{12}$のようにサプリメントからの摂取がいい場合もあるんだ！

特に高齢者では，食事摂取基準の数値はあくまでも参照とし，対象者の栄養アセスメントに基づいて弾力的に数値を活用することが大事だね！

 豆知識

高齢者においても，軽度の腎機能障害（ステージG3a：eGFR 45～60 mL/分/1.73 m^2）では，一律にたんぱく質制限を行うのではなく，個々の病態に応じて設定する必要がある.

6 成人期・高齢期の栄養

カコモン に挑戦 ‼

◆ 第32回-86

日本人の食事摂取基準（2015年版）において，70歳以上で目標とするBMI（kg/m^2）の範囲である. 正しいのはどれか. 1つ選べ.

(1) 18.5～22.0
(2) 18.5～24.9
(3) 20.0～22.0
(4) 20.0～24.9
(5) 21.5～24.9
（※正解は「2020年版」でも同じ）

◆ 第31回-94

日本人の食事摂取基準（2015年版）において，成人期の目標量が設定されている栄養素である. 誤っているのはどれか. 1つ選べ.

(1) 脂質（脂肪エネルギー比率）
(2) 食物繊維
(3) ナトリウム
(4) カリウム
(5) 鉄
（※正解は「2020年版」でも同じ）

解答

◆ 第32回-86　正解（5）
「2020年版」では高齢期は65歳以上とされ，65～74歳と75歳以上の2つの区分があるが，BMIの範囲は同じである.

◆ 第31回-94　正解（5）

2-2 成人期の栄養ケア（実際）

1 生活習慣病の予防

生活習慣と疾病との関連

- 日本人の平均寿命は，女性87.09歳，男性81.05歳である（令和4年簡易生命表の概況より）[1]．
- 近年の死因別死亡数・死亡率（人口10万対）の上位3位は，悪性新生物，心疾患[*1]，老衰である（2022〈令和4〉年人口動態統計月報年計〈概算〉の概況より）[2]．
- 生活習慣病の定義は，食習慣，運動習慣，喫煙，飲酒などの生活習慣と疾病との明らかな関連により，その発症・進行に関与して直接的に死にかかわるかQOLの低下につながる疾患群をいう．成人期から発症する生活習慣病には，食生活や生活習慣の変化に伴う運動不足，交通機関の発達による身体活動の低下，さらに喫煙や飲酒などが複雑に関与している．
- 生活習慣病や要介護高齢者の増加による医療保険制度や介護保険制度が持続可能なものとなるよう，健康に生活できる社会を実現し，国民の健康の増進の総合的な推進を図るために，21世紀における国民健康づくり運動（健康日本21〈第二次〉）が示された．
- 特に国民医療費に占める生活習慣病関連の医療費の割合は大きいことから，生活習慣病の予防と改善のためには，栄養管理と生活習慣の適正化が重要である．

生活習慣病の予防と栄養ケア

肥満とメタボリックシンドローム

- 肥満とは，脂肪組織が過剰に蓄積した状態である．
- 肥満の判定には，肥満度分類を用いる．肥満度分類は疾病合併率をみた体格指数（BMI）を用いる．
- BMI 25 kg/m² 以上は肥満と判定する（**❶**）[3]．
- BMI 35 kg/m² 以上は高度肥満である．高度肥満の場合は，原発性肥満と特定の疾患に起因する二次性肥満との鑑別が重要である．
- 令和元年国民健康・栄養調査による15歳以上において，BMIが30 kg/m² 以上の者は4.5%（男性5.3%，女性3.6%）にすぎず，わが国の肥満者は25 kg/m²≦BMI<30 kg/m²の者がほとんどで，WHO基準のBMI≧30 kg/m²に相当する肥満者は少ない特徴がある．また，わが国の肥満者（BMI≧25 kg/m²）の割合は，男性31.6%，女性21.6%であり，これまでの10年間で男女とも有意な増減はみられない．
- 内臓脂肪蓄積に加えて，脂質代謝異常，高血圧，高血糖（耐糖能異常）のうちいずれか2項目以上を併せもった状態をメタボリックシンドロームと呼び，心血管病発症リスクが高い状態をいう（**❷**）．不規則な食生活や身体活動の不足などによる生活習慣要因が強く影響し，生活習慣病の危険因子が複数集積した病態である[4]．
- 体重減量により内臓脂肪は減少しやすいことが明らかとなっている．栄養管理計画では，無理なく継続できる食事管理と適度な身体活動量増加により減量することがポイントとなる．
- 2008（平成20）年から，40〜74歳の人を対象に生活習慣病の予防のために，メタボリックシンドロームに着目した健康診査（特定健診）が行われ，特定健診の結果から生活習慣病の発症リスクが高く，生活習慣の改善が必要な場合に保健指導（特定保健指導）が実施されている．内臓脂肪を減らすことで生活習慣病有病者および予備群を減少させ，医療費削減を目指した．

*1 心疾患は「心疾患（高血圧性を除く）」である．

豆知識

2016（平成28）年の死因別死亡数・死亡率（人口10万対）の順位が3位であった肺炎は，2017年から「ICD-10（2013年版）」による原死因選択ルールの適用で，誤嚥性肺炎などが分類項目に追加されたことにより，近年順位が下がっている．

【用語解説】
ICD-10：改訂を重ね，第10版となった「疾病及び関連保健問題の国際統計分類（International Statistical Classification of Diseases and Related Health Problems；ICD）」のこと．死亡や疾病データの体系的な記録，分析などに用いるために，世界保健機関（World Health Organization：WHO）が作成している．

QOL：quality of life

BMI：body mass index

【用語解説】
原発性肥満：単純性肥満ともいう．病因が不明の肥満である．二次性肥満（症候性肥満）は，内分泌性，遺伝性，視床下部性などによる疾患が原因疾患となる肥満である．

豆知識

肥満に関連する病態として，内臓脂肪の蓄積がある．内臓脂肪は，腸間膜などに付着している脂肪組織である．蓄積した内臓脂肪から動脈硬化促進因子が分泌され，インスリン抵抗性が高まり，高血圧，脂質代謝異常，高血糖などの動脈硬化リスクが高まり心疾患につながる．

豆知識

平成29年国民健康・栄養調査において，男性では30歳以降でメタボリックシンドローム予備群の割合が増加し，男女ともに50歳以降でメタボリックシンドロームが強く疑われる者の割合が増加している．

6

成人期・高齢期の栄養

❶ 肥満度分類

BMI（kg/m²）	日本肥満学会基準		WHO基準
BMI＜18.5	低体重		Underweight
18.5≦BMI＜25	普通体重		Normal range
25≦BMI＜30	肥満（1度）		Pre-obese
30≦BMI＜35	肥満（2度）		Obese class I
35≦BMI＜40	高度肥満	肥満（3度）	Obese class II
40≦BMI		肥満（4度）	Obese class III

高度な肥満は，病態や合併する健康障害などについて，高度でない肥満とは異なった特徴をもつため，BMI≧35を高度肥満の定義とする.
（日本肥満学会編集. 肥満症診療ガイドライン2022. ライフサイエンス出版；2022. p.2より）

❷ メタボリックシンドロームの診断基準

内臓脂肪（腹腔内脂肪）蓄積	
ウエスト周囲径	男性≧85 cm 女性≧90 cm
（内臓脂肪面積　男女とも≧100 cm²に相当）	

上記に加え以下のうち2項目以上	
高トリグリセライド血症 かつ/または 低HDLコレステロール血症	≧150 mg/dL ＜40 mg/dL（男女とも）
収縮期血圧 かつ/または 拡張期血圧	≧130 mmHg ≧85 mmHg
空腹時高血糖	≧110 mg/dL

- CTスキャンなどで内臓脂肪量測定を行うことが望ましい.
- ウエスト径は立位，軽呼気時，臍レベルで測定する．脂肪蓄積が著明で臍が下方に偏位している場合は肋骨下縁と前上腸骨棘の中点の高さで測定する.
- メタボリックシンドロームと診断された場合，糖負荷試験が薦められるが診断には必須ではない.
- 高TG血症，低HDL-C血症，高血圧，糖尿病に対する薬剤治療をうけている場合は，それぞれの項目に含める.
- 糖尿病，高コレステロール血症の存在はメタボリックシンドロームの診断から除外されない.

（メタボリックシンドローム診断基準検討委員会. メタボリックシンドロームの定義と診断基準. 日内会誌 2005；94：794-809より）

6

成人期・高齢期の栄養

肥満，メタボリックシンドロームの栄養ケア

- 特定保健指導後6か月において，3〜5％の減量により特定健診のすべての健診項目の改善が認められた報告がある[5]．肥満者は，目標とするBMIの範囲まで減量しなくても，6か月で3〜5％の体重減少が，肥満関連の危険因子の改善のために有効である.
- 体重減少には，食事摂取エネルギーの減量が有効である．エネルギー産生栄養素[*2]の摂取割合は食事摂取基準に準じる．また，減量する場合もたんぱく質，ビタミン，ミネラルの十分な摂取が必要である.

[*2] たんぱく質，脂質，炭水化物（アルコールを含む）.

糖尿病

- 糖尿病は，成因による分類では，「1型糖尿病」「2型糖尿病」「その他の特定の機序，疾患によるもの」「妊娠糖尿病」に分けられる．成人期以降では，2型糖尿病の発症がほとんどである.
- 2型糖尿病は，遺伝的素因に加齢，過食や運動不足による身体活動の低下などの生活習慣，肥満，そしてストレスなどの環境因子が加わることにより，適切なインスリン分泌量と必要量のバランスが保てず高血糖や代謝異常が慢性化することによって，網膜や腎臓の細小血管および心臓の大血管など全身の動脈硬化を進展させる.

糖尿病の栄養ケア

- 2型糖尿病の発症リスクを考慮すると血糖コントロールが重要となる．食後高血糖は脂質代謝異常にも関与するため，動脈硬化を促進させ心血管イベント発症のリスクが高くなる．したがって，食後高血糖の改善も同時に進めなければならない.
- 食事療法は，摂取エネルギー量を単に減らせばよいというものではなく，適正な消費エネルギー量に見合った食事摂取エネルギー量とする.
- エネルギー産生栄養素の配分は，総エネルギー量の50〜60％を炭水化物から，15〜20％をたんぱく質から，そして残りを脂質から摂る.
- 炭水化物は糖質と食物繊維を含むが，食物繊維を多く摂ることで食後血糖値の上昇を抑えて，血清コレステロールの増加を防ぐ.
- 2型糖尿病では家族歴を認めることが多く，肥満があるか，また過去に肥満歴があるかを問き取り確認する.

豆知識

メタボリックシンドロームの診断基準にある空腹時血糖値110 mg/dLに相当するHbA1c値は6.0％であるが，特定保健指導対象者を選定・階層化するための判定項目としてのHbA1c値は5.6％である.

❸ 成人における血圧値の分類

分　類	診察室血圧（mmHg）			家庭血圧（mmHg）		
	収縮期血圧		拡張期血圧	収縮期血圧		拡張期血圧
正常血圧	＜120	かつ	＜80	＜115	かつ	＜75
正常高値血圧	120〜129	かつ	＜80	115〜124	かつ	＜75
高値血圧	130〜139	かつ/または	80〜89	125〜134	かつ/または	75〜84
Ⅰ度高血圧	140〜159	かつ/または	90〜99	135〜144	かつ/または	85〜89
Ⅱ度高血圧	160〜179	かつ/または	100〜109	145〜159	かつ/または	90〜99
Ⅲ度高血圧	≧180	かつ/または	≧110	≧160	かつ/または	≧100
（孤立性）収縮期高血圧	≧140	かつ	＜90	≧135	かつ	＜85

注）収縮期血圧と拡張期血圧が異なる分類に属する場合は，高い方の分類に組み入れる．
（日本高血圧学会高血圧治療ガイドライン作成委員会編．高血圧治療ガイドライン2019（JSH2019）．ライフサイエンス出版；2019．p.18）

❹ 生活習慣の修正項目

1. 食塩制限6 g/日未満
2. 野菜，果物の積極的摂取*
   飽和脂肪酸，コレステロールの摂取を控える
   多価不飽和脂肪酸，低脂肪乳製品の積極的摂取
3. 適正体重の維持：BMI（体重 [kg] ÷身長 [m]²）25未満
4. 運動療法：軽強度の有酸素運動（動的および静的筋肉負荷運動）を毎日30分，または180分/週以上行う
5. 飲酒：エタノールとして男性20〜30 mL/日以下，女性10〜20 mL/日以下に制限する
6. 禁煙

生活習慣の複合的な修正はより効果的である．
＊：カリウム制限が必要な腎障害患者では，野菜・果物の積極的摂取は推奨しない．
肥満や糖尿病患者などエネルギー制限が必要な患者における果物の摂取は80 kcal/日程度にとどめる．
（日本高血圧学会高血圧治療ガイドライン作成委員会編．高血圧治療ガイドライン2019（JSH2019）．ライフサイエンス出版；2019．p.64）

高血圧と血圧管理[6]

- 高血圧は脳卒中（脳出血，脳梗塞など）や心臓病（冠動脈疾患，心肥大など）および腎臓病の原因疾患である．
- 高血圧の基準値は，診察室血圧で収縮期血圧が140 mmHg以上または拡張期血圧が90 mmHg以上（あるいは両方）の場合である（❸）．
- 家庭血圧測定による高血圧の基準値は，収縮期血圧が135 mmHg以上，拡張期血圧が85 mmHg以上の両方またはいずれかの場合である（❸）．
- 高血圧は，加齢とともに増加し，特に収縮期血圧は男女ともに40歳代から急激に上昇する．
- 令和元年国民健康・栄養調査によると，40歳以上の男性の73.5%，女性の71.2%が高血圧（収縮期血圧140 mmHg以上，または降圧薬服用中の者を含む）である．
- 日本高血圧学会の高血圧治療ガイドライン（JSH2019）は，減塩目標量が6 g/日未満であり，世界の主要な高血圧治療ガイドラインの減塩目標量も6 g/日未満であることから，食事の摂取量に影響を与えない程度に減塩を実施することが肝要である．食事摂取基準（2020年版）のナトリウム目標量では，高血圧予防の観点から実現可能性を考慮した当面目指すべき値として，男性7.5 g/日未満，女性6.5 g/日未満に設定されている．
- 令和元年国民健康・栄養調査によると，食塩摂取量（20歳以上）は，平均10.1 g/日（男性10.9 g/日，女性9.3 g/日）である[7]．

【用語解説】
脳卒中：脳血管疾患には，脳の血管が詰まる脳梗塞と，血管が破れる脳出血とくも膜下出血があり，これらを総称して脳卒中という．脳梗塞にはラクナ梗塞，アテローム血栓性脳梗塞，心原性脳塞栓症などの病型がある．

●MEMO●
食塩摂取量は，食事から摂る食品および調味料中に含まれるナトリウム量から計算する．
食塩相当量（g）＝ナトリウム（g）×58.5/23＝ナトリウム（g）×2.54

豆知識
DASH食：dietary approaches to stop hypertension（DASH）diet．米国の研究者が提唱した，野菜，果物，低脂肪乳製品中心の食事のことで，コレステロールと飽和脂肪酸が少なく，カルシウム，カリウム，マグネシウム，食物繊維が多い．DASH食と対照食とを比較した介入試験が行われた結果，DASH食に降圧効果が認められた．さらに，食塩相当量が少ないほどその効果は大きいことが示された[8]．

6　成人期・高齢期の栄養

❺ 脂質異常症診断基準

LDLコレステロール	140 mg/dL以上	高LDLコレステロール血症
	120〜139 mg/dL	境界域高LDLコレステロール血症**
HDLコレステロール	40 mg/dL未満	低HDLコレステロール血症
トリグリセライド	150 mg/dL以上（空腹時採血*）	高トリグリセライド血症
	175 mg/dL以上（随時採血*）	
non-HDLコレステロール	170 mg/dL以上	高non-HDLコレステロール血症
	150〜169 mg/dL	境界域高non-HDLコレステロール血症**

*：基本的に10時間以上の絶食を「空腹時」とする．ただし水やお茶などエネルギーのない水分の摂取は可とする．空腹時であることが確認できない場合を「随時」とする．
**：スクリーニングで境界域高LDL-C血症，境界域高non-HDL-C血症を示した場合は，高リスク病態がないか検討し治療の必要性を考慮する．
●LDL-CはFriedewald式（TC−HDL-C−TG/5）で計算する（ただし空腹時採血の場合のみ）．または直接法で求める．
●TGが400 mg/dL以上や随時採血の場合はnon-HDL-C（＝TC−HDL-C）かLDL-C直接法を使用する．ただし，スクリーニングでnon-HDL-Cを用いる時は，高TG血症を伴わない場合はLDL-Cとの差が＋30 mg/dLより小さくなる可能性を念頭においてリスクを評価する．
●TGの基準値は空腹時採血と随時採血により異なる．
●HDL-Cは単独では薬物介入の対象とはならない．
（日本動脈硬化学会編．動脈硬化性疾患予防ガイドライン2022年版．2022．p.22より）

- 高血圧性合併症やその発症予防，進展の防止を図るためには，生活習慣の修正が重要である．また，生活習慣の複合的な修正はより効果的である（❹）．
- なかでもカリウムは，ナトリウムの尿中排泄を促す．野菜や果物に多く含まれるカリウムの積極的な摂取は，高血圧の発症予防を考えると望ましい．しかし，現在の日本人は，ナトリウム摂取量が多くカリウム摂取量が少ない状況にある．
- 健康日本21（第二次）では野菜類の摂取目標量を350 g/日に設定しているが，令和元年国民健康・栄養調査によると，20歳以上において1日350 g以上の野菜類を摂取している者の割合は，28.2％（男性30.1％，女性26.5％）である[7]．

脂質異常症と生活習慣の改善

- 脂質異常症は，LDLコレステロール（LDL-C），トリグリセリド（TG）およびnon-HDLコレステロール（non-HDL-C）のいずれかまたはすべてが増加している場合，あるいはHDLコレステロール（HDL-C）が低下している状態である（❺）．
- 脂質異常症は，動脈硬化性疾患の冠動脈疾患や脳梗塞（アテローム血栓性）の危険因子の一つである．
- 加齢は，動脈硬化性疾患の危険因子である．
- 女性は男性と比較して心筋梗塞の発症および死亡リスクは低いが，加齢とともにその差は縮小する．特に，女性は閉経後に高LDLコレステロール血症が増加する．
- 動脈硬化性疾患を予防するための生活習慣の改善には，禁煙と受動喫煙の回避，適正な体重を維持するための総エネルギー摂取量と身体活動量の見直し，伝統的日本食パターンの食事の摂取などを心がける．
- 動脈硬化性疾患予防のための食事管理が必要である（❻）．
- 喫煙は，動脈硬化性疾患の危険因子である．禁煙は年齢や性別を問わず動脈硬化性疾患の進展や罹患のリスクを低下させる．
- 成人期の脂質異常症において注意すべきは，家族性高コレステロール血症（FH）の存在である．総コレステロール（TC）値は成人期において加齢とともに上昇するが，家族性高コレステロール血症者は青年期から，または生下時から高LDLコレステロール血症がみられるため，LDLコレステロール値が高値の場合は家族歴を聞き取り確認する．

脳血管疾患の一次予防

- 脳血管疾患は，脳血管の動脈硬化によるものや心臓に生じた血栓が脳血管を塞栓する疾患である．脳血管疾患による死亡原因の多くを占めるものは，脳卒中（脳梗塞，脳出血）である．

LDL-C：low-density lipoprotein cholesterol（低比重リポたんぱくコレステロール）
TG：triglyceride（トリグリセリド〈トリグリセライド〉または中性脂肪）
HDL-C：high-density lipoprotein cholesterol（高比重リポたんぱくコレステロール）

●MEMO●
日本における冠動脈疾患の発症率は欧米と比較して少ないが，喫煙，高血圧，糖尿病（耐糖能異常），慢性腎臓病（CKD）などにより心筋梗塞や脳梗塞などの動脈硬化性疾患の発症リスクが高くなることから，生活習慣の管理は重要である．

CKD：chronic kidney disease

【用語解説】
non-HDLコレステロール：「TC−HDL-C」で計算される．目安値はLDL-Cプラス30とされ，TGが400 mg/dL以上や食後に採血した場合に脂質異常症の診断で使用される．
家族性高コレステロール血症：familial hypercholesterolemia（FH）．常染色体性遺伝性疾患で，高LDLコレステロール血症，アキレス腱や皮膚に黄色腫がみられる．早発性冠動脈疾患リスクがきわめて高い．
総コレステロール：total cholesterol（TC）．LDL-C，HDL-C，ほかのコレステロールの総合計である．

6
成人期・高齢期の栄養

❻ 動脈硬化性疾患予防のための食事療法

1. 過食に注意し，適正な体重を維持する
- 総エネルギー摂取量(kcal/日)は，一般に目標とする体重(kg)＊×身体活動量(軽い労作で25～30，普通の労作で30～35，重い労作で35～)を目指す

2. 肉の脂身，動物脂，加工肉，鶏卵の大量摂取を控える

3. 魚の摂取を増やし，低脂肪乳製品を摂取する
- 脂肪エネルギー比率を20～25%，飽和脂肪酸エネルギー比率を7%未満，コレステロール摂取量を200 mg/日未満に抑える
- n-3系多価不飽和脂肪酸の摂取を増やす
- トランス脂肪酸の摂取を控える

4. 未精製穀類，緑黄色野菜を含めた野菜，海藻，大豆および大豆製品，ナッツ類の摂取量を増やす
- 炭水化物エネルギー比率を50～60%とし，食物繊維は25 g/日以上の摂取を目標とする

5. 糖質含有量の少ない果物を適度に摂取し，果糖を含む加工食品の大量摂取を控える

6. アルコールの過剰摂取を控え，25 g/日以下に抑える

7. 食塩の摂取は6 g/日未満を目標にする

＊18歳から49歳：[身長(m)]^2×18.5～24.9 kg/m^2，50歳から64歳：[身長(m)]^2×20.0～24.9 kg/m^2，65歳から74歳：[身長(m)]^2×21.5～24.9 kg/m^2，75歳以上：[身長(m)]^2×21.5～24.9 kg/m^{2}とする
(日本動脈硬化学会編. 動脈硬化性疾患予防ガイドライン2022年版. 2022. p.101より)

- 脳卒中による死因の多くは，従来は脳出血によるものであったが，食生活の変遷による脂質エネルギー比率の増加と食塩摂取量の減少，高血圧治療の普及などによって，近年の脳卒中による死因の多くは脳梗塞が占めている.

- 脳血管疾患は，廃用症候群による寝たきりになる原因の1つである. 2022(令和4)年国民生活基礎調査によると，要介護度別に介護が必要となった「要介護」者は，原因の第1位が認知症(23.6%)，第2位が脳血管疾患(脳卒中)(19.0%)である.

- 認知症には脳梗塞や脳出血などを原因とする血管性認知症があり，基礎疾患として高血圧や糖尿病に罹患していることが多い.

虚血性心疾患の一次予防

- 虚血性心疾患は，心筋虚血により胸痛などの胸部症状や心電図に変化が出現する「狭心症」と，心筋虚血により心筋が壊死をきたす「心筋梗塞」に大きく分かれる.

- 狭心症には，主に冠動脈の動脈硬化による狭窄により一過性の虚血をきたすものと，喫煙や過度のアルコール摂取により冠動脈内皮細胞の機能障害による血管のけいれんが起こる冠動脈攣縮によるものなどがある.

- 心筋梗塞では，プラークの破綻により潰瘍や血栓を形成して，ほぼ完全に血流の途絶が起こり，心筋に壊死が生じる.

- 虚血性心疾患では，高血圧，喫煙，加齢(男性45歳以上，女性は閉経後)，糖尿病，そして高LDLコレステロール血症や低HDLコレステロール血症の脂質異常症が危険因子である.

- 健康日本21(第二次)においても，脳血管疾患や虚血性心疾患を含む循環器疾患の予防として，高血圧，脂質異常症，喫煙，糖尿病を管理し，適正な栄養・食生活の実施，身体活動・運動の増加などにより，危険因子の低減を図ることを目標としている(❼).

改善すべき食生活と生活習慣の是正

- 成人期は，社会生活の大きな変化を迎え肉体的・精神的に充実した時期である. 一方，生活が不規則となりやすく，適正な食生活の実施が困難になる時期でもある.

- 成人期においては，生活習慣病の一次予防に重点をおき，適正な食行動をとることができるよう支援する必要がある.

- 2000(平成12)年に当時の文部省，厚生省および農林水産省が連携して策定した「食生活指針」には，生活習慣病の一次予防の観点だけではなく，食料生産・流通から食文化，またバランスのとれた食事や適度な運動の必要性などを含めて，具体的に実践できるよう示されている(❽).

【用語解説】
廃用症候群：寝たきりとなる脳卒中，骨折，閉じこもり，老年期認知症などにより不活動状態が長く続いた結果，身体の関節や筋肉を使用しないために関節の動きや筋力が低下し，さらに動けなくなる状態をいう.

【用語解説】
心筋虚血：心筋への血流が何らかの原因によって乏血となり，心筋組織に酸素や栄養素が不足した状態になることをいう.

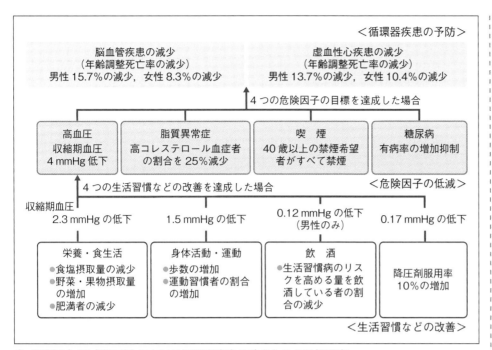

❼ 健康日本21（第二次）における循環器疾患予防のための目標設定
（厚生科学審議会地域保健健康増進栄養部会次期国民健康づくり運動プラン策定専門委員会．健康日本21（第二次）の推進に関する参考資料．p.41より）

- 2005（平成17）年に厚生労働省および農林水産省の合同により策定された「食事バランスガイド」は，食事のおおよその量を「主食」「副菜」「主菜」「牛乳」「乳製品」「果物」の5つの料理グループに区分し，区分ごとに「つ（SV）」という単位を用いて1日に何をどれだけ食べたらよいかを考える際の参考になるよう示されている．

  SV : serving

- 身体活動の増加も生活習慣病の予防に重要であり，その詳細については「4　健康づくりのための身体活動基準および指針」（p.125）で示す．

- 喫煙は，動脈硬化性疾患や脳心血管病の危険因子であることが確立されている．また，動脈硬化性疾患や脳心血管病に罹患しても，禁煙することによりその進展を低下させる．さらに禁煙は受動喫煙を予防することにもつながる．禁煙による効果は，年齢や性別を問わない．

- 禁煙後は体重増加が認められるとの報告が多くあることから，食生活の変化などに伴う体重増加に注意する必要がある．

2　更年期の生理的変化

- 更年期（menopose）は，生殖期から非生殖期への移行期である．恒常性維持機能や免疫機能の低下が始まり，インスリンに対する感受性，ホルモン分泌などの内分泌系機能の低下もみられるようになる．

- 日本産科婦人科学会は，閉経の前後5年間を更年期と定義し，その期間は一般的に40歳代前半から50歳代後半である．平均閉経年齢は約50歳である．

- 最終月経である閉経に伴う卵巣機能の低下がみられる．

更年期の身体機能の変化

- 更年期の女性では，エストロゲンが減少することにより，生殖器官の変化，脂質代謝の変化や血管弾力性の低下，骨量の減少，更年期症状がみられるようになる（❾）．

- 更年期を迎えると卵巣機能が衰え，卵胞数の減少に伴い卵巣からのエストロゲン分泌が急激に低下する．また，排卵が起こらなくなり，黄体から分泌されるプロゲステロンが減少する．これにより，視床下部の性腺刺激ホルモン放出ホルモン（GnRH）はポジティブフィードバックによって濃度が上昇し，さらに下垂体からの卵胞刺激ホルモ

●MEMO●
女性の更年期の卵巣機能の低下において，月経は，月経周期が不順となりやがて停止する（閉経）．閉経後，活性の弱いエストロゲンが副腎から少量ながら分泌される（停止しない）．

GnRH : gonadotropin releasing hormone

6

成人期・高齢期の栄養

❽ 食生活指針

健全な食生活をどう楽しむかを考える	1. 食事を楽しみましょう ● 毎日の食事で，健康寿命をのばしましょう ● おいしい食事を，味わいながらゆっくりよく噛んで食べましょう ● 家族の団らんや人との交流を大切に，また，食事づくりに参加しましょう
生活の質（QOL）の向上を実践する	2. 1日の食事のリズムから，健やかな生活リズムを ● 朝食で，いきいきした1日を始めましょう ● 夜食や間食はとりすぎないようにしましょう ● 飲酒はほどほどにしましょう
適度な運動と食事を実践する	3. 適度な運動とバランスのよい食事で，適正体重の維持を ● 普段から体重を量り，食事量に気をつけましょう ● 普段から意識して身体を動かすようにしましょう ● 無理な減量はやめましょう ● 特に若年女性のやせ，高齢者の低栄養にも気をつけましょう
バランスのとれた食事内容を実践する	4. 主食，主菜，副菜を基本に，食事のバランスを ● 多様な食品を組み合わせましょう ● 調理方法が偏らないようにしましょう ● 手作りと外食や加工食品・調理食品を上手に組み合わせましょう
	5. ごはんなどの穀類をしっかりと ● 穀類を毎食とって，糖質からのエネルギー摂取を適正に保ちましょう ● 日本の気候・風土に適している米などの穀類を利用しましょう
	6. 野菜・果物，牛乳・乳製品，豆類，魚なども組み合わせて ● たっぷり野菜と毎日の果物で，ビタミン，ミネラル，食物繊維をとりましょう ● 牛乳・乳製品，緑黄色野菜，豆類，小魚などで，カルシウムを十分にとりましょう
	7. 食塩は控えめに，脂肪は質と量を考えて ● 食塩の多い食品や料理を控えめにしましょう．食塩摂取量の目標値は，男性で1日8g未満，女性で7g未満とされています ● 動物，植物，魚由来の脂肪をバランスよくとりましょう ● 栄養成分表示を見て，食品や外食を選ぶ習慣を身につけましょう
食料の安定供給や食文化への理解を実践する	8. 日本の食文化や地域の産物を活かし，郷土の味の継承を ● 「和食」をはじめとした日本の食文化を大切にして，日々の食生活に活かしましょう ● 地域の産物や旬の素材を使うとともに，行事食を取り入れながら，自然の恵みや四季の変化を楽しみましょう ● 食材に関する知識や調理技術を身につけましょう ● 地域や家庭で受け継がれてきた料理や作法を伝えていきましょう
食料資源や環境への配慮を実践する	9. 食料資源を大切に，無駄や廃棄の少ない食生活を ● まだ食べられるのに廃棄されている食品ロスを減らしましょう ● 調理や保存を上手にして，食べ残しのない適量を心がけましょう ● 賞味期限や消費期限を考えて利用しましょう
食生活を振り返り改善する	10.「食」に関する理解を深め，食生活を見直してみましょう ● 子どものころから，食生活を大切にしましょう ● 家庭や学校，地域で，食生活や，食品の安全性を含めた「食」に関する知識や理解を深め，望ましい習慣を身につけましょう ● 家族や仲間と，食生活を考えたり，話し合ったりしてみましょう ● 自分たちの健康目標をつくり，よりよい食生活を目指しましょう

（文部科学省，厚生労働省，農林水産省．食生活指針．平成28年6月一部改正／文部科学省，厚生労働省，農林水産省．食生活指針の解説要領．平成28年6月，p.7を参考に作成）

ン（FSH）や黄体形成ホルモン（LH）の分泌は亢進するが，卵巣機能が衰えているためエストロゲンやプロゲステロンは分泌されない．このようなホルモンバランスの崩れが自律神経失調症を招き，不定愁訴と呼ばれる不快な症状として現れる．

● エストロゲンの減少は子宮や腟およびその周辺組織に影響する．組織の萎縮がみられ，腟粘膜の分泌物の減少に伴い細菌感染による腟炎をきたしやすくなる．

脂質代謝の変化，血管弾力性の低下（❿）

● エストロゲンは，LDL受容体の発現を促進し，肝臓や末梢組織でのLDLコレステロールの取り込みを促進させ，血中濃度を低下させる作用がある．閉経後のエストロゲン分泌低下に伴い，血中LDLコレステロールの増加が起こり，動脈硬化の原因となる．

FSH：follicle-stimulating hormone
LH：luteinizing hormone

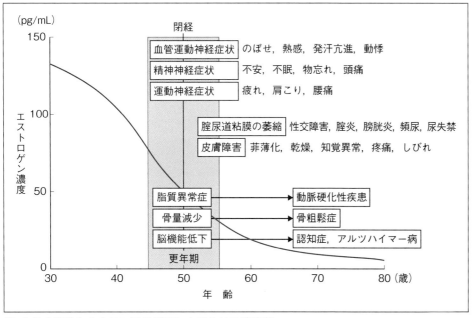

❾ 女性の加齢とホルモン量の低下により生じる諸症状
(van Keep PA, Kellerhals J. The Ageing Woman. Karger；1973. pp.160-73 より)

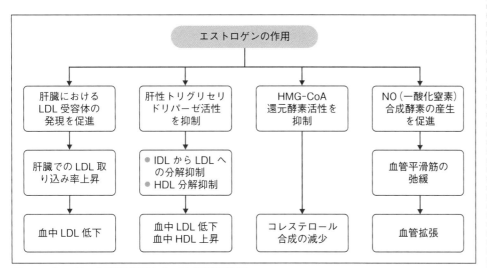

❿ エストロゲンと脂質代謝および血管拡張作用
更年期でエストロゲンが減少すると，これら効果が期待できない．
LDL：低比重リポたんぱく，IDL：中間型リポたんぱく，HDL：高比重リポたんぱく，HMG-CoA：3-ヒドロキシ-3-メチルグルタリル-CoA．

- エストロゲンは，コレステロール合成にかかわるHMG-CoA還元酵素の活性を不活化するため，エストロゲンが減少すると，LDLコレステロールの増加と併せて総コレステロール値が急増し，HDLコレステロールは低下する．
- エストロゲンは，血管内皮細胞から産生され血管平滑筋を弛緩させる働きをもつ一酸化窒素（NO）の合成を促進するため，エストロゲンの減少により血管が硬くなる．
- 虚血性心疾患には性差がみられる．急性心筋梗塞の罹患率は男性の場合，40～50歳ごろから上昇するのに対し，女性では50～60歳ごろと約10年遅れて上昇することが示されている．閉経そのものが虚血性心疾患のリスクである可能性を示唆している．

更年期障害

- エストロゲンの分泌低下は，自律神経失調の原因となり，不定愁訴として心身に症状が現れる．
- 更年期症状がひどく，日常生活に支障をきたす状態が更年期障害である．

HMG-CoA：3-hydroxy-3-methylglutaryl-CoA (3-ヒドロキシ-3-メチルグルタリル-CoA)

NO：nitric oxide

6

成人期・高齢期の栄養

⓫ 簡略更年期指数 (SMI, 小山嵩夫ら 1992)

症状	症状の程度（点数）				点数
	強	中	弱	無	
1. 顔がほてる	10	6	3	0	
2. 汗をかきやすい	10	6	3	0	
3. 腰や手足が冷えやすい	14	9	5	0	
4. 息切れ，動悸がする	12	8	4	0	
5. 寝つきが悪い，または眠りが浅い	14	9	5	0	
6. 怒りやすく，すぐイライラする	12	8	4	0	
7. くよくよしたり，憂うつになることがある	7	5	3	0	
8. 頭痛，めまい，吐き気がよくある	7	5	3	0	
9. 疲れやすい	7	4	2	0	
10. 肩こり，腰痛，手足の痛みがある	7	5	3	0	
				合計点	

● 評　価

0～25点	問題なし
26～50点	食事，運動に気をつけ，無理をしないように
51～65点	更年期・閉経外来を受診したほうがよい
66～80点	長期の計画的な治療が必要
81～100点	各科の精密検査に基づいた長期の計画的な治療が必要

- 男性にも更年期症状が現れることがあるが，女性のほうが顕著である．
- 血管系症状には，ほてりやのぼせ，発汗などのホットフラッシュ，冷えなどがある．身体系の症状としては，頭痛，腰痛，肩こり，頻尿，食欲不振が，また精神系症状としては不安，イライラ感，不眠，抑うつなどがみられる．
- 更年期障害の症状は多岐にわたり，個人差もある．更年期障害の評価には，クッパーマン（Kupperman）更年期障害指数や，日本では小山らの簡略更年期指数（SMI）が用いられている（⓫）．

SMI：simplified menopausal index

更年期の栄養ケア

- 脂質代謝の変化により動脈硬化からの生活習慣病のリスクが高くなるため，適正なエネルギー量の摂取および脂質の量と質を考慮した食事とする．

3　骨粗鬆症の予防

骨粗鬆症とは

- 骨粗鬆症は，骨量の低下と骨組織の微細構造の異常を特徴とし，骨の脆弱性が増大して骨折のリスクが増大する生活習慣病であり，骨折は結果として生じる合併症の一つである．
- 骨量は，最大骨量（peak bone mass）に達した成人期以降，40歳代前半まで骨吸収と骨形成がほぼ平衡状態にあり，維持される．
- 骨量低下の誘因は生活習慣にある．そのリスク要因は，①やせ，低栄養，②運動不足（長期の不動性），③喫煙，④過度のアルコール，⑤カルシウム，ビタミンD，ビタミンKの摂取不足である．さらに遺伝的要因も加えた多くの危険因子があげられる．
- 女性では40歳代後半の閉経によるエストロゲン分泌低下に伴い，更年期以降は著明な骨量減少をきたす．さらに加齢により，骨量は徐々に低下する（⓬）．

骨粗鬆症の一次予防

- 骨量は，男性も女性も20歳前後で最大値を示す．特に女性は，思春期から十分なカルシウム，ビタミンD，ビタミンKおよびたんぱく質の摂取を心がけ，より高い骨量を獲得して20歳ごろまでに最大骨量を高めることが重要である．
- 成人期は，最大骨量を維持する時期である．
- したがって，骨粗鬆症の予防のために骨量減少を最小限に抑えるには，栄養バランスのよい食生活（⓭）および適度な運動と適度な日光浴が基本である[9]．

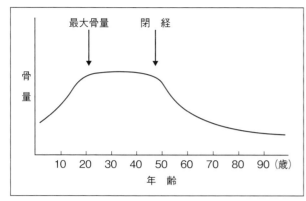

⑫ 女性における骨量の経年的変化
（鈴木隆雄．骨量の自然史と骨粗鬆症，骨折の予防戦略．日本臨牀2004；62〈増2〉：225-32より改変/骨粗鬆症の予防と治療のガイドライン作成委員会編．骨粗鬆症の予防と治療ガイドライン2015年版．ライフサイエンス出版；2015．p.14より）

⑬ 骨粗鬆症予防のための食品

推奨される食品と摂取量		過剰摂取を避けたほうがよい食品
●カルシウムを多く含む食品 　（食品から700〜800 mg/日） 　・牛乳・乳製品 　・小魚 　・緑黄色野菜 　・大豆・大豆製品 ●ビタミンDを多く含む食品 　（400〜800 IU/日〈10〜20 μg/日〉） 　・魚類 　・きのこ類	●ビタミンKを多く含む食品 　（250〜300 μg/日） 　・納豆，緑黄色野菜 ●果物と野菜 ●たんぱく質 　・肉，魚，卵，豆，牛乳・乳製品など	●リンを多く含む食品 　・加工食品 　・一部の清涼飲料水 ●食塩 ●カフェインを多く含む食品 　・コーヒー，紅茶 ●アルコール

（骨粗鬆症の予防と治療ガイドライン作成委員会．骨粗鬆症の予防と治療ガイドライン2015年版．ライフサイエンス出版；2015．p.79を参考に作成）

4　健康づくりのための身体活動基準および指針

目 的

●2013（平成25）年，「健康づくりのための身体活動基準2013」と「健康づくりのための身体活動指針（アクティブガイド）」が策定された．ライフステージに応じた健康づくりのための身体活動（生活活動・運動）を推進することで，健康日本21（第二次）の推進に資することを目的としている．

●この基準のなかで，身体活動の増加によって発症リスクを低減できるものとして，従来の糖尿病・循環器疾患などに加え，がんやロコモティブシンドローム[*1]，認知症が含まれることを明確化した．

生活習慣病に対する身体活動の有益性

●身体活動は，骨格筋のインスリン抵抗性を改善し，血糖値を低下させる．さらに，血管内皮機能，血流調節，動脈伸展性などを改善し，降圧効果が得られる．

●身体活動により骨格筋のリポ蛋白リパーゼ（LPL）活性が増大し，トリグリセリドの分解を促進することによって，HDLコレステロールが増加する．

●一方，肥満の有無を問わず，骨格筋量が減少することは，耐糖能異常や糖尿病に進展するリスクを高める．骨格筋を強化し筋量を増加させる筋力トレーニングによって，このリスクを低減できる可能性がある．

●身体活動の増加によって，虚血性心疾患，脳梗塞，悪性新生物（乳がんや大腸がんなど）のリスクを低減できる可能性がある．

●骨の健康の維持，骨粗鬆症の予防のためにも適度な運動が勧められる．骨粗鬆症もその要因の一つとなるロコモティブシンドロームの予防の観点からも，適度な運動が必要である．

●MEMO●
2006（平成18）年に厚生労働省から生活習慣病を予防するための身体活動量と運動量・体力（最大酸素摂取量）の基準値を示した「健康づくりのための運動基準2006」が作成された．この運動基準に基づき策定された「健康づくりのための運動指針2006（エクササイズガイド2006）」では，安全で有効な運動を広く国民に普及させることを目的として，継続して運動することが重要であり，無理をせず日常生活の中で活動量を増やしていくことを推奨している．また，メタボリックシンドローム解消のための運動量として，週あたりの身体活動の目安が示されている．

[*1] 本章「2-3 高齢期の栄養ケア（実際）」（p.130）を参照．

LPL : lipoprotein lipase

⓪ 健康づくりのための身体活動基準2013

血糖・血圧・脂質に関する情報		身体活動（生活活動・運動）[*1]		運 動		体 力（うち全身持久力）
健診結果が基準範囲内	65歳以上	強度を問わず，身体活動を毎日40分（＝10メッツ・時/週）	今より少しでも増やす（たとえば10分多く歩く）[*4]	—	運動習慣をもつようにする（30分以上・週2日以上）	—
	18〜64歳	3メッツ以上の強度の身体活動[*2]を毎日60分（＝23メッツ・時/週）		3メッツ以上の強度の運動[*3]を毎週60分（＝4メッツ・時/週）		性・年代別に示した強度での運動を約3分間継続可能
	18歳未満	—		—		—
血糖・血圧・脂質のいずれかが保健指導レベルの者		医療機関にかかっておらず，「身体活動のリスクに関するスクリーニングシート」でリスクがないことを確認できれば，対象者が運動開始前・実施中に自ら体調確認ができるよう支援したうえで，保健指導の一環としての運動指導を積極的に行う				
リスク重複者またはすぐ受診を要する者		生活習慣病患者が積極的に運動をする際には，安全面での配慮がより特に重要になるので，まずかかりつけの医師に相談する				

*1：「身体活動」は，「生活活動」と「運動」に分けられる．このうち，生活活動とは，日常生活における労働，家事，通勤・通学などの身体活動を指す．また，運動とは，スポーツなどの，特に体力の維持・向上を目的として計画的・意図的に実施し，継続性のある身体活動を指す．
*2：「3メッツ以上の強度の身体活動」とは，歩行またはそれと同等以上の身体活動．
*3：「3メッツ以上の強度の運動」とは，息が弾み汗をかく程度の運動．
*4：年齢別の基準とは別に，世代共通の方向性として示したもの．
（厚生労働省．健康づくりのための身体活動基準2013〈概要〉．https://www.mhlw.go.jp/stf/houdou/2r9852000002xple-att/2r9852000002xppb.pdfより）

⓫ 性・年代別（18〜69歳）の持久力の基準

年　齢	18〜39歳	40〜59歳	60〜69歳
男　性	11.0メッツ（39 mL/kg/分）	10.0メッツ（35 mL/kg/分）	9.0メッツ（32 mL/kg/分）
女　性	9.5メッツ（33 mL/kg/分）	8.5メッツ（30 mL/kg/分）	7.5メッツ（26 mL/kg/分）

※表中の（　）内は最大酸素摂取量を表す．
※表に示す強度での運動を約3分以上継続できた場合，基準を満たすと評価できる．
　◆40〜59歳男性：10.0メッツの強度の運動（例：ランニング167 m/分，10 km/時）で3分間以上継続できる→「全身持久力がある」と評価
（厚生労働省．健康づくりのための身体活動基準2013．https://www.mhlw.go.jp/stf/houdou/2r9852000002xple-att/2r9852000002xpqt.pdfより）

生活習慣病に対する身体活動の基準

● 「健康づくりのための身体活動基準2013」では，子どもから高齢者までの年齢階級別に身体活動（生活活動・運動）の基準が示されている．

● 18〜64歳の身体活動の基準は，23メッツ・時/週である．強度が3メッツ以上の活動で1日あたり約60分間行う．歩行中心の活動であれば1日あたり，およそ8,000〜10,000歩に相当する．

● 60分の歩行は，10分あたり1,000歩とすると，約6,000歩に相当する．しかし，実際の日常生活のなかでは，低強度で意識されない歩数が2,000〜4,000歩程度とみられるので，基準値を満たすための1日あたりの歩数は，8,000〜10,000歩と考えられている．

● 18〜64歳の運動の基準は，4メッツ・時/週（強度が3メッツ以上）である（⓪）．

● 65歳以上では，強度を問わず，身体活動を毎日40分（10メッツ・時/週）が基準とされている．

● 生活習慣病のリスクを低減させるには，身体活動量を増やすだけでなく，適切な運動習慣を継続し，体力を向上させることが必要である．

● 18〜64歳の体力（うち全身持久力）の基準は，性・年代別に全身持久力の基準としてメッツと最大酸素摂取量で示されている（⓫）．

● 「健康づくりのための身体活動指針（アクティブガイド）」では，現在の身体活動や運

【用語解説】
メッツ：身体活動の強さを表す指標．最大酸素摂取量の値を安静時酸素摂取量である3.5 mL/kg/分で除した値の単位がメッツとなる．

動を少しでも増やすことを目的に，身体活動の基準に基づき「＋10（プラス・テン）」という健康づくりの身近な目標を示している．たとえば，今より毎日10分ずつ長く歩くようにすることで体の健康と心の健康の効果が得られるとしている．

引用文献

1）厚生労働省．令和4年簡易生命表の概況．https://www.mhlw.go.jp/toukei/saikin/hw/life/life22/index.html

2）厚生労働省．令和4（2022）年人口動態統計月報年計（概数）の概況．https://www.mhlw.go.jp/toukei/saikin/hw/jinkou/geppo/nengai22/index.html

3）日本肥満学会編．肥満症診療ガイドライン2016．ライフサイエンス出版；2016．p.xii.

4）メタボリックシンドローム診断基準検討委員会．メタボリックシンドロームの定義と診断基準．日内会誌2005；94：794-809.

5）Muramoto A, et al. Three percent weight reduction is the minimum requirement to improve health hazards in obese and overweight people in Japan. Obes Res Clin Pract 2014；8：e466-75.

6）日本高血圧学会高血圧治療ガイドライン作成委員会編．高血圧治療ガイドライン2019（JSH2019）．ライフサイエンス出版；2019.

7）厚生労働省．令和元年 国民健康・栄養調査報告〈令和2年12月〉．https://www.mhlw.go.jp/content/001066903.pdf

8）Sacks FM, et al.；DASH-Sodium Collaborative Research Group. Effects on blood pressure of reduced dietary sodium and the Dietary Approaches to Stop Hypertension（DASH）diet. N Engl J Med 2001；344：3-10.

9）骨粗鬆症の予防と治療ガイドライン作成委員会．骨粗鬆症の予防と治療ガイドライン2015年版．ライフサイエンス出版；2015．p.79.

カコモン に挑戦!!

◆ 第28回-100

成人男性のメタボリックシンドロームの診断に使われる基準である．正しいのはどれか．2つ選べ．

(1) ウエスト周囲長　　　　　　≧85 cm
(2) 収縮期血圧　　　　　　　　≧140 mmHg
(3) 空腹時血糖値　　　　　　　≧126 mg/dL
(4) 空腹時血清トリグリセリド値　≧150 mg/dL
(5) 血清HDL-コレステロール値　＜35 mg/dL

◆ 第34回-93

更年期女性の生理的変化に関する記述である．最も適当なのはどれか．1つ選べ．

(1) 血中黄体形成ホルモン値は，低下する．
(2) 血中プロゲステロン値は，低下する．
(3) 血中エストロゲン値は，上昇する．
(4) 血中LDLコレステロール値は，低下する．
(5) 骨密度は，上昇する．

◆ 第36回-93

高血圧予防のために，健常者に対して積極的な摂取が推奨される栄養素である．誤っているのはどれか．1つ選べ．

(1) 食物繊維
(2) カリウム
(3) カルシウム
(4) マグネシウム
(5) ヨウ素

解答

◆ 第28回-100　正解（1）（4）

◆ 第34回-93　正解（2）

◆ 第36回-93　正解（5）

6

成人期・高齢期の栄養

2-3 高齢期の栄養ケア（実際）

1 低栄養の予防・対応

高齢者の低栄養

- 高齢者は，さまざまな要因から容易にたんぱく質・エネルギー低栄養状態（PEM）に陥る．高齢者の低栄養の特徴と低栄養の要因を正しく見極め，適切なアプローチをすることが重要となる．

PEM：protein-energy malnutrition

- 低栄養の要因（❶）[1]）は，身体的・精神的・社会的要因の多岐にわたる．

高齢者の栄養状態の評価法

- 高齢者の栄養状態，特に低栄養状態は，免疫力が低下し感染症に罹患しやすく，日常生活動作（ADL）やQOLを低下させることから，定期的なスクリーニングを行い，介入の必要な高齢者を早期に拾い上げる必要がある．

ADL：activities of daily living
QOL：quality of life（生活の質）

- 栄養評価は，栄養不良のリスクを有する高齢者を抽出することを目的とするスクリーニング[*1]と臨床データ，身体組成などから栄養状態を評価する栄養アセスメント[*2]に分けられる．

[*1] 第1章「1 栄養管理」（p.2）を参照．
[*2] 第1章「2 栄養アセスメント」（p.6）を参照．
[*3] MNA®-SF は Nestle Nutrition Institute のホームページ（https://www.mna-erderly.com/）で入手できる．

- 高齢者の栄養状態を簡便にスクリーニングするツールの一つとして，簡易栄養状態評価表（Mini Nutritional Assessment-Short Form：MNA®-SF）[*3]がある．

- 身体計測の指標として，体重，BMIの「変動」は栄養状態の把握にきわめて重要である．高齢者の緩やかな体重減少は，高齢者自身が無意識のうちに進むことから見落とされやすく，体重減少から低栄養状態となり，生命予後悪化のリスクとなる．

BMI：body mass index（体格指数）

- 定期的な採血による生化学検査データは，栄養状態の変動を察知するため，栄養介入の効果を評価するために重要である．血清アルブミン濃度を評価の指標とすることが多いが，半減期が17～23日と比較的長いため，栄養介入から評価までの期間に注意

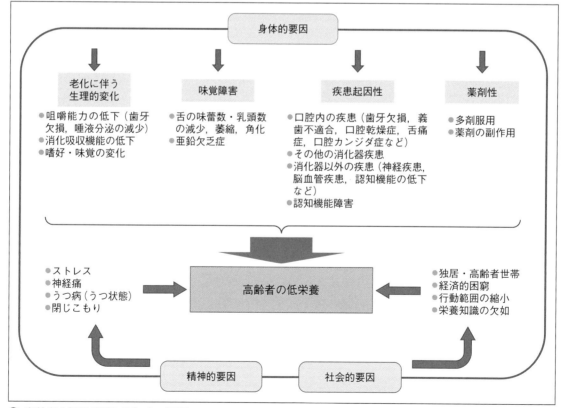

❶ 高齢者の栄養状態に関与する要因
（榎 裕美ほか．高齢者の低栄養の要因と栄養障害のパターン．薬局 2007；58：3-6より）

が必要である.

● 臨床診査では，対象となる高齢者の急性疾患および慢性疾患の既往歴の把握，消化器症状，嚥下機能，投薬内容，認知機能などを聴取する.

高齢者の低栄養を引き起こす実態と予防

● 低栄養はサルコペニア（sarcopenia）およびフレイル（frailty）を招く重要な因子であることから，早期に介入することが望ましい.

● 高齢者では，活動量の低下や体調不良により食事摂取量が低下する. 独居や身体が不自由な場合，病状悪化などで買い物や調理が困難となるため，同一食品の摂取や，買い置きしやすいパンや菓子類，おにぎりなどの主食に偏り，炭水化物の過剰摂取が多くみられる.

● 摂取食品の実態調査では，動物性食品や油脂類よりも植物性食品を用いた料理を好む傾向が示されている. このことは，油脂類，肉類，乳類などの使用頻度が低下し，たんぱく質，カルシウム，鉄，脂溶性ビタミンの不足を引き起こす可能性が高いことを意味する.

● 食事の回数が1日1食や2食になるなど食事の偏りがある場合は，1日3食を規則正しく決まった時間に摂取するようにする.

● 骨格筋量維持のために，良質なたんぱく質を十分に摂取するようにする.

● 高齢者では，全体の食事摂取量の減少により水分摂取量が低下し脱水症状になりやすいため，飲水量の聴取が必要である.

2　サルコペニア，フレイルおよびロコモティブシンドロームの概念と予防

サルコペニア・フレイル

● 老化に伴う種々の機能低下（予備能力の低下）を基盤とし，さまざまな健康障害に対する脆弱性が増加している状態をフレイルという.

● フレイルの定義は，①体重減少，②主観的疲労感，③日常生活活動量の減少，④身体能力（歩行速度）の減弱，⑤筋力（握力）の低下，のうち3項目が該当することであり（**❸**）[2]，1～2項目があてはまる場合はフレイル前段階と定義している.

● サルコペニアとは，「加齢に伴う筋力の減少，または老化に伴う筋肉量の減少」を指す[3]. 骨格筋量の減少を必須として，それ以外に，筋力または身体機能の低下のいずれかが存在すれば，サルコペニアと診断される（**❹**）.

● フレイルは，サルコペニアと低栄養を中核的病態とし，低栄養が存在するとサルコペニアにつながり，活力低下，筋力低下，身体機能の低下を誘導し，消費エネルギー量

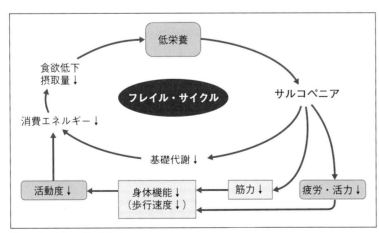

❺ フレイル・サイクル
（厚生労働省. 日本人の食事摂取基準（2020年版）より）

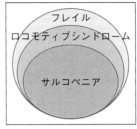

● MEMO ●
サルコペニア，フレイル，ロコモティブシンドロームの概念図は**❷**のように示すことができる.

❷ フレイル，ロコモティブシンドローム，サルコペニアの位置づけ

❸ Friedらのフレイルの定義

①体重減少
②主観的疲労感
③日常生活活動量の減少
④身体能力（歩行速度）の減弱
⑤筋力（握力）の低下

上記の5項目中3項目以上該当すればフレイルと判定.
(Fried LP, et al. Frailty in older adults : evidence for a phenotype. J Gerontol A Biol Sci Med Sci 2001 ; 56 : M146-56より)

❹ サルコペニアの診断

①筋肉量減少
②筋力低下（握力など）
③身体機能の低下（歩行速度など）

上記の項目①に加え，項目②または項目③を併せもつ場合にサルコペニアと診断.
(Cruz-Jentoft AJ, et al. Sarcopenia : European consensus on definition and diagnosis. Age Aging 2010 ; 39 : 412-23より)

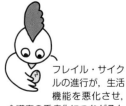

フレイル・サイクルの進行が，生活機能を悪化させ，介護度の重症化につながるんだね. この図は，だいじ！！

の低下から低栄養状態を促進させ，フレイル・サイクル（**❺**）[4]が構築される．

- ●フレイル・サイクルの進行は，生活機能の悪化，介護度の重症化につながる．

- ●筋たんぱく質は，さまざまな状況下で分解するため，筋肉量を維持するためには筋細胞内でのたんぱく質合成が必須であり，摂取するたんぱく質の量が重要である．

- ●たんぱく質代謝と筋肉との関係において，高齢者では成人に比較し食後に誘導される骨格筋におけるたんぱく質合成が反応性が低下しており，同化抵抗性（anabolic resistance）が存在する．

- ●サルコペニア・フレイルの予防・改善として，1日の推定エネルギー必要量のエネルギーおよびたんぱく質摂取による体格の維持が重要である．

- ●骨格筋で有効なたんぱく質合成を維持するために，朝・昼・夕の毎食に必要十分量のアミノ酸バランスを考慮した，たんぱく質の確保が必要である．

- ●1日のたんぱく質の摂取量の朝・昼・夕の3食の配分にばらつきが小さいほうが筋力を維持していたとの報告から，たんぱく質の十分な摂取と1日3食バランスよく摂取することの重要性が示されている[5]．

ロコモティブシンドローム

- ●ロコモティブシンドローム（locomotive syndrome）とは，日本整形外科学会が2007年に「運動器の障害による移動機能の低下した状態を表す新しい言葉」として提唱し，要介護の状態および要介護のリスクの高い状態と定義されている．

- ●ロコモティブシンドロームの原因には，「運動器自体の疾患」と「加齢による運動器機能不全」がある．

- ●ロコモティブシンドロームになると，バランス能力，体力，移動能力の低下をきた

6
成人期・高齢期の栄養

【用語解説】
同化抵抗性（anabolic resistance）：筋肉内に同化，すなわちアミノ酸からたんぱく質の合成を開始する閾値が存在し，高齢者ではこの閾値が成人よりも高いという考え方．

【用語解説】
運動器自体の疾患：加齢に伴う変形性関節症，骨粗鬆症に伴う円背，易骨折性，変形性脊椎症，関節リウマチや関節可動域制限などにより，バランス能力および移動能力の低下が起こる．
加齢による運動器機能不全：筋力低下，持久力低下，反応時間延長，運動速度の低下，バランス能力低下などがある．運動不足から筋力やバランス能力が低下し，転倒のリスクが高まる．

Column　たんぱく質摂取量が少ないほど将来的な除脂肪体重の減少が大きい

　米国の大都市地域在住の70歳代の高齢者を3年間観察した研究では，登録時のたんぱく質エネルギー比率で五分位*の最高位群は，最も少ない群に比較し，3年間の除脂肪体重の減少が40%抑制されていた．また，最も多い群のたんぱく質摂取量は，1.2 g/kg/日

であったが，3年後では除脂肪体重を維持することなく減少していくことが明らかとなり，たんぱく質摂取量は1.2 g/kg/日以上必要であることが示された（**１**）．

---

*データを大きさの順に並べて，データ数を5等分したときの区切りの位置にくる値．

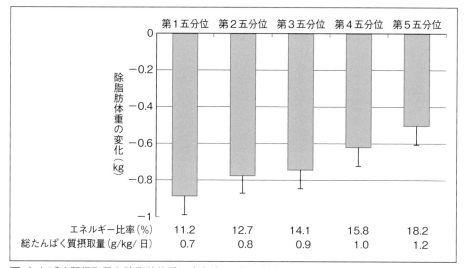

１ たんぱく質摂取量と除脂肪体重の変化（$n=2,066$）
データは共変量で調整済．傾向検定：$p=0.002$．
(Houston DK, et al. Dietary protein intake is associated with lean mass change in older, community-dwelling adults : the Health, Aging, and Body Composition〈Health ABC〉Study. Am J Clin Nutr 2008 ; 87 : 150-55より)

❻ Fall Risk Index（FRI）

		評価点
過去1年間に転倒したことがありますか	はい	5点
歩く速度が遅くなったと思いますか	はい	2点
杖を使っていますか	はい	2点
背中がまるくなってきましたか	はい	2点
毎日お薬を5種類以上飲んでいますか	はい	2点

(Toba K, et al. New dorsiflexion measure device : a simple method to assess fall risks in the elderly. Geriatr Gerontol Int 2012 ; 12 : 563-4 より)

し，転倒のリスクが高まる．なお，サルコペニアはロコモティブシンドロームの構成疾患の一つである（❷）．

3　転倒・骨折の予防

転倒・骨折の原因

● 高齢者の転倒および転倒に伴う骨折は，日常生活動作（ADL）に影響を与える最大の因子の一つであり，転倒および骨折を含む外傷の頻度は60歳以降急激に増加する．

● 転倒の原因は，内因性の要因と外因性の要因，環境要因など多岐にわたる．

● 内因性の要因は，下肢の筋力低下，握力低下，バランスの障害，認知機能障害，視力障害などである．外因性の要因は，多剤服用などである．環境要因は，室内が暗い，滑りやすい床，風呂などに手すりがないなどである．

転倒リスクのスクリーニング法と予防

● 簡易的に転倒リスクを評価するスクリーニング法として，Fall Risk Index（FRI）（❻）[6] を示す．5つの質問で簡易スクリーニングが可能であり，6点を超えると転倒の危険性が高いと判断する．

● サルコペニア・フレイルの要因となる筋力低下は，転倒リスクを高めることから，サルコペニア・フレイルの予防・改善の際と同様の食生活を心がけることが重要となる．

4　認知症への対応

認知症の定義，原因，病態

● 認知症は，「慢性あるいは進行性の脳疾患による，記憶，嗜好，見当識，理解，計算，学習，言語，判断などの高次脳機能障害からなる症候群」とWHOにより定義されている．

● 主な認知症は，アルツハイマー型認知症，血管性認知症およびレビー小体型認知症である．

● 認知症では，記銘力や想起力の低下に加え，失語，失行，失認，構成障害などの高次脳機能障害も起こる．さらに，食べる技術にも有害な影響を及ぼす．

● 前回の食事をいつ食べたか覚えていない，次の食事の時間がわからないなどの記憶障害に起因するもの，箸，スプーンなどの食具や食物がどこにあるのかわからないといった認知障害・空間認知障害，早食いやどんどん口に詰め込んだりする実行障害などが起こる．

● 認知症の進行により，徘徊，幻覚，妄想，攻撃的行為，不潔行為，大声，異食などの周辺症状（BPSD）が現れることがあり，介護負担は重くなる．

● 認知症と栄養との関連について，認知症が生活習慣および生活習慣病と強く関連していることは指摘され始めているが，日本人の食事摂取基準（2020年版）においても，各栄養素との関連は，今のところ発症予防を目的として目標量を示すほどの十分な証拠がないことを結論づけている．

【用語解説】

アルツハイマー型認知症： Alzheimer's disease dementia. 脳内で記憶に関係する部位にアミロイドβたんぱく質が沈着し，はじめに海馬が萎縮して，最終的には脳全体が萎縮する認知症である．

血管性認知症： vascular dementia. 脳の血管障害で生じる脳梗塞や脳出血によって起こる認知症である．

レビー小体型認知症： dementia with Lewy bodies. 原因不明に脳の神経細胞が減少しており，記憶障害を中心とした認知症と，動作が遅くなり転びやすくなるパーキンソン症状，繰り返す幻視を症状とする．ほかの認知症と比べて進行が早いのが特徴である．

BPSD : behavioral and psychological symptoms of dementia

6

成人期・高齢期の栄養

❼ 改訂長谷川式簡易知能評価スケール(HDS-R)

1	お歳はいくつですか?(2年までの誤差は正解)		0 1		
2	今日は何年何月何日ですか? 何曜日ですか?(年月日,曜日が正解でそれぞれ1点ずつ)	年	0 1		
		月	0 1		
		日	0 1		
		曜日	0 1		
3	私たちがいまいるところはどこですか?(自発的にでれば2点,5秒おいて家ですか? 病院ですか? 施設ですか? のなかから正しい選択をすれば1点)		0 1 2		
4	これから言う3つの言葉を言ってみてください.あとでまた聞きますのでよく覚えておいてください.(以下の系列のいずれか1つで,採用した系列に○印をつけておく) 1:a)桜 b)猫 c)電車 2:a)梅 b)犬 c)自動車		0 1 0 1 0 1		
5	100から7を順番に引いてください.(100-7は?,それからまた7を引くと? と質問する.最初の答えが不正解の場合,打ち切る)	(93)	0 1		
		(86)	0 1		
6	私がこれから言う数字を逆から言ってください.(6-8-2,3-5-2-9を逆に言ってもらう,3桁逆唱に失敗したら,打ち切る)	2-8-6	0 1		
		9-2-5-3	0 1		
7	先ほど覚えてもらった言葉をもう一度言ってみてください.(自発的に回答があれば各2点,もし回答がない場合以下のヒントを与え正解であれば1点) a)植物 b)動物 c)乗り物	a:0 1 2 b:0 1 2 c:0 1 2			
8	これから5つの品物を見せます.それを隠しますのでなにがあったか言ってください.(時計,鍵,タバコ,ペン,硬貨など必ず相互に無関係なもの)	0 1 2 3 4 5			
9	知っている野菜の名前をできるだけ多く言ってください.(答えた野菜の名前を右欄に記入する.途中で詰まり,約10秒間待っても出ない場合にはそこで打ち切る) 0〜5=0点,6=1点,7=2点,8=3点,9=4点,10=5点	0 1 2 3 4 5			
	合計得点				

(加藤伸司ほか.改訂長谷川式簡易知能評価スケール〈HDS-R〉の作成.老年精医誌 1991;2:1339-47より)

❽ ミニメンタルステート検査(MMSE)

	質問内容	回答	得点
1 (5点)	今年は何年ですか 今の季節は何ですか 今日は何曜日ですか 今日は何月何日ですか	年 曜日 月 日	
2 (5点)	ここは何県ですか ここは何市(町,村,区)ですか ここは何病院ですか ここは何階ですか ここは何地方ですか(例:関東地方)	県 市 階 地方	
3 (3点)	3つの単語(相互に無関係)を言い,被験者に繰り返してもらう.3つすべて言うまで繰り返す(6回まで)		
4 (5点)	100から順に7を引いてもらう(5回まで)(正答は,93・86・79・72・65)		
5 (3点)	3で提示した3つの単語を再生してもらう		
6 (2点)	時計,鉛筆を1つずつ提示し,物品名を答えてもらう		
7 (1点)	次の文章を繰り返してもらう「みんなで,力を合わせて綱を引きます」		
8 (3点)	3段階の指示を与え,やってもらう「右手にこの紙をもってください」「それを半分に折りたたんでください」「机の上に置いてください」		
9 (1点)	次の文章を読んでもらい,その指示に従ってもらう「目を閉じてください」		
10 (1点)	(何か文章を書いてください)		
11 (1点)	(次の図形を描いてください)		
	合計得点		

(森 悦朗ほか.神経疾患患者における日本語版 Mini-Mental State テストの有用性.神経心理学 1985;1:82-90より)

認知症のスクリーニング法

● 認知症のスクリーニング法として,改訂長谷川式簡易知能評価スケール(HDS-R)(❼)[7],ミニメンタルステート検査(MMSE)(❽)[8]がある.日付をたずねる質問や,単語の記憶力,描画図形などで評価する.このほか,時計の文字盤を描き,特定の時間(11時10分など)を2本の針で示すように指示を出し,採点する時計描画テスト(CDT)の方法もある.

5 咀嚼・嚥下障害への対応

咀嚼・嚥下障害の病態と検査法

● 高齢者では咀嚼能力の低下,唾液,胃液などの消化液の減少,咽頭や食道の筋肉の萎縮,脳血管障害などさまざまな原因により,口から自力で栄養摂取ができない咀嚼・嚥下障害を引き起こす.咀嚼・嚥下障害になると誤嚥,低栄養と浮腫,脱水,窒息などを引き起こす.

HDS-R:Hasegawa dementia rating scale-revised
MMSE:mini-mental state examination
CDT:clock drawing test

● MEMO ●
改訂長谷川式簡易知能評価スケールの満点は30点であり,20点以下の場合は認知症の疑いがある.

- 嚥下障害の程度を評価するため，画像診断として，嚥下造影検査（VF）と嚥下内視鏡検査（VE）がある．簡易的なスクリーニング法として，改訂水飲みテスト（MWST）および反復唾液嚥下テスト（RSST）がある．そのほか，舌圧，口唇閉鎖力，嚥下音などによる評価も行われている．
- Eating Assessment Tool-10（EAT-10）[9]（イート・テン）は，飲み込みに関する10項目の質問により，嚥下障害の可能性の有無を評価するスクリーニング質問紙票であり，日本人を対象とした信頼性と妥当性が検証された検査法である．

嚥下障害があるときの食事（9）

- 嚥下機能に合わせて，食事を調整することが大切である．食形態は，むせずに摂取できるもの，口腔内でばらばらにならずまとまっているもの，適度な粘性があるものとする．
- 水，お茶のように，粘度の低い液体は，動きが早く誤嚥しやすいため注意が必要である．
- 汁気のある料理には，増粘剤を使って，とろみをつけて提供することにより，飲み込みのスピードがゆっくりとなり，スムーズに飲み込むことができる．
- 飲み込みやすい食事の姿勢を❿に示す．

嚥下調整食

- 日本摂食嚥下リハビリテーション学会により「嚥下調整食分類2021」として，嚥下調整食の分類およびとろみの分類が示された[*4]．
- 食事の分類では，コード0〜4の5段階に，とろみの分類では，3段階に分けて整理され，この範囲に該当しない薄すぎるとろみ，濃すぎるとろみは推奨していない．

❾ 誤嚥しやすい形態と食品

形　態	食品または料理
水状のもの	水，お茶，ジュースなど
水分の少ないもの	パン，カステラ，ゆで卵など
小さくて硬いもの	ピーナッツ，ごまなど
繊維の多いもの	ごぼう，たけのこ，もやし，れんこんなど
口腔内に付着しやすいもの	もち，団子，のり，わかめなど
酸味が強すぎるもの	レモン，酢の物，梅干し，オレンジジュースなど

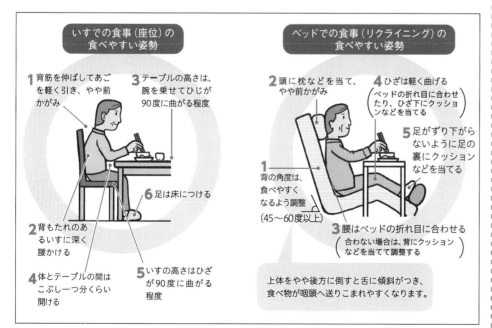

❿ 飲み込みやすい食事の姿勢
参考資料：はつらつ食品カタログ「飲み込みやすい食事の姿勢」コラム（㈱ヘルシーネットワーク）

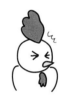
粘度の低い液体は，動きが早いから誤嚥しやすいんだね！

6
成人期・高齢期の栄養

6 脱 水

- 高齢者は，成人に比べ体内水分量が少なく，水分の恒常性維持機能が低下している．尿量に注意し，食物以外に，1日1,000〜1,500 mL程度の水分補給を心がける必要がある．
- 脱水の原因は，体内水分量の調節能の低下，経口摂取量の低下および水分排泄量の増加の3要素である．
- 高齢者では，食事摂取量の低下や嚥下困難，口渇中枢の反応の減退，利尿薬の使用による尿量増加などから脱水症状に陥りやすい．さらに排尿障害を有する者が多く，自主的に水分摂取を控えることがあるので注意が必要である．
- 嚥下障害がある高齢者では，増粘剤などでとろみをつけた水やお茶を摂取し，水分を補給する．

7 日常生活活動度：基本的ADL，手段的ADLの低下と支援

- 日常生活活動度とは，人が生活を送るために行う活動の能力のことであり，基本的ADLと手段的ADL（IADL）に分けて評価する．
- **基本的ADL**：移動，階段昇降，入浴，トイレの使用，食事，着衣，排泄などの基本的な日常生活活動度を示す．バーセルインデックス（Barthel Index）(⓫)[10]は，基本

IADL：instrumental activities of daily living

⓫ バーセルインデックス

	日常の動作	点 数	動作のレベル	評価点
1	食 事	10	自立：自助具などの装着可，標準的な時間内に食べ終える	
		5	部分介助：たとえば，おかずを切って細かくしてもらう	
		0	全介助	
2	車椅子からベッドへの移動	15	自立：ブレーキ，フットレストの操作ができる（歩行自立も含む）	
		10	軽度の部分介助または監視を要する	
		5	座ることは可能であるがほぼ全介助	
		0	全介助または不可能	
3	整 容	5	自立：洗面，整髪，歯磨き，ひげ剃り	
		0	部分介助または全介助	
4	トイレ動作	10	自立：衣服の操作，後始末を含む，ポータブル便器などを使用している場合はその洗浄も含む	
		5	部分介助：体を支える，衣服・後始末に介助を要する	
		0	全介助または不可能	
5	入 浴	5	自立	
		0	部分介助または全介助	
6	歩 行	15	45 m以上の歩行：補装具（車椅子，歩行器は除く）の使用の有無は問わない	
		10	45 m以上の介助歩行：歩行器の使用を含む	
		5	歩行不能の場合：車椅子にて45 m以上の操作可能	
		0	上記以外	
7	階段昇降	10	自立：手すりなどの使用の有無は問わない	
		5	介助または監視を要する	
		0	不能	
8	着替え	10	自立：靴，ファスナー，装具の着脱を含む	
		5	部分介助：標準的な時間内，半分以上は自分で行える	
		0	上記以外	
9	排便コントロール	10	失禁なし：浣腸，座薬の取り扱いも可能	
		5	ときに失禁あり：浣腸，座薬の取り扱いに介助を要する者も含む	
		0	上記以外	
10	排尿コントロール	10	失禁なし：収尿器の取り扱いも可能	
		5	ときに失禁あり：収尿器の取り扱いに介助を要する者も含む	
		0	上記以外	
			合計（100点中）	点

(Mahoney FI, Barthel DW. Functional evaluation：The Barthel Index. Md State Med J 1965；14：61-5より)

的ADLの評価に用いられ，食事，車椅子からベッドへの移動，整容，トイレ動作，入浴，歩行，階段昇降，着替え，排便コントロール，排尿コントロールの10項目からなる．

- **手段的ADL**：高次のADLで買い物，食事の準備，服薬管理，金銭管理，交通機関を使っての外出などのより複雑で多くの労作が求められる活動を意味する．ロートン（Lawton）の尺度（**⑫**）[11] は，手段的ADLの評価に用いられ，電話をする能力，買い物，食事の準備，家事，洗濯，移動の形式，服薬管理，金銭管理の項目からなる．

- サルコペニア，フレイル，ロコモティブシンドロームおよび認知機能障害などにより，基本的ADL，手段的ADLは低下する．

- 低栄養と日常生活活動度は関連があり，日常生活活動度の維持のためには，適切な栄養ケアが必要となる．

- 介護保険では，「管理栄養士による居宅療養管理指導」サービスがあり，栄養ケア計画を立案し，本人および家族に情報提供や助言を行う．

⑫ 手段的ADL（IADL）評価法（ロートンの尺度）

評価項目	得点
A 電話をする能力	
1. 自由に電話をかけることができる	1
2. いくつかのよく知っている番号ならかけることができる	1
3. 電話での対応はできるが電話をかけることはできない	1
4. まったく電話を使うことができない	0
B 買い物	
1. ひとりで買い物ができる	1
2. 小額の買い物であればひとりでできる	0
3. 誰かが付き添っていれば買い物ができる	0
4. まったく買い物ができない	0
C 食事の準備（男性の場合は「もしできれば」で参考扱いとする）	
1. 人数にあった支度をして必要十分な用意ができる	1
2. 材料が用意してあれば食事の支度ができる	0
3. 食事をつくることはできるが，人数にあった用意ができない	0
4. 他人に支度をしてもらう	0
D 家事（男性の場合は「もしできれば」で参考扱いとする）	
1. 重労働以外はひとりで家事をすることができる	1
2. 食事のあと食器を洗ったり布団を敷いたりするなどの簡単なことはできる	1
3. 簡単な家事はできるが，きちんとあるいは清潔に維持できない	1
4. 他人の助けがなければ家事をすることができない	1
5. まったく家事をすることができない	0
E 洗濯（男性の場合は「もしできれば」で参考扱いとする）	
1. ひとりで洗濯できる	1
2. 靴下などの小さなものは洗濯できる	1
3. 他人に洗濯してもらう	0
F 移動の形式	
1. 自動車を運転したり，電車，バスを利用して出かけたりすることができる	1
2. タクシーを自分で呼んで外出できるが，電車やバスは利用できない	1
3. 付き添われてタクシーや自動車で出かけることができる	1
4. まったく出かけることができない	0
G 服薬管理	
1. きちんとできる	1
2. 前もって飲む薬が用意されていれば自分で服用できる	0
3. 自分ではまったく服用できない	0
H 金銭管理	
1. 自分でできる（家計費，家賃，請求書の支払，銀行での用事など）	1
2. 日常の買い物は管理できるが，大きな買い物や銀行へは付き添いが必要	1
3. 金銭を扱うことができない	0

注：男性はA，B，F，G，Hを対象にして5点満点，女性はA〜Hすべてを対象に8点満点．
(Lawton MP, Brody EM. Assessment of older people：Self-maintaining and instrumental activities of daily living. Gerontologist 1969；9：179-86より)

引用文献

1) 榎　裕美, 加藤昌彦. 高齢者の低栄養の要因と栄養障害のパターン. 薬局 2007；58：3-6.

2) Fried LP, et al；Cardiovascular Health Study Collaborative Research Group. Frailty in older adults：evidence for a phenotype. J Gerontol A Biol Sci Med Sci 2001；56：M146-56.

3) Cruz-Jentoft AJ, et al；European Working Group on Sarcopenia in Older People. Sarcopenia：European consensus on definition and diagnosis：Report of the European Working Group on Sarcopenia in Older People. Age Aging 2010；39：412-23.

4) 厚生労働省. 日本人の食事摂取基準（2020年版）. 令和元年12月. p.415.

5) Farsijani S, et al. Even mealtime distribution of protein intake is associated with greater muscle strength, but not with 3-y physical function decline, in free-living older adults：the Quebec longitudinal study on Nutrition as a Determinant of Successful Aging（NuAge study）. Am J Clin Nutr 2017；106：113-24.

6) Toba K, et al. New dorsiflexion measure device：a simple method to assess fall risks in the elderly. Geriatr Gerontol Int 2012；12：563-4.

7) 加藤伸司ほか. 改訂長谷川式簡易知能評価スケール（HDS-R）の作成. 老年精医誌1991；2：1339-47.

8) 森　悦朗ほか. 神経疾患患者における日本語版Mini-Mental Stateテストの有用性. 神経心理学 1985；1：82-90.

9) 若林秀隆, 栢下　淳. 摂食嚥下障害スクリーニング質問紙票EAT-10の日本語版作成と信頼性・妥当性の検証. 静脈経腸栄養 2014；29：871-6.

10) Mahoney FI, Barthel DW. Functional evaluation：The Barthel Index. Md State Med J 1965；14：61-5.

11) Lawton MP, Brody EM. Assessment of older people：Self-maintaining and instrumental activities of daily living. Geroulologist 1969；9：179-86.

カコモン に挑戦 ‼

◆ 第36回-94

IADL（手段的日常生活動作）を評価するための項目である. 最も適当なのはどれか. 1つ選べ.

(1) 食事
(2) 更衣
(3) 入浴
(4) 買い物
(5) 排泄

◆ 第36回-95

85歳, 女性. 身長148 cm, 体重38 kg, BMI 17.3 kg/m². 食事は自立している. 塩味を感じにくくなり, 濃い味を好むようになった. この3か月は, 食事中にむせることが増え, 食欲が低下し, 体重が2 kg減少. 歩行速度の低下もみられる. この女性の栄養アセスメントの結果である. 最も適当なのはどれか. 1つ選べ.

(1) エネルギー量は, 充足している.
(2) 除脂肪体重は, 増加している.
(3) 筋力は, 維持している.
(4) 嚥下機能は, 低下している.
(5) 塩味の閾値は, 低下している.

◆ 第37回-94

老年症候群にみられる症候と, その評価法の組合せである. 最も適当なのはどれか. 1つ選べ.

(1) 嚥下機能障害　　　BI (Barthel Index)
(2) うつ　　　　　　　DESIGN-R®
(3) 褥瘡　　　　　　　FIM
(4) 転倒　　　　　　　RSST
(5) 認知機能障害　　　MMSE

解答

◆ 第36回-94　正解(4)
◆ 第36回-95　正解(4)
◆ 第37回-94　正解(5)

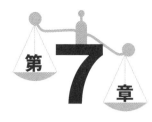

第**7**章 運動・スポーツと栄養

学修目標

- 身体活動時のエネルギー代謝と骨格筋のかかわり，および呼吸・循環応答を理解する
- 疾病予防・治療に有効な身体活動の条件と体力を理解する
- 運動トレーニングの原理・原則を理解する
- スポーツ栄養学の基礎を理解する

要点整理

✓ 身体活動のエネルギー (ATP) は，3種のエネルギー供給機構が運動強度に依存して巧みに働くことにより供給される.

✓ 筋線維は，有酸素性のエネルギー代謝能に優れる遅筋線維と無酸素性の代謝能に優れる速筋線維に大別される.

✓ 最大酸素摂取量は，全身持久力を測る良い指標であり，生活習慣病などの罹患リスクと密接に関連する.

✓ 習慣的かつ適度な身体活動は，生活習慣病などの予防および生活機能低下の抑制に有益である.

✓ 運動時の呼吸・循環応答は，運動強度によって大きく変動する.

✓ 疾病治療のための諸般のガイドラインにおいて，運動は最大酸素摂取量の約50%の強度の有酸素運動が推奨されている.

✓ 運動トレーニングの原理はオーバーロードと特異性，可逆性，適時性の3つの性質，原則は全面性，意識性，漸進性，個別性，反復性の5つからなる.

✓ 糖質，たんぱく質の摂取は，身体活動の質・量・強度などによって決定する.

✓ 食事内容や摂取のタイミングは，試合や練習の状況を考慮するとともに，エネルギーや栄養素の摂取不足が起こらないようにする.

✓ ウェイトコントロール (維持・減量・増量) 時の栄養管理のポイントは，日々の体重の変動からエネルギー摂取量を設定していくことである.

✓ 運動によって引き起こされる栄養障害であるエネルギー不足，女性アスリートの三主徴，スポーツ貧血を予防する.

✓ 運動時の水分補給は，0.1～0.2%の食塩と4～8%の糖質を含む飲料とする.

7

運動・スポーツと栄養

1 運動時の生理的特徴とエネルギー代謝

1 骨格筋とエネルギー代謝

身体活動のエネルギーとその合成・供給

- すべての身体活動（運動・生活活動）は骨格筋の収縮を伴うので，筋収縮のためのエネルギーであるATPは必須となる.
- 骨格筋はATPを少量しか含んでいないので，身体活動（＝筋収縮）を継続するためには，ATP-CP系（無酸素的過程の非乳酸性機構），乳酸-ATP系（無酸素的過程の乳酸性機構），酸化-ATP系（酸化的リン酸化機構）によりATPを合成・供給し続ける必要がある.
- ATP-CP系は，細胞質に局在するCPの分解により素早くATPを再合成できる特徴

ATP：adenosine triphosphate（アデノシン三リン酸）
CP：creatine phosphate（クレアチンリン酸）

137

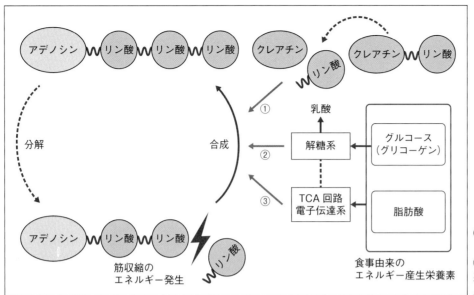

❶ 運動のためのエネルギーと3つのエネルギー供給機構
①はATP-CP系，②は乳酸-ATP系，③は酸化-ATP系からのエネルギー供給を示す．

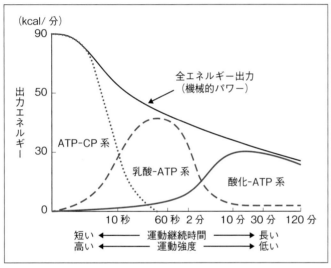

❷ 最大運動中の3つのエネルギー供給システム

(Landry F, Orban WAR, eds. 3rd International Symposium on Biochemistry of Exercise : regulatory mechanisms in metabolism during exercise.Symposia Specialists；1978を参考に作成)

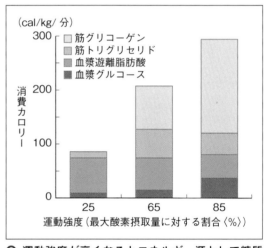

❸ 運動強度が高くなるとエネルギー源として糖質の利用が増える

(Romijn JA, et al. Regulation of endogenous fat and carbohydrate metabolism in relation to exercise intensity and duration. Am J Physiol 1993；265：E380-91より)

7

運動・スポーツと栄養

がある（❶の①）．50 m走やジャンプなどの高いパワーを発揮して超短時間（7～8秒程度）で疲労困憊するような超最大強度の運動時に使われる（❷）．

- 乳酸-ATP系は，主に筋細胞内の解糖系により比較的早くATPを供給するが，同時に乳酸が代謝産物として生成される特徴がある（❶の②）．200～400 m走などの40秒程度で疲労困憊するような高強度の運動時に使われる（❷）．

- 酸化-ATP系は，筋細胞のミトコンドリア内で主に脂質と糖質をエネルギー源として酸素を用いてATPを供給する機構である（❶の③）．代謝に比較的時間を要することからウォーキングや長距離走などの低・中強度の長時間持続的な身体活動の際に中心的に使われる（❷）．

- 運動中にエネルギーとして利用される糖質と脂質の割合は，運動強度によって異なる（❸）．

- 安静時のエネルギー源は主に血漿遊離脂肪酸であるが，運動強度が上がるほどエネルギー需要が高まり，最大酸素摂取量（$\dot{V}O_2max$，後述）の40～60%程度の強度を超えると，エネルギー源は脂質から糖質に依存していく．この強度から乳酸の急増がみられる（血中乳酸閾値；❺を参照）．

豆知識

ATPがアデノシンニリン酸とリン酸に分解する際にエネルギーが発生し，筋収縮（アクチンとミオシンの相互作用）に利用される．

乳酸は，肝臓でピルビン酸に戻され，糖新生やミトコンドリア内にて再びエネルギー源となる．

糖質はピルビン酸を経てアセチルCoAに分解され，脂質はβ酸化を経てアセチルCoAとなり，その後TCA回路（クエン酸回路）と電子伝達系で化学反応を経てATPが生成される．

CoA：coenzyme A（コエンザイムA，補酵素A）

TCA回路：tricarboxylic acid cycle

❹ 有酸素性の代謝能に優れる遅筋線維と無酸素性の代謝能に優れる速筋線維

	遅筋線維（赤筋）	速筋線維（白筋）	
	タイプI slow-twitch oxidative fiber （SO：緩収縮性酸化的線維）	タイプIIA fast-twitch oxidative glycolytic fiber （FOG：速収縮性酸化的解糖線維）	タイプIIB（IIx） fast-twitch glycolytic fiber （FG：速収縮性解糖的線維）
収縮速度 疲労耐性	遅い 高い	速い 中間～高い	速い 低い
毛細血管密度 ミトコンドリア	高い 多い	中間 中間	低い 少ない
酸化酵素活性 解糖酵素活性	高い 低い	中間～高い 高い	低い 高い

(McArdle WD, et al. Exercise Physiology：Energy, Nutrition, and Human Performance, 4th ed. Williams & Wilkins；1996. p.331 をもとに作成)

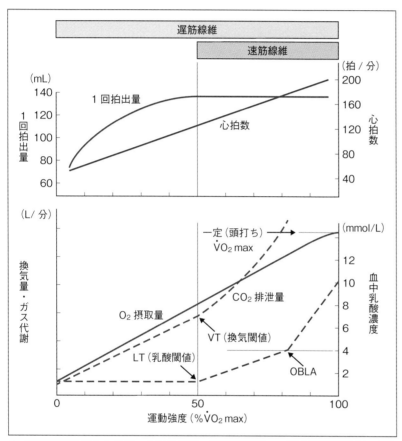

❺ 運動強度に伴う心拍数，1回拍出量，酸素摂取量・二酸化炭素排泄量，および血中乳酸濃度の変化

LT：乳酸閾値，OBLA：onset of blood lactate accumulation，VT：換気閾値.
（池上晴夫. 運動処方―理論と実際. 朝倉書店；1982. p.100 などを参考に作成）

●MEMO●
運動中の主要なエネルギー源は脂質と炭水化物であるが，グリコーゲンの体内貯蔵量が少ない場合などにはアミノ酸が酸化してATPの生成に利用される.
酸化-ATP系を主体にエネルギーを供給して行う運動を有酸素性運動，乳酸-ATP系やATP-CP系を主体にエネルギーを供給する運動を無酸素性運動と分類する考え方もある.

●MEMO●
骨格筋中の遅筋線維と速筋線維の割合には個人差がある. マラソン選手では遅筋線維が占める割合が多く，一方で短距離や跳躍のような瞬発的にパワーを発揮する必要がある選手では速筋線維が占める割合が多いという報告がある.
有酸素性運動では遅筋線維が主に使われ，無酸素性運動では速筋線維が主に使われると言い換えることもできる（❺を参照）.

🫘 豆知識
運動中の呼吸は，受容器と呼吸中枢と呼吸筋の協働によって巧みに調整されている.
$\dot{V}O_2$maxは，1分間に単位体重あたりで消費した量として「mL/kg/分」の単位で示されることが多い[*1].
$\dot{V}O_2$maxを100%としてどの程度の酸素摂取を必要とする運動かは，百分率（%$\dot{V}O_2$max）を用いて運動強度を相対的に評価する. メッツ[*2]は，個人の体力と関係なく運動強度を評価する絶対的強度指標である.

[*1, 2] 第6章「2-2 成人期の栄養ケア（実際）」(p.126)を参照.
メッツ：metabolic equivalents

筋線維タイプによるエネルギー代謝の特徴

● 筋線維は疲労耐性（持久性）に優れた遅筋線維と，収縮速度（瞬発性）に優れた速筋線維に分類される（❹）.
● 遅筋線維の筋収縮エネルギー供給は，酸化-ATP系が主体である.
● 速筋線維の筋収縮エネルギー供給は，乳酸-ATP系およびATP-CP系が主体である.

2 運動時の呼吸・循環応答

● 運動強度が高くなると，心拍数や心臓の1回拍出量が増加し（❺），増大した血流量は活動筋と皮膚組織へ優先的に配分される.
● 運動強度が高くなると，酸素需要量が高まり呼吸数と換気量が増加する（❺）.

- 酸素需要量，すなわち酸素摂取量は運動強度に比例して増加するが，最大努力に近くなるとほぼ一定となり，疲労困憊に至る．この時点の酸素摂取量を最大酸素摂取量（$\dot{V}O_2max$）という（❺）．
- $\dot{V}O_2max$は，酸素の運搬にかかわる呼吸・循環と，酸素の利用にかかわる骨格筋でのエネルギー代謝の総合的な能力が反映される代表的な全身持久力の指標である．持久系スポーツ選手の$\dot{V}O_2max$は，一般人よりもはるかに高い．

3 体力と健康

- 全身持久力は，生活習慣病患者で健常者より低値を示し，HDLコレステロールと正の相関関係，トリグリセリドや血圧と負の相関関係が認められる[1]．
- 筋力が低いことも生活習慣病などの罹患と関連する報告が散見されるが，基準値を定めるまでには至っていない．一方，サルコペニア[*3]の診断基準には筋力あるいは筋量の検査が含まれており，筋力は自立した生活機能の保持と密接に関連していることは明らかである．
- 全身持久力は，厳密には$\dot{V}O_2max$で評価するが，20 mシャトルラン[*4]などの$\dot{V}O_2max$推定法がある．
- 健康づくりのための身体活動基準でも生活習慣病などの予防および生活機能低下の抑制のための$\dot{V}O_2max$の基準値が示されている[*5]．

4 運動の健康への影響

- 身体活動量の増加や運動習慣の確保は，肥満，2型糖尿病，高血圧，脂質異常症，および虚血性心疾患，脳梗塞，一部の悪性新生物の発症や死亡のリスクを低減する．さらに，運動は骨密度や免疫機能を高めること，ロコモティブシンドロームや軽度認知症の改善も期待できる[1]．
- 継続的な運動は，筋細胞中の糖輸送担体GLUT-4を増大させ，グルコースの取り込みを亢進するといったインスリン抵抗性の改善効果が期待できる．また，運動中のエネルギー産生に血中グルコースが積極的に利用されることや，特に長時間にわたる運動後には筋・肝臓へのグリコーゲン再補給のために血中グルコースの利用が増大するので，1回の運動においても血糖コントロールへの有効性が期待できる．
- 継続的な運動は，トリグリセリドや総コレステロール，LDLコレステロールの低下，ならびにHDLコレステロールの増加などの効果が期待できる．また，長時間の有酸素運動（酸化-ATP系を主体にエネルギーを供給する運動）では，エネルギー産生への脂質の利用が高く，筋内のトリグリセリドや血中遊離脂肪酸の消費が増大する．
- 継続的かつ適度な有酸素運動は，体内のホルモンや交感神経系などの変化により心拍出量（血漿量）と末梢血管抵抗の両方を低下させ，高血圧症の改善に有益である．また，1回の適度な運動後（クーリングダウン後）においても同様の作用により一過性の降圧がみられる．
- 習慣的な運動の生活習慣病などに対する効果は明確であるが，病態によってはメリットよりも身体活動に伴うリスクが大きくなる可能性がある．たとえば，強度が高すぎる過度な運動は，過度な血圧上昇や不整脈をきたし高血圧や心疾患患者においては危険となる[1]．
- 日本における疾病治療のための諸般のガイドラインにおいて，運動は最大酸素摂取量の40～60％（40～60％ $\dot{V}O_2max$）程度の強度の有酸素運動が安全性と有効性の面から推奨されている（❻）．
- 保健指導においては，運動指導単独ではなく食事指導などと併せて行う必要もある．特に肥満者の場合には，エネルギー出納に配慮した支援を行うことが望ましい[1]．その際に身体活動量（メッツ・時）に体重（kg）を乗じることでエネルギー消費量（kcal）

HDL：high-density lipoprotein（高比重リポたんぱく）

[*3] 第6章「2-3 高齢期の栄養ケア（実際）」（p.129）を参照．

● MEMO ●
最新の「サルコペニア診療ガイドライン 2017年版」において，サルコペニアのスクリーニングに握力または5回椅子立ち上がりテストが採用されている．

[*4] 往復持久走のこと．文部科学省「新体力テスト」を参照．

[*5] 第6章「2-2 成人期の栄養ケア（実際）」（p.126）を参照．

GLUT-4：glucose transporter-4

LDL：low-density lipoprotein（低比重リポたんぱく）

豆知識
健康づくりのための身体活動基準においては，生活習慣病患者などが積極的に身体活動を行う際には，より安全に配慮した指導が必要であることをふまえて，生活習慣病予備群（保健指導レベル）の対象者に対して運動指導の可否を判断する際の考え方がフローチャートを用いて示されている．また，生活習慣病患者などにおいては，3～6メッツの運動を，10メッツ・時/週を目安に行うことが望ましいことも明示されている．

---

❻ 疾病治療のための運動ガイドライン

指　針	様　式	強　度	時間・頻度
高血圧治療ガイドライン (2019)	●有酸素運動（速歩，ステップ運動，スロージョギング，ランニングなどの有酸素性動的運動） ※高齢高血圧患者（平均75歳）にも適応できるが，転倒リスクのない通常速度での歩行を推奨	軽強度（40～60％ $\dot{V}O_2max$，自覚的運動強度12-13）	●毎日30分または180分/週以上
糖尿病診療ガイドライン (2019)	●有酸素運動	中強度 （40～60％ $\dot{V}O_2max$；最大心拍数の50～70％，自覚的運動強度11～13で段階的に調節）	●150分/週以上 ●10～30分/回以上 ●少なくとも3回/週（運動しない日が2日間以上続かないように）
	●レジスタンス運動 （上半身，下半身の筋を含む8～10種類） ※禁忌でなければ有酸素運動と併用	10～15回繰り返すことのできる負荷を1セットから，8～12回繰り返すことのできる負荷で1～3セットへ段階的に調節	●2～3回/週（連続しない日程で）
	●座位時間が長くならないようにして軽い活動を合間に行う（少なくとも30分に一度），生活活動を増加させる	―	―
動脈硬化性疾患予防ガイドライン (2017)	●有酸素運動（速歩，スロージョギング，ウォーキング，水泳，エアロビクスダンス，サイクリング，ベンチステップ運動など）	中強度以上	●毎日30分以上 ●少なくとも3日/週（できれば毎日）
	●レジスタンス運動 ※筋肉量が低下している高齢者の場合	軽度	―
	●運動療法以外の時間もこまめに歩くなど，座ったままの生活を避ける	―	―
肥満症診療ガイドライン (2016)	●有酸素運動を主体（ウォーキング，自転車，スロージョギング，水中歩行，エアロビクス，アクアビクスなど）	低～中強度から開始	●30～60分/日，5日/週以上（運動量が十分であれば5日未満でまとめて運動してもよい）
	●レジスタンス運動，ストレッチング，コンディショニングエクササイズなどを併用してもよい ●日常生活活動の増加，座位活動の減少	―	―

※疾病のリスクレベルで運動実施の適応条件があることに注意（詳細は各ガイドラインを参照）.
（参考文献：日本高血圧学会高血圧治療ガイドライン作成委員会編. 高血圧治療ガイドライン2019. ライフサイエンス出版；2019／日本糖尿病学会編著. 糖尿病診療ガイドライン2019. 南江堂；2019／日本動脈硬化学会編. 動脈硬化性疾患予防ガイドライン2017年版. 日本動脈硬化学会；2017／日本肥満学会編. 肥満症診療ガイドライン2016. ライフサイエンス出版；2016）

へ換算できる.

● 例. 70 kgの者が5メッツの速歩を30分行った場合：5メッツ×0.5時間×70 kg＝175 kcal

● ただし，体重減少を目的とし，体脂肪燃焼に必要なエネルギー消費量を求めるには，安静時のエネルギー消費量を引いた値を算出する必要がある. 前例の場合：（5メッツ－1メッツ）×0.5時間×70 kg＝140 kcal

引用文献
1) 厚生労働省. 健康づくりのための身体活動基準2013. 2013
　　https://www.mhlw.go.jp/stf/houdou/2r9852000002xple.html

参考文献
・Astrand PO, Rodahl K. Textbook of Work Physiology：Physiological Bases of Exercise 3rd ed, MacGraw-Hill；1986.
・猪飼道夫 編著，石井喜八ほか著. 身体運動の生理学. 杏林書院；1973.
・進藤宗洋ほか編. 健康づくりトレーニングハンドブック. 朝倉書店；2010.
・厚生労働省. 健康づくりのための身体活動基準2013. 2013
・栄養学・食品学・健康教育研究会編. 橋本　勲ほか. 新エスカ21 運動生理学. 同文書院；1995.

7

運動・スポーツと栄養

カコモン に挑戦 ‼

解答

◆ 第33回-97　正解(4)

◆ 第35回-95　正解(3)

◆ 第37回-95　正解(3)

◆ 第33回-97

運動時の身体への影響に関する記述である．正しいのはどれか．1つ選べ．

(1) 筋肉中の乳酸は，無酸素運動では減少する．

(2) 遊離脂肪酸は，瞬発的運動時の主なエネルギー基質となる．

(3) 瞬発的運動では，速筋線維より遅筋線維が利用される．

(4) 酸素摂取量は，運動強度を高めていくと増加し，その後一定となる．

(5) 消化管の血流量は，激しい運動で増加する．

◆ 第35回-95

運動に関する記述である．最も適当なのはどれか．1つ選べ．

(1) 骨格筋は，不随筋である．

(2) 遅筋のミトコンドリアは，速筋より少ない．

(3) インスリン抵抗性は，有酸素運動で改善する．

(4) 骨格筋の瞬発的な収縮の主なエネルギー源は，遊離脂肪酸である．

(5) 速筋は，遅筋より持久力に優れる．

◆ 第37回-95

身体活動時における骨格筋のエネルギー供給に関する記述である．最も適当なのはどれか．1つ選べ．

(1) クレアチンリン酸の分解によるエネルギー供給は，酸素を必要とする．

(2) 筋グリコーゲンは，グルコースに変換されて，血中に放出される．

(3) 高強度(最大酸素摂取量の85%以上)の運動では，糖質が主なエネルギー供給源になる．

(4) 脂質のみが燃焼した時の呼吸商は，1.0である．

(5) 無酸素運動では，筋肉中の乳酸が減少する．

2 運動と栄養ケア

1 運動トレーニング

- 体力を高めるためにトレーニングを行う．トレーニングの基礎的な知識に，トレーニングの原理・原則がある．

トレーニングの原理

- トレーニングは，オーバーロード（overload；過負荷）の原理のうえに特異性，可逆性，適時性の3つの性質を考えて実施することにより，効果が得られる[1]．

オーバーロード

- すでに持っている能力よりも高い負荷（過負荷）をかけることによってトレーニング効果を得ることである．

特異性

- トレーニングによる生理学的適応には，トレーニングの種類によって特異性が認められる．
- たとえば，重い負荷のウエイトトレーニングを行うことにより，筋力を高めることができるが，心肺機能の向上は期待できない．ランニングなどのトレーニングは，筋力の向上ではなく，筋持久力の向上となる．

可逆性

- トレーニングによって得られた効果が，トレーニングをやめることによって，また，元に戻ってしまうことである．

適時性

- トレーニング効果がいつも同じに得られるものではないことである．たとえば，20代と50代のように年代によってトレーニング効果を同じように得ることができない．
- 発育発達期では，同じ年齢でも，発達のスパート期が異なるため，体力要素が発達する時期にトレーニングを行うことで効率よく効果をあげることがある．

トレーニングの原則

- トレーニングの原則は，全面性，意識性，漸進性，個別性，反復性の5つからなる[2]．これら5つの原則を考慮し，バランスよく行うことが必要とされる．

全面性

- 体力のさまざまな要素を偏ることなく高めるとともに，競技の場合には，種目に必要な専門的な体力もバランスよく向上させることである．
- さらに，トレーニングは，一つの種目に偏った身体をつくるのではなく，多方面からの身体づくりが必要である．

意識性

- トレーニングを自分の意思によって行い，トレーニングの目的や期待できる身体の変化を理解したうえで実施することである．

漸進性

- ある一定の負荷でトレーニングを続けても，その効果がある一定の水準に達すると，それ以上の効果が得られにくくなり，体力の向上に伴って，トレーニングの負荷も漸進的に増加させる必要があることである．

個別性

- 性別，年齢，体力，スポーツ歴などの個人差を把握したうえでトレーニングを計画し，実施しなくてはならないことである．

反復性

- トレーニングの効果を上げるために，トレーニングを繰り返し行うことである．

豆知識

トレーニングの組み立て方：トレーニングは，個人の体力レベル，目的などにより，種類，強度，量（時間や回数など），頻度（毎日や，週2日など）を設定しなくてはならない．これらの組み合わせにより，トレーニング効果に大きな違いが出る．
トレーニングを行う際は，ウォーミングアップやウォームダウン（クーリングダウン）を行い，けがの防止やより効果的なトレーニングとなるよう努めなくてはいけない．特に，ストレッチングを十分に行うことが必要である．

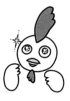
トレーニングは，効果を考えて計画しなくてはいけないんだ！

2　糖質摂取・たんぱく質摂取

- 糖質・たんぱく質・脂質は，身体活動量，種類，強度，時間などから摂取量を決定すると同時に，エネルギー摂取量も必要量を補給しなければならない．また，それぞれの摂取量は，広い範囲でエビデンスが示されているが，これは，対象者の運動の状況に応じて適切に設定することを意味している．

糖質の摂取

摂取の考え方

- 糖質は，身体活動量の増加に伴い摂取量が増加する．❶にトレーニング量別の糖質摂取量の考え方を示した．

食事摂取基準の活用

- 炭水化物は，たんぱく質と脂質の摂取量から得られるエネルギーの残余を摂取すると記載されているが，アスリートのように身体活動量が多い場合には，炭水化物源である主食は嵩が多く，計算どおりには食べきれないこともある．このような場合には，脂質の摂取量を食事摂取基準における脂質目標量上限値の30％エネルギー以上にすることもある．

摂取タイミング

- 運動中，筋グリコーゲンの利用が進む．また，運動時間が長くなると肝グリコーゲンの利用も多くなることから，運動後にグリコーゲンの再補充のために糖質の摂取を行う．

たんぱく質の摂取

摂取の考え方

- たんぱく質は，身体活動量やトレーニングの種類に応じて，体重あたりで摂取量を設定する．❷に身体活動別の体重あたりのたんぱく質摂取量の考え方を示した．

食事摂取基準の活用

- 食事摂取基準では，耐容上限量は設定されていないものの，成人，高齢者において，体重あたり2.0g未満にとどめることが適当であるとされている．また，目標量として，たんぱく質エネルギー比率の範囲（上限値：20％エネルギー）が示されているが，アスリートのようなエネルギー摂取量が多い者において，たんぱく質エネルギー比率を設定することで体重あたり2.0g以上となる場合には，たんぱく質エネルギー比率

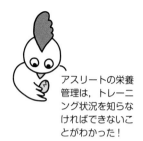

アスリートの栄養管理は，トレーニング状況を知らなければできないことがわかった！

❶ トレーニング量別の糖質の摂取目安量

トレーニング量	状　況	糖質摂取の目安量
軽い，少ない	低強度運動や技術練習	1日体重1kgあたり3〜5g
適度	1日1時間程度の適度な運動	1日体重1kgあたり5〜7g
多い	1日に1〜3時間程度の中〜高強度の持久的な運動	1日体重1kgあたり6〜10g
とても多い	1日に少なくとも4〜5時間かそれ以上の中〜高強度の過度な運動	1日体重1kgあたり8〜12g

(Burke LM, et al. Carbohydrates for training and competition. J Sports Sci 2011；29 (S1)：S17-27をもとに作表)

❷ 身体活動別，体重1kgあたりのたんぱく質摂取量

身体活動状況	体重1kgあたりのたんぱく質摂取量(g/日)
軽度の運動をしている者	0.8〜1.0
高齢期で軽度の運動をしている者	1.0〜1.2
中等度の運動をしている者	1.0〜1.5
高強度の運動をしている者	1.5〜2.0

(Kreider RB, et al. ISSN exercise and sport nutrition review：research and recommendations. J Int Soc Sports Nutr 2010；7：7より)

7

運動・スポーツと栄養

Column　身体活動量の増加とビタミンの摂取

身体活動量の増加に伴って，エネルギー代謝過程で必要なビタミンB群の摂取量が増加する．また，運動によって体内への酸素摂取量が増加するに従って，活性酸素の生成も増加する．アスリートは，活性酸素の発生を起こさないように，酸素の摂取量を減らしてトレーニングすることができないため，ビタミンA・C・Eなどの抗酸化物質を積極的に摂ること，すなわち，抗酸化物質を摂取するためのバランスの整った食事や，種実（ナッツ）類や果物，野菜の摂取量を意識するとよい．ただし抗酸化物質の補給がパフォーマンスを高めるという報告はほとんどない．さらに，ビタミンDはカルシウムとリンの吸収と代謝を調節している脂溶性ビタミンであり，骨代謝に強く関係するが，最近では，ビタミンDとパフォーマンスに関する研究成果が多くみられるようになった．

あたりで考えることは適切ではない．

摂取タイミング

- 練習時間が長いとき，練習や試合中に摂取したいとき，特定のアミノ酸の摂取が必要なときなどでは，アミノ酸のサプリメントを利用することもある．

3　食事内容と摂取タイミング

- 運動をしている者の食事内容と摂取タイミングは，アスリートにスポーツ栄養が必要な理由[3]から理解することができる．

アスリートにおけるスポーツ栄養の意義

- パフォーマンスの向上を目的に，試合や練習に合わせたエネルギーや栄養素などの摂取を行うためである．
- 具体的には，試合や練習の開始時刻，継続時間，強度などを考慮したエネルギーや栄養素などの摂取（摂取タイミング）を効率よく効果的に実施する必要がある．
- そのためには，報告されているエビデンスをアスリート個人にアレンジして栄養管理をする必要がある．
- 身体活動量の増加に伴うエネルギーや栄養素の摂取量に対応した栄養管理の必要があるためである．
- 具体的には，身体活動量の増加に伴う栄養摂取の問題点を以下の3つにまとめることができ，この問題点を食事内容やサプリメントを活用して解決する栄養管理が必要となる．

①身体活動量の増加に伴って食べる量を多くしてエネルギーや栄養素の必要量分を摂取するが，食べることで補いきれない状況になることがある．

②身体活動（骨格筋の運動）によって自律神経の交感神経が優位な状況となり，身体活動中，効率よく消化吸収ができない．

③1日のうちで身体活動の時間が長くなれば，効率よく消化吸収することができる，副交感神経が優位な時間は短くなる．

食事の内容とタイミング

- 食事内容は，試合や練習の開始時刻，継続時間，種類，強度を考慮して設定する．
- その際，規則正しく食事をすることができなかったり，トレーニング強度が高いことから食べることができる質や量に制限があったり，パフォーマンスの向上のためにエビデンスをもとに栄養素の摂取量やタイミングを調整したりすることがある．
- 食事だけではエネルギーや栄養素の摂取が充足されない場合には，補食やサプリメントを活用する．

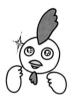

エビデンスのアレンジと選手のアセスメントが重要なんだね

7

運動・スポーツと栄養

4　ウェイトコントロールと運動・栄養

- ウェイトコントロールには，減量と増量だけではなく，体重の維持もある.
- 増量には，主に筋肉を増加させる増量と，筋肉と体脂肪の両方を増加させ体重を増加させる増量の2種類がある. 目標となる増加させる筋肉量や体重が実現可能かを，トレーナーなどの関係者とよく検討する必要がある.

筋肉による増量

- 筋肉を増加させる場合は，そのためのトレーニングが必要となる. トレーニング量の増加に応じたエネルギーや栄養素の補給を行う. 運動強度の増加により，消化吸収が抑制されたり，食欲が減じたりすることもあるので，アセスメントを定期的に行い栄養補給計画に反映させるようにする.

体重の増量

- スポーツの現場では，競技種目やそのポジションによって，「重さ」が必要な場合があり，筋肉と体脂肪を増加させることがある. エネルギーは，設定した期間内に目標体重を達成させるために，消費量よりも摂取量が多くなるように栄養補給計画を立てて実施する.

減　量

- 減量は，目標体重を期間内に達成するためのエネルギーの消費量よりも摂取量が少なくなるように計画して実施する. レスリングや柔道のように階級別の競技種目では，試合に合わせて短期間での減量（急速減量）を行うこともある.

5　アスリートの栄養の問題

- 運動量の多いアスリートは，「アスリートにおけるスポーツ栄養の意義」(p.145) で説明したように，栄養補給の不足による問題を抱えることがある.

相対的エネルギー不足

- アスリートは運動によってエネルギーや栄養素の必要量が多くなるにもかかわらず，効率よく補給できない状態になることがある.
- そのような状況が長期間続くことにより，相対的エネルギー不足となる. また，エネルギー摂取量が極端に減少するような減量をした場合にも起こる.
- 相対的エネルギー不足は，生命維持や生活を営むために消費するエネルギー量を節約している状態であるといえ，栄養障害と位置づけられる.
- 国際オリンピック委員会 (IOC) では，2014年に「スポーツにおける相対的エネルギー不足 (RED-S)」により症状が出る組織や機能を❸のように示した.

女性アスリートの三主徴

- ❸に示したFATは「女性アスリートの三主徴 (female athlete triad)」のことで，相対的エネルギー不足の際，女性アスリートに特に強調して現れる症状を示したものである.
- FATは，❹に示すように，相対的エネルギー不足により，視床下部性無月経と骨粗鬆症を引き起こし，特に，無月経により女性ホルモンの低下から骨粗鬆症のリスクが高まることを示している.
- FATは栄養障害であるため，エネルギー摂取量の増加による治療なしに改善できない.

スポーツ貧血

- アスリートに多い疾病として貧血がある. そのため，アスリートが貧血になった場合に「スポーツ貧血」と呼ばれることがある.

検査値と貧血の状態

- 検査値と貧血の状態を❺に示した.

ウェイトコントロールには，トレーニング状況の把握が必須なんだ！

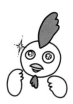

IOC：International Olympic Committee
RED-S：Relative Energy Deficiency in Sport

 豆知識
相対的エネルギー不足の改善には，低いエネルギー摂取量が定常化した状態から，時間をかけて徐々にエネルギー摂取量を増やし，適正なエネルギー摂取量となるようにする. 食事摂取基準などを用いて計算したエネルギー摂取量を栄養補給量として栄養管理することは適切ではない.

エネルギー不足は，アスリートにとって大きな問題なんだね

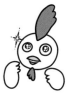

7

運動・スポーツと栄養

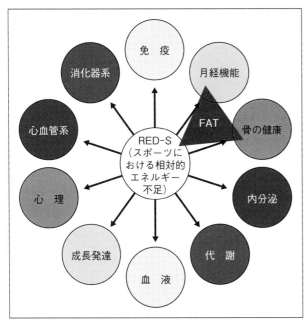

❸ 相対的エネルギー不足によって引き起こされる健康問題

(Mountjoy M, et al. The IOC consensus statement：beyond the Female Athlete Triad-Relative Energy Deficiency in Sport (RED-S)．Br J Sports Med 2014；48：491-7より)

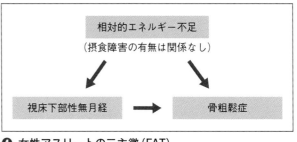

❹ 女性アスリートの三主徴（FAT）

❺ 検査値と貧血の状態

	ヘモグロビン	血清鉄	フェリチン
正　常	正常	正常	正常
前潜在性鉄欠乏状態	正常	正常	低下
潜在性鉄欠乏状態	正常	低下	低下
鉄欠乏性貧血	低下	低下	低下

(鈴木志保子．理論と実践 スポーツ栄養学．日本文芸社；2018．p.125より)

アスリートの貧血の原因

●アスリートの貧血の主な原因は，下記の3つがある．

①鉄の摂取不足：アスリートは，運動中の消化管からの出血や，発汗量が多くなることによって鉄をはじめとするミネラルの損失が多くなるため，鉄の必要量は多くなるが，必要量が摂取できない場合に貧血の原因となる．

②相対的エネルギー不足：エネルギーが不足することにより，エネルギーを節約するためにヘモグロビン濃度を下げて酸素の供給を減少させようとすることが貧血の原因となる．

③希釈性貧血：トレーニングの初期の時期などに，末梢まで血液を運ぶために血漿量を多くして血液を薄くした状態にして循環させることをいう．この状態は，循環血漿量が増加することにより，一時的にヘモグロビン濃度が低くなるため，貧血であるともいえる．しかし，一時的であって，ヘモグロビン濃度が高くなれば，貧血ではなくなるので，貧血として問題視する必要はなく，栄養状態との関係を考える必要もないといわれている．

6　栄養補助食品の利用

サプリメントとは

●サプリメントは，食事だけでは必要量を摂取できないときに足りない栄養素を補う目的で利用する．アスリートがサプリメントの利用を判断する条件とその具体例について❻にまとめた．

❻ サプリメントの利用を判断する条件と具体例

判断の条件	具体的な例
身体活動量が多くなり，食事から摂りきれない場合	身体活動量が多くなるのにともない，エネルギー・栄養素の必要量が多くなり食事量が増加するのに，必要量を食べきれないとき
消化・吸収の時間が短い場合	食事時間や食後の休憩時間が十分に取れないなど，エネルギーや栄養素の必要量を摂取できないとき
食事に偏りがある場合	好き嫌い，食物アレルギー，合宿・遠征などで食環境が悪いとき
食事の制限により摂取量が少なくなる場合	減量中や病気のとき
食欲がない場合	緊張していたり，疲労していたり，予定している食事をすべて食べることができないとき
胃腸が弱っていて，消化・吸収の能力が低下している場合	胃腸の状態が悪いとき
特定の栄養素を摂取しなくてはいけない場合	増量・トレーニングの状況によって，増やさなければならない栄養素があるとき

(鈴木志保子. 理論と実践 スポーツ栄養学. 日本文芸社；2018. p.71より)

- サプリメントを利用する際には，食事からの栄養素の摂取量をある程度把握したうえでなければ，サプリメントの利用の可否，必要な場合には摂取する栄養素の種類と量，タイミングを決定することはできない．そのため，サプリメントの利用に際し，栄養の専門職である公認スポーツ栄養士，管理栄養士や栄養士の指導が必要である．
- 成長期のジュニアアスリートは，サプリメントを利用してまで運動量を増やすべきではない．過剰な運動量は，発育不良や**オーバーユース症候群**のリスクが増大することから，サプリメントの利用よりも運動量の軽減を優先するべきであるため，サプリメントの利用を慎重に検討する必要がある．

エルゴジェニックエイドとは

- 競技力向上を目的に栄養素以外の成分をサプリメントとして摂取することをエルゴジェニックエイド（ergogenic aid）という．最近では，アスリートに限らず「より健康になるため」を目的に摂取することもある．
- エルゴジェニックエイドを利用する際には，その成分の作用が科学的な根拠に基づいているか，そのエビデンスを導いている研究の実験条件が妥当であるか，どのような評価指標によって効果があると認めているのか，自分が摂取する必要があるかを確認したうえで摂取することが重要である．
- この点においても，エルゴジェニックエイドの摂取について，公認スポーツ栄養士，管理栄養士や栄養士の指導が必要である．

サプリメントとドーピングの関係

- サプリメントは，栄養素，あるいは，栄養成分であることから，原則として禁止物質が入っていないものである．しかし最近，サプリメントのコンタミ（コンタミネーション〈contamination〉）によるドーピング違反の事例が頻発しており，大きな問題となっている．
- コンタミは本来「汚染」を意味する言葉で，原材料に含まれてないはずの禁止物質が製造工程で紛れ込んでしまうことをいう．アスリートが，サプリメントの選択で最も重視すべきは，製品の「安全性」である．
- サプリメントの安全性について，日本アンチ・ドーピング機構（JADA）が2019年4月3日に「スポーツにおけるサプリメントの製品情報公開の枠組みに関するガイドライン」を公表した．サプリメントを製造する企業には，このガイドラインに準拠した製品であることが求められている．

7　健康・スポーツ分野における栄養管理システム「スポーツ栄養マネジメント」

- 健康・スポーツ分野では，「スポーツ栄養マネジメント」[4]（❼）を用いて栄養管理を実

【用語解説】
オーバーユース症候群：使いすぎ症候群ともいわれる．繰り返し同じ動作をすることにより，筋肉，関節，腱などに継続的に負担がかかり，炎症などが起こることをいう．

●MEMO●
エルゴジェニックエイドには，カフェインやクレアチン，ユビキノン（コエンザムQ10）などがある．

豆知識
サプリメントに禁止物質がコンタミする原因
以下の3つが考えられる．
①近くの製造ラインで禁止物質を含む医薬品やサプリメントをつくっていて，何かの拍子で微量が混入してしまう．
②原材料の保管場所での管理が十分ではなく，ほかの原材料から禁止物質が混入してしまう．
③製造釜がきちんと洗浄されておらず，前に製造していた禁止物質が残っていた．

JADA：Japan Anti-Doping Agency

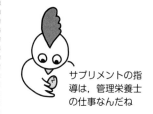

サプリメントの指導は，管理栄養士の仕事なんだね

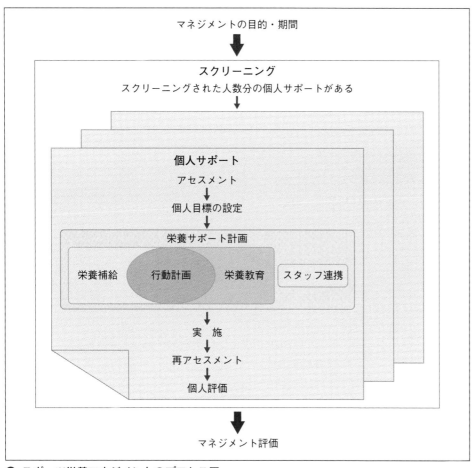

❼ スポーツ栄養マネジメントのプロセス図

施している．これは，健康・スポーツ栄養分野の特徴を加味した流れとなっている．その特徴としては，

①目的の達成を示す数値が指標として示されていないことが多く，目的に対し，アセスメントの結果から個人目標の設定が必要である．たとえば，減量であれば，減量によって減少する体重や体脂肪量を，アセスメントの結果から個人目標として明確にする必要がある．

②栄養補給計画を対象者が実行することになるため，栄養サポート計画に，栄養補給計画を根拠とした行動計画を加えている．

③実施中は，定期的に行動計画の実行状況や身体状況を確認し，マネジメント期間終了時に再アセスメントを行い，その時点での現状把握と課題・問題点の抽出をし，その結果から個人評価を行う．

● 特定保健指導，糖尿病や脂質異常症などの在宅で栄養管理をする対象者には，スポーツ栄養マネジメントの活用が有効である．

● スポーツ栄養マネジメントは，専門職である管理栄養士が担うことになる．アスリートの栄養管理など，スポーツ栄養学の高い専門性を必要とする場合には，公認スポーツ栄養士の資格取得者が適任である．

● スポーツ栄養マネジメントでは，スポーツ栄養学をはじめとするさまざまなエビデンスを理解するとともに，エビデンスを対象者に合わせてアレンジしてマネジメントを実施し，確実に成果を上げることが求められている．

8　水分・電解質補給

● 運動による身体活動に伴って体温が上昇することから，汗の蒸発時の放熱を利用して

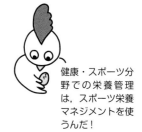

健康・スポーツ分野での栄養管理は，スポーツ栄養マネジメントを使うんだ！

❽ 脱水の種類とその主な原因，Na濃度と水の損失状況，循環血液量

	主な原因	Na（血清濃度〈mEq/L〉）と水の損失状況	細胞液の移動と状況	血漿浸透圧	循環血液量
高張性脱水（水欠乏性脱水）	発汗，水分摂取の低下，嘔吐，下痢	Na（150以上）＜水	内液⇒外液 細胞内液の減少	高まる	維持
等張性脱水（混合性脱水）	出血や下痢，熱傷など急速に細胞外液が失われるとき	Na（130〜150）＝水	内液・外液の変化なし	変化なし	減少
低張性脱水（Na欠乏性脱水）	嘔吐・下痢，副腎機能の低下など基礎疾患がある場合，利尿剤使用時	Na（130以下）＞水	外液⇒内液 細胞外液の減少	低下	減少

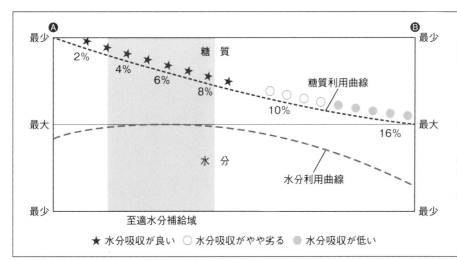

糖質は水分の補給を促進する（図左❹）. 糖分濃度が高くなると，消化管での移動を抑え，水分分泌を促すため，真の水分吸収が抑えられる（図右❸）. ❹では高い水分-低い糖質の利用が，❸では高い糖質-低い水分の利用がそれぞれ誘導される. 水分の恒常性を阻害しないで糖質の利用が最大となるのは，60〜80 g/Lの糖質を含んだ飲み物である. 飲み物を選ぶときは，スポーツが行われる気象条件と生理学的特性を考慮するのがよい.

★ 水分吸収が良い　○ 水分吸収がやや劣る　● 水分吸収が低い

❾ 糖質濃度と水分吸収の関係

（日本体育協会スポーツ医・科学専門委員会監修，小林修平，樋口 満編著. アスリートのための栄養・食事ガイド. 第一出版；2014／Brouns F. Nutritional Needs of Athletes. John Wiley & Sons；1993より）

体温を下げようとして発汗が起こる.

● 発汗量の増加は脱水を引き起こし，その脱水レベルによりさまざまな症状が起こる.

● 体重の2%の脱水で，強い渇き，めまい，吐き気，重苦しい，食欲減退，尿量減少，血液濃度上昇という身体的な症状のほか，ぼんやりするという判断能力にも影響する[5].

● よって，運動中には2%以内の脱水レベルにすることが必要となる. 熱中症に至らない状態でも，良好な運動の維持に影響を与える.

● 運動による脱水は高張性脱水である. 高張性脱水では，一次的な血漿浸透圧低下のためにADHが分泌され，尿濃縮を引き起こして尿量が減少し，口渇感も引き起こすという特徴がある. 口渇感の出現は脱水を意味する.

● 脱水状態を判断するには，運動前後の体重を測定し脱水率を求める方法や，尿の色と量から判断する方法がある.

● 脱水の種類とその主な原因，Na濃度と水の損失状況，血漿浸透圧，循環血液量などの関係を❽に示した.

● 脱水を防ぐため，運動中に水分の補給が必要となる. 糖質濃度と水分吸収の関係を❾に示した. 運動時の水分補給は，0.1〜0.2%の食塩と4〜8%の糖質を含む飲料が適切である.

脱水にも種類があるんだ！覚えておこう！

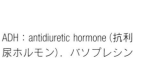

ADH：antidiuretic hormone（抗利尿ホルモン）. バソプレシンとも呼ばれる.

【用語解説】
脱水率（%）＝（運動前体重－運動後体重）/運動前体重×100

引用文献
1）石井直方総監修，有賀誠司ほか監修. トレーニング用語辞典. 森永製菓株式会社健康事業部森永スポーツ＆フィットネスリサーチセンター：2001.
2）長谷川裕ほか. 日本体育協会公認スポーツ指導者養成テキスト共通I. 2007.

7

運動・スポーツと栄養

3) 鈴木志保子. ジュニアアスリートの栄養. 臨床スポーツ医学 2017；34：622-30.
4) 鈴木志保子. スポーツ栄養マネジメントの構築. 栄養学雑誌 2012；70：275-82.
5) 山本孝史. 水・電解質の栄養的意義. 医薬基盤・健康・栄養研究所監修, 奥　恒行ほか編. 基礎栄養学. 改訂第4版. 南江堂；2012. p.229.

参考文献
・厚生労働省. Ⅴ運動の基礎科学 運動と健康のかかわり. 食生活改善指導担当者テキスト. 平成20年3月.
・鈴木志保子. 理論と実践 スポーツ栄養学. 日本文芸社；2018.

カコモン に挑戦 !!

解答
◆ 第33回-82　正解(5)
◆ 第31回-97　正解(3)

◆ 第33回-82
水と電解質に関する記述である. 正しいのはどれか. 1つ選べ.
(1) 成人男性の血漿量は, 体水分量の約70％を占める.
(2) 糖質と脂質, 各々1gから生成される代謝水は, 同量である.
(3) 不感蒸泄には, 発汗が含まれる.
(4) 水分欠乏型脱水では, 血漿浸透圧が低くなる.
(5) バソプレシンの分泌は, 体水分量が不足すると促進される.

◆ 第31回-97
スポーツ選手の栄養に関する記述である. 誤っているのはどれか. 1つ選べ.
(1) 持久型種目の選手では, 炭水化物摂取が重要である.
(2) 筋肉や骨づくりには, たんぱく質摂取が重要である.
(3) スポーツ貧血の予防には, ビタミンA摂取が重要である.
(4) 運動後の疲労回復には, 早いタイミングでの栄養補給が重要である.
(5) 熱中症予防では, 運動中の水分と電解質の補給が重要である.

7

運動・スポーツと栄養

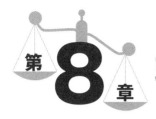

第 8 章 環境と栄養

- ● ストレス条件下, 特殊環境下における生理的変化と栄養管理を理解する
  ① ストレスに対する生体反応および生活習慣との関連と栄養管理について説明できる
  ② 特殊環境下での健康障害の予防または改善のための栄養管理について説明できる
  ③ 災害時の栄養問題と栄養介入について説明できる

```
要点
整理
```

- ✓ さまざまな環境の変化によるストレスに対して, 心身を守るためにホメオスタシスが働く. 警告反応期, 抵抗期, 疲はい期の変化を学ぶ.
- ✓ 騒音, 高温・低温, 高圧・低圧, 重力などの特殊環境に, 体が適応するための生理変化を学ぶ.
- ✓ 被災地での栄養・食生活における栄養課題と支援活動は, 各フェーズやライフラインの状況で異なることを理解し, 被災者の健康状態を適切に保つうえで, 適切な食事の提供が重要であることを学ぶ.
- ✓ 災害時に優先的に管理すべき栄養素とアプローチの方法を理解し, 特に要配慮者への個別対応などにより災害関連死を防止するといった, 管理栄養士・栄養士としての責務を自覚する.

1 ストレスと栄養ケア

1 恒常性の維持とストレッサー

- ● 現代社会において, ストレスという言葉を日常生活で耳にする機会が増えている. しかし, それが意味するものはやや曖昧である. 「ストレス」は1936年に生理学者のハンス・セリエ(Hans Selye)によって, 「各種有害因子によって引き起こされる症候群」と定義されており, 本項ではこの意味で用いる.
- ● ストレスの原因となる要素はストレッサーと呼ばれ, その外的刺激の種類から物理的, 化学的, 生物的, 心理的なストレッサーに分類される(❶). ストレッサーが作用した際に, 生体は刺激の種類に応じた特異的反応と, 刺激の種類とは無関係な一連の非特異的生体反応(ストレス反応)を引き起こす.
- ● われわれが過ごしている環境は, 刻々と変化する. 恒常性(ホメオスタシス)は, 生体の内部や外部の環境因子の変化にかかわらず生体の状態を一定に維持する性質や状態を指し, 生物が健康に生きるための重要な機能である[*1].

2 生体の適応性と自己防衛 (❷)

汎適応症候群の経過

- ● 生体にとって有害な刺激があまりにも強いと, 適応する機能が破綻し, ついに疲はいし, 死に至る. セリエは, この一連の反応を「汎適応症候群」とし, 「警告反応期」「抵抗期」「疲はい期」の3期に分けた.

第1期:警告反応期

- ● ストレッサーによる身体の緊急反応の時期で, さらに, ショック相と反ショック相に分けられる.
- ● ショック相:ショックに対する適応以前の状態で, 心拍, 体温, 血圧, 血糖値が低下

❶ ストレッサーの種類

物理的	寒冷, 騒音, 火傷, 発熱, 外傷など
化学的	紫外線, 化学物質, 酸素, 薬物など
生物的	炎症, 感染など
心理的	人間関係, 転勤, 怒り, 不安, 離婚, 借金, 戦争, 自然災害など

[*1] たとえば外気温が低い場合, 体温が低下しないように熱産生を行うとともに, 体熱が外部に出ていかないように反応する.

汎適応症候群の一連の反応は3期にわけられるんだ!
① 警告反応期
② 抵抗期
③ 疲はい期

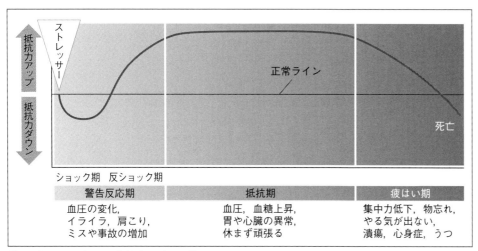

❷ ストレス反応：汎適応症候群の3期

し，神経活動の抑制，筋緊張の弛緩，血液の濃縮などが出現する．ショックの程度により数分から1日継続するが，地震などの災害でショックが強すぎると死に至る場合がある．

● 反ショック相：ショックに対する生体防衛反応が現れ始める時期で，副腎肥大，胸腺リンパ組織の萎縮，血圧，体温，血糖値が上昇し，交感神経活動が優位となり，筋緊張の増大などがみられる．

第2期：抵抗期

● 防衛期ともいうが，持続するストレッサーと生体の抵抗力が一定のバランスをとって適応している状態で，環境に慣れて，生体防衛反応が完成された時期である．

● 思考や生活習慣の無理を身体が表現している時期であり，首や肩の凝り，腰痛，朝起きられない，身体がだるい，やる気が出ないなどのさまざまな不定愁訴は，ストレスケアを必要としている抵抗期のサインである．

● この時期に適切な対処ができないと，疲はい期に進行していく．

第3期：疲はい期

● ストレスの持続により，適応エネルギーが消耗し，自分でコントロールができなくなって，生体の適応機序が破綻した時期である．この時期は，ショック相と似た症状がみられ，体温低下，副腎皮質の働きの低下，体重減少などがみられる．

● 疲はい期では，すでにうつ病などの重大な病気になっていたり，自然治癒力や身体を再活性する力が減退して，回復に時間を要するので，警告反応期（第1期）に改善を図るのが望ましい．

汎適応症候群の症状

● 副腎皮質の肥大，胸腺・脾臓・リンパ節の萎縮，胃・十二指腸の出血・潰瘍がみられる．

3 ストレスによる代謝の変動

● 細胞レベルでの主要なストレス応答では，熱ショックたんぱく質（heat shock protein：HSP）が発現して機能する．HSPはストレスたんぱく質とも呼ばれ，生体において急激な環境の変化に対する身体の抵抗力を誘導する防御機構として認識されている．

● HSPは，発熱，重金属，ウイルス感染，虚血，活性酸素などの物理・化学的な因子による有害な刺激を受けたとき，細胞内で発現が誘導される．

● HSPは，必要なたんぱく質の合成や分解，細胞内輸送の調節にかかわり，たんぱく質の変性の予防や再生を行い，異常たんぱく質が蓄積しないように働くとされる．

● このようにHSPは分子シャペロンとして機能する．シャペロンは，急激に増加した

8

環境と栄養

【用語解説】
分子シャペロン：たんぱく質が機能するためには，アミノ酸の連なりが正しく折りたたまれて立体構造をもつ必要があるが，その際の折りたたみを手助けするのが分子シャペロンというたんぱく質である．シャペロンとはフランス語で，社交界にデビューする若い女性を支える年配の女性を意味する．

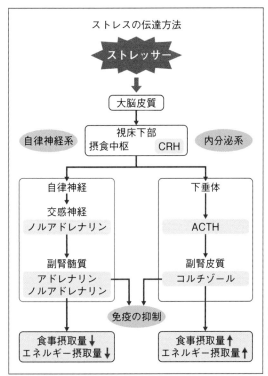

❸ ストレスに対する生体反応
ストレスの伝達・反応経路は，自律神経系と内分泌系に大別される．
CRH：副腎皮質刺激ホルモン放出ホルモン，
ACTH：副腎皮質刺激ホルモン.

変性たんぱく質を機能回復させ，恒常性を維持する.

- ストレスを受けると，さまざまな内臓器官の働きを調節する自律神経に影響が現れる（❸）．活動時には交感神経が，休息時には副交感神経が活発になる．自律神経は自分の意思ではコントロールできないため，ストレスが引き金となり，自律神経が乱れる.

- ストレス時は，交感神経系の活動が亢進し，交感神経末端や副腎髄質からカテコールアミン（ノルアドレナリンやアドレナリン）が分泌される．交感神経の亢進は，消化液の分泌を減少させ，消化管の運動も低下させることで，食欲を抑制することが多い（❸）.

- ストレスの侵襲が加わった場合は，グルココルチコイドにより体たんぱく質を分解してアミノ酸を動員し，糖新生や，負に傾いた窒素出納の補正や生体反応に必要な各種たんぱく質の合成を行う.

- 筋たんぱく質の分解によって動員されるアミノ酸のうち，**分岐鎖アミノ酸（BCAA）**は，炭素骨格が末梢筋組織で直接分解されてエネルギーとして利用される.

- しかし，このような状態が長く続くと，たんぱく質の必要量が増加する．したがって，たんぱく質を十分摂取することは，ストレスによる消耗を補い，体たんぱく質の保持や免疫力の維持に重要である.

- 尿中窒素排泄量は，身体的なストレスである発熱，火傷，外科手術や，精神的なストレスにおいても増加する.

- 脂質の代謝では，ホルモン感受性リパーゼの分泌が増え，脂肪分解が進む．コレステロールは，ステロイドホルモンである副腎皮質ホルモンの材料であり，ストレス時にはコレステロールの需要が高まるので，コレステロールの吸収率や体内での生合成も高まる.

- コルチゾールやノルアドレナリンによって，カルシウムの尿中排泄が促進される.

 豆知識
度を越した絶食ダイエットは，筋肉が減っていくだけでなく，体が飢餓の対策として，栄養の吸収能力をあげるため，やせにくい体をつくる.

【用語解説】
グルココルチコイド（糖質コルチコイド）：副腎皮質ホルモンの一つであり，糖質，たんぱく質，脂質などの代謝や，免疫反応，ストレス応答などの制御にかかわる.
分岐鎖アミノ酸（BCAA）：必須アミノ酸のなかの，バリン，ロイシン，イソロイシンの3つを総称するもので，これらはアミノ酸の炭素骨格が分岐した構造をとる．筋たんぱく質に多く含まれ，エネルギー源となる.

BCAA：branched chain amino acid

4 ストレスと栄養

- ストレスの刺激下で以下のような変化がみられる.
- たんぱく質は,エネルギー源として利用されるため,必要量が高まる.
- 一般的に代謝は亢進して異化状態となり,エネルギー必要量は増加する.
- エネルギー産生に必要なビタミンB_1,ビタミンB_2,ナイアシンの必要量が高まる.
- たんぱく質必要量の増加に伴って,ビタミンB_6の必要量も増加する.
- 副腎皮質中のコレステロール含量や血中ビタミンC濃度は低下する.
- 酸化ストレス防御のため,抗酸化ビタミン(ビタミンA・C・Eなど)の補給も重要である.
- 腸内細菌叢は,ストレスの緩和に大きな影響を与える可能性が示されてきた.腸内環境改善のため善玉菌を食事(ヨーグルトなど)から摂取し腸内に届けるプロバイオティクス,腸内に住む善玉菌を育てるオリゴ糖類や食物繊維などのプレバイオティクスをバランスよく摂取し,相乗効果を期待する「シンバイオティクス」が近年注目を集めている.
- ❸に示すように,ストレスの主要な伝達・反応経路は,視床下部-交感神経-副腎髄質の自律神経系と,視床下部-下垂体前葉-副腎皮質の内分泌系の2つに大別される.
- 急性ストレス(自律神経系の反応)の場合:ノルアドレナリンが分泌され,摂食の引き金となる視床下部外側野の摂食中枢のグルコース感受性ニューロンの活動を抑制する.同時に,副腎髄質からはアドレナリンとノルアドレナリンが分泌され,交感神経の作用を増強する.そのため,血圧上昇,発汗,呼吸が促進したストレス状態となる.これらのことから食欲が低下し,食事摂取量が低下すると考えられている.
- 慢性ストレス(内分泌系の反応)の場合:脳の視床下部に伝達され,副腎皮質刺激ホルモン放出因子(CRH)の分泌を促す.CRHは下垂体前葉の副腎皮質刺激ホルモン(ACTH)を分泌させ,ACTHによって副腎皮質からコルチゾールが分泌される.コルチゾールは,ストレス反応から回復させる働きがあるため,食欲が増加する.

5 災害時の栄養

- 災害のようなストレス時には,ストレスへの対処行動として,甘いものや,脂質の多いエネルギー密度の高い食品が摂取される傾向にある.
- 災害により調理の環境が整わず,栄養バランスのよい食事の確保が困難となり,ストレス時に必要なビタミンB_1・B_6・C,カルシウムなどの微量栄養素の欠乏が生じやすい[*2].

【用語解説】
腸内細菌叢(腸内フローラ):ヒトや動物の腸内で増加したり減少したり一定のバランスを保ちながら共存している多種多様な腸内細菌の集まり.

● MEMO ●
元気で長生きの人がもっている「長寿菌」:長寿の人が多い地域の腸内細菌からは,酪酸産生菌やビフィズス菌が多く検出されたという報告があり,これらの腸内細菌を長寿菌と呼ぶ.現在のところ,長寿菌を増やす秘訣として「運動が5割,野菜中心の食事が4割,発酵食品や乳酸飲料の摂取が1割」と考えられている.

CRH : corticotropin-releasing hormone
ACTH : adrenocorticotropic hormone

【用語解説】
コルチゾール:ストレスがかかったときに分泌されるため,ストレスホルモンともいわれ,ストレスの指標として用いられる.
エネルギー密度:1gあたりのエネルギー量(kcal)で,kcal/gと表す.水分が少なく,脂質含量が高いチョコレート,バター,洋菓子は高エネルギー密度である.一方,野菜,水分が多く脂質の少ない食品は,低エネルギー密度である.

[*2] 災害時の栄養についての詳細は本章「3 災害時の栄養ケア」(p.164)を参照.

8
環境と栄養

カコモン に挑戦 ‼

◆ 第31回-98

汎（全身）適応症候群に関する記述である．正しいのはどれか．1つ選べ．

(1) 警告反応期のショック相では，血糖値が上昇する．

(2) 警告反応期のショック相では，血圧が上昇する．

(3) 警告反応期の反ショック相では，生体防御機能が低下する．

(4) 抵抗期では，新たなストレスに対する抵抗力は弱くなる．

(5) 疲はい期では，ストレスに対して生体が適応力を獲得している．

◆ 第29回-104

ストレス応答の抵抗期に関する記述である．正しいのはどれか．1つ選べ．

(1) 副腎皮質刺激ホルモン（ACTH）の分泌は，低下する．

(2) 交感神経の活動は，減弱する．

(3) エネルギー代謝は，抑制される．

(4) 遊離脂肪酸の生成は，増加する．

(5) 尿中窒素排泄量は，減少する．

8

環境と栄養

2 特殊環境と栄養ケア

1　特殊環境下の代謝変化

- 特殊環境とは，温度，湿度，気圧，重力，騒音，振動，明暗など，通常われわれが生活している条件から逸脱した環境をいう．しかし明確な基準があるわけではない.
- 特殊環境は，生体に対する物理的なストレッサーとなる．ストレッサーが作用すると恒常性（ホメオスタシス）が働き，ストレス反応が生じる.
- 特殊環境に長期的にさらされると，身体がその環境にうまく順応（適応）することもある．現存する人類は，その適応を繰り返した結果といえる.

騒音

- 騒音は，不快な音であり，騒がしく，仕事や勉強，睡眠など日常生活の妨げになる音である．日本産業規格（JIS）では，騒音は「不快なまたは望ましくない音」と定義されている.
- 不快なまたは望ましくない音は，音の性質，音圧，周波数スペクトル，持続時間などの物理特性によって決まるだけでなく，音に曝露されている人の心身の状態，個人の好みによっても影響を受ける.
- 騒音は，工場，自動車，踏切，鉄道，航空機，建設工事，拡声器，深夜営業などによると考えられ，音の大きさ，音質，持続時間，時間帯，回数など，基準は明確ではなく複雑である.
- 騒音環境に長時間曝露されて不快感を感じると，交感神経が高まり，血圧，脈拍，呼吸数，発汗量などの増加がみられる．内分泌への影響として副腎皮質ホルモンが増加し，その結果ストレスを感じる.

2　高温・低温環境と栄養（❶）

- 体温を一定に保つことは生体機能を維持するために重要である．体温調節機構は，間脳の視床下部にある体温調節中枢の支配を受けている.
- ヒトの体温は全身において均一ではない．重要な臓器が存在する頭部や胸腹部は熱産生がさかんに行われ放熱されにくいため，身体の中で最も高い温度が維持されている．この中心部の温度を「深部体温」といい，ほぼ37℃で一定に維持されている（❷）.
- 生命維持は，体内で行われる化学反応に依存する．その反応速度は温度の影響を受ける．体温を37℃で一定に保つことで，生体の反応が円滑に恒常的に行われる.
- 深部体温が41℃を超えると，中枢神経症状が現れる.

高温

- 高温環境における体温調節の最も重要な因子は発汗である．汗は皮膚表面から蒸発す

酸素のうすい標高約4,000 mの南米アンデス高地でも人は生きていけるんだ！

【用語解説】
発汗：汗腺の分泌亢進をいう．体温が高くなると起こり，汗のうちの水分の蒸発によって熱の放散が増大する.

❶ 体温調節の方法（体の深部温度を一定に保ち脳や内臓などを守るための適応）

	外気温	
	高温	低温
体温	下げようとする	上げようとする
体熱	熱放散を促進	熱放散を抑制
皮膚の血管	拡張	収縮
皮下の血流	増加	低下
血圧	低下	上昇

そのほか，高温状況下での生理的変化として循環血液（身体内部）量は減少がみられ，これを補うために心拍数が増大する.

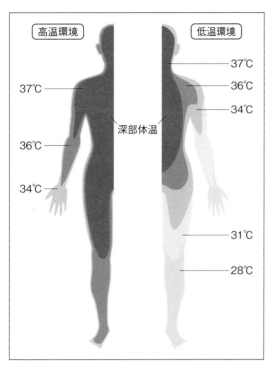

❷ 高温環境と低温環境の深部体温

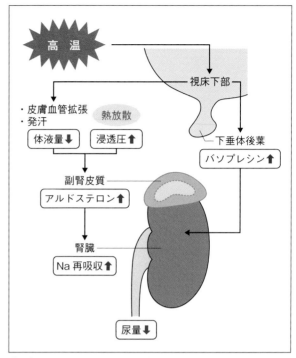

❸ 高温環境下の体温調節機構

るときに，1Lあたり580 kcalの気化熱を奪う．

● 高温環境の適応反応として，日本人は基礎代謝量が冬に高く，夏に低いという季節変動がある．これは，熱産生が抑制され高温環境下の夏に基礎代謝量が低下する適応反応である．年間を通じて10％の変動がみられる．また，1日を周期とした概日（サーカディアン）リズムがみられる．

● 高温環境では，体温を一定に保つために熱産生が低下し，発汗による熱の放散が促進される．そのため，副腎皮質からのアルドステロン分泌が増加し，腎臓でのナトリウム再吸収が亢進，下垂体後葉からバソプレシン分泌が増加し，尿量が減少する（❸）．

熱中症

● 熱中症は，異常な暑さに曝露され熱の放散が妨げられたとき，または激しい運動などによって熱放出能力が限界を超えて体熱が産生されたときに起こる．湿度が高い環境では，放熱がなされにくく，熱中症になりやすい．

● 近年は，地球温暖化や都市部のヒートアイランド現象のため，室内にいても適切に温度管理がされない場合や，子どもの体育やクラブ活動中にも熱中症は増加している．熱中症は死に至ることもある病気であることを理解し，その正しい知識と予防対策と発症時の初期対応が重要な課題である．

● 熱中症の予防には，直射日光を避け，帽子を着用する．

● 発汗量に応じた水分・電解質補給を行う．

● 十分な睡眠や休息をとり，体調管理を心がける．

熱中症指数

● 暑熱環境での運動や作業に対して，人体の熱収支を考慮して，その危険度を示す指標が湿球黒球温度（WBGT）で「熱中症指数」と同意である．環境省*1では「暑さ指数」とも表示される．乾球温度，湿球温度，黒球温度の値を使って算出する．

● WBGTは1954年にアメリカで提唱された，熱中症を未然に防ぐことを主目的とした指標である．

● WBGTは温度と湿度，輻射熱，風（気流）を総合的に評価したもので，構成比率は温度：湿度：輻射熱＝1：7：2程度であり，温度よりも湿度や輻射熱のほうがWBGTに

WBGT：wet bulb globe temperature

*1 乾球温度などの用語については，環境省「熱中症予防情報サイト」http://www.wbgt.env.go.jpを参照．

【用語解説】
輻射熱：地面や建物，身体から出る熱のこと．

❹ 熱中症予防のための運動時・日常生活上の注意点

湿球黒球温度 （WBGT）	運動時の注意点	日常生活上の注意点	湿球温度	乾球温度
↑	**原則中止** 特に子どもの場合は中止	**危険** すべての生活活動で起こりうる. 高齢者では安静時でも発生する場合がある. 外出はなるべく避け, 涼しい室内で過ごす	↑	↑
31℃			27℃	35℃
↑	**厳重警戒（激しい運動は中止）** 頻繁に休息し, 水分・塩分を補給する. 体力および暑さへの抵抗力がない人は中止	**厳重警戒** すべての生活活動で起こりうる. 炎天下の外出を避け, 室温の上昇に注意する	↑	
28℃			24℃	31℃
↑	**警戒（積極的に休息）** 積極的に休息し, 水分・塩分を適宜補給. 激しい運動では30分おきの休息	**警戒** 中等度以上の生活活動で起こりうる. 激しい作業の場合には定期的に十分な休息をとる	↑	
25℃			21℃	28℃
↑	**注意（積極的に水分補給）** 死亡事故も起こりうる. 熱中症の徴候に注意しつつ, 運動の合間の積極的な水分・塩分補給	**注意** 強い生活活動で起こりうるため, 重労働などの作業時には注意が必要だが, 一般的に危険性は少ない	↑	
21℃			18℃	24℃
↓	**ほぼ安全（適宜水分補給）** 一般的に危険性は少ないが, 熱中症発生の可能性はあるため, 水分・塩分を適宜補給		↓	↓

1) 環境条件の評価にはWBGTが望ましい.
2) 乾球温度を用いる場合には, 湿度に注意する. 湿度が高ければ, 1ランク厳しい環境条件の運動指針を適用する.
（日本スポーツ協会. スポーツ活動中の熱中症予防ガイドブック. 2019／日本生気象学会.「日常生活における熱中症予防指針」Ver.3 確定版を参考に作成）

大きく影響する. つまり, 同程度の気温でも, 湿度が高い日は熱中症の危険度が高まり, より注意が必要であることを示す.

WBGT（湿球黒球温度）の算出方法
- 屋外：WBGT＝0.7×湿球温度＋0.2×黒球温度＋0.1×乾球温度
- 屋内：WBGT＝0.7×湿球温度＋0.3×黒球温度

運動に関する指針（❹）
- WBGTの値によって運動指針が示されている. WBGT値が高いほど, 熱中症の危険が高まるので注意が必要である. また, 値が低くても, 熱中症の危険がないわけではなく, 適切な水分・塩分の補給も必要である.

低温
- 身体に貯蔵されたトリグリセリドは, エネルギー源であると同時に, 低温環境にさらされたときに皮下脂肪となって断熱の役割をし, 低温環境で体温が低下するのを抑制する.
- われわれが日常経験する程度の寒さでは, 熱産生のためのエネルギー代謝を円滑に行うのに必要なビタミン B_1, B_2, マグネシウムなど, さまざまなビタミン, ミネラルの補給を意識して行う.
- 低温環境下での高脂肪食は甲状腺機能を亢進させ, 耐寒性を増強する. 低温環境では, 体表面や末端部の血管が収縮し, 身体中心部の血流量が増加して利尿が促進され, 血中の各種ミネラル類の尿中への排泄が増加する（❺）.
- 低温環境では, 副腎髄質からのアドレナリン分泌が増加し, 体表面や末端部の皮膚血管が収縮して血流が抑制され, 熱の放散を抑制して体温を維持する.
- ふるえが起こり, 熱産生が増加することで, エネルギー代謝が亢進する.
- 交感神経の働きが亢進する.

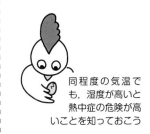

同程度の気温でも, 湿度が高いと熱中症の危険が高いことを知っておこう

8

環境と栄養

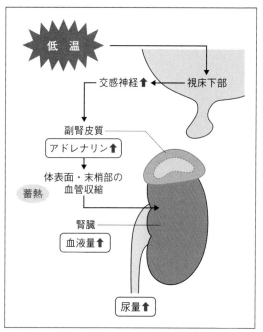

❺ 低温環境下の体温調節機構

低温時の障害

● 適応範囲を超えた低温にさらされると，体温の低下とともに，凍傷，凍瘡が起こり，ついには凍死に至る．以下のような経過をたどる．

①体温が36〜34℃になると，寒く感じ，ふるえが止まらなくなり，脈拍や呼吸数は増加，血圧は上昇し，体温を上げるための反応が全身で起こる．意識は清明であるが，食欲は減退することがある．

②体温が34〜27℃になると，大脳の活動が低下し，脈拍や呼吸が弱くなり，血圧が低下する．皮膚は黒紫色になり，身体の硬直，筋肉のけいれんが起こる．意識や感覚は麻痺する．

③体温がさらに低下すると，血圧はさらに低下し，筋肉が弛緩し始めて仮死状態となり，蘇生は困難である．

④体温が20℃以下になると，生命の維持は困難で，凍死に至る．

3 高圧・低圧環境と栄養

● われわれが通常生活している環境（海抜0 m）は1気圧であるが，ダイビングなどで水中に深く潜ると高圧環境となり，逆に登山などで高所に行くと低圧環境になる．

高　圧

● 高圧環境は水に潜水した際に起こり，シュノーケリング，スキューバダイビング，潜水艦で経験する．深度が10 m増すごとに1気圧増加する．

● 固体や液体は圧力を加えても体積を変えることはない（非圧縮性）が，気体は圧力をかけると体積が変化する（圧縮性）．生体の組織の体液は非圧縮性であるが，肺などは外圧により強い影響を受ける．水深の深いところで呼吸をすると，高圧酸素による酸素中毒のような異常が現れる．

● 減圧症では，身体の組織や体液に溶けていた気体が，圧の低下により体内で気化して気泡を発生し，ガス塞栓として血管を閉塞する障害を起こす．ダイビングなどで，急浮上する際，高圧下で体内に溶けていた窒素が圧力の低下で気泡化することがあり，注意が必要である．潜水直後の飲酒は減圧症を招きやすく危険であり避ける．

● 高圧環境に長期間滞在する際の栄養管理では，高圧環境下はエネルギー消費量が増加

するため，食事のエネルギーを増やす必要がある．それは，潜水で呼吸ガスとしてヘリウム混合ガスを用いた場合，比熱，熱容量，熱伝導がきわめて高いので，体表面からの熱放散や呼吸による熱損失が大きくなるためである．

●気圧が高くなると沸点が上昇する．たとえば深度100 mの海底に設置した作業室内では，水の沸点は185℃となる．したがって，調理方法に制約があるため，簡単に食べられる調理済み食品を耐圧包装[*2]したものが好ましい．

低　圧

●高山病とは，低酸素状態におかれたときに発生する症候群のことである．主な症状は，頭痛，嘔吐，眠気，めまいである．高い山に登るときは，身体を気圧の環境に慣らしながら，移動することが必要である．

●平地から高地へ短期間に登ると，気圧が減少し空気が希薄となり，低圧・低酸素環境となる．低酸素状態では血液中の酸素飽和度が低下し，組織への酸素供給が不十分となる．

●平地住民でも，高地へ数週間の時間をかけて高地の低圧環境に順化すれば，赤血球の増加と筋の毛細血管の発達により酸素運搬能力が亢進し，換気量が増大する．肺機能が亢進し，ヘモグロビンの酸素放出が促進され，ミトコンドリアの大きさや数が増加する．マラソン選手の高地トレーニングには低圧環境の順化が利用されている．

●急性低圧曝露の初期では，細胞外液が減少する．その機序を以下に示す．
①食欲不振を招いて摂食・摂水量が低下する．
②脱水で細胞外液が低下するにもかかわらず，飲水欲が減退して水分を欲しない．
③一方で，低圧環境では水分の蒸発力が高まるため，不感蒸泄量が増加し，体表および呼吸器官からの水分損失が多くなる．
④さらに，酸素を確保するための換気亢進に伴い，呼気中への水分損失量も増大する．

4　微小重力環境（宇宙空間）と栄養

●宇宙飛行士は厳しい訓練を経て宇宙へと旅立つ．どんなに鍛えた人であっても，地球へ帰還したときに体重が減少している人が多い．それは宇宙の微小重力（無重力）環境が影響している．

●人は，地上では常に1Gの重力加速度下で生活しているが，普段の生活では特にそれを意識することはない．

●体液の移動は宇宙飛行の初期に顕著にみられ，滞在が長期化すると軽減する．宇宙空間では，下半身に分布していた水分の一部が上半身に移動する体液シフトが起こるため口渇感が乏しくなり，その結果，脱水になりやすい．

●上半身の体液が増えると，生体は循環血液量が増加したと判断し，また，抗利尿ホルモンであるバソプレシンの分泌が低下する．そのため，尿量が増加し，血漿や体液の量も減少し，脱水が助長される．

●体液が上半身に移動する体液シフトにより，顔がむくみ，鼻が詰まって嗅覚や味覚にも影響が出るとされている．宇宙空間での健常な成人の水分摂取量として，1日あたり2Lは必要である．

●利尿作用の結果，腎血流量は増加し，エリスロポエチンの分泌が抑制され，赤血球の生成は減少する．また，脾臓の血流量も増加し，赤血球の破壊が亢進する．これらのことから，赤血球が減少すると考えられ，3か月程度の宇宙飛行で，約15％の赤血球減少がみられる．このような状態で地球に戻ると，宇宙飛行士の約半数は起立性低血圧を起こすので，帰還直前には生理食塩水の摂取などの対策が取られている．

●長期間微小重力環境におかれると，生体において以下のようなさまざまな影響が現れるので，医学的・栄養学的にも新たな対策と改善が必要になってきている．

●体重減少：初期は水分の減少によるものであり，次いで筋肉や脂肪組織が減少するこ

[*2] 外部の圧力の変化により内容物の圧力が影響をうけても破損しないよう配慮した包装．

●MEMO●
1961年のユーリー・ガガーリン（Yuri A. Gagarin）による人類初の有人宇宙飛行以来，多くの宇宙飛行士が微小重力下で作業に従事し，長期間宇宙に滞在する環境が生まれてきた．

私たちはふだん意識していないけど，1Gの重力加速度下で暮らしているんだ！

❻ 宇宙飛行士の栄養所要量

栄養素	ISS（＜360日）	栄養素	ISS（＜360日）
エネルギー（kcal）	WHOの指針（中等度の身体活動レベル） ●男性（30〜60歳）： ＝1.7×（11.6×体重 [kg] ＋879） ●女性（30〜60歳）： ＝1.6×（8.7×体重 [kg] ＋829）	ナイアシン	20 mg
		ビオチン	100 μg
		パントテン酸	5 mg
たんぱく質（％）	10〜15％	カルシウム	1,000〜1,200 mg
炭水化物（％）	50％	リン	1,000〜1,200 mg（＜1.5×Ca摂取量）
脂　質	30〜35％	マグネシウム	350 mg
水　分	1.0〜1.5 mL/kcal，＞2,000 mL	ナトリウム	1,500〜3,500 mg
ビタミンA	1,000 μgレチノール当量	カリウム	3,500 mg
ビタミンD	10 μg	鉄	10 mg
ビタミンE	20 mg αトコフェロール当量	銅	1.5〜3.0 mg
ビタミンK	80 μg	マンガン	2.0〜5.0 mg
ビタミンC	100 mg	フッ化物	4 mg
ビタミンB_{12}	2 μg	亜　鉛	15 mg
ビタミンB_6	2 mg	セレン	70 μg
ビタミンB_1	1.5 mg	ヨウ素	150 μg
ビタミンB_2	2 mg	クロム	100〜200 μg
葉　酸	400 μg	食物繊維	10〜25 g

（NASA JSC. Nutritional requirements for International Space Station〈ISS〉missions up to 360 days. National Aeronautics and Space Administration, Lyndon B. Johnson Space Center, Houston, TX, 1996より）

ISS：国際宇宙ステーション．

とにより生じる．

● 骨量減少：微小重力空間に滞在した宇宙飛行士の骨量は減少する．地球上では，骨が支持組織として1Gの重力環境下で身体を支えるのに重要な働きをしている．宇宙の微小重力下では，骨形成と骨吸収のバランスが崩れ，急速に骨量減少が起こる．

● 骨密度の低下：宇宙滞在ではカルシウムやリンは尿中や便中に排出され，骨量減少によって骨密度が低下し，骨折の危険度が増加する．

● 過剰なカルシウム排泄が長期間続くと，腎結石，尿路結石の危険性を高めることが心配される．

● 微小重力時の栄養は，基本的に地上と変わらないが，エネルギー量を適正に摂取する必要がある．宇宙飛行士が長期に滞在する場合は，❻に示す式によりエネルギー量が算出される．

● 宇宙飛行士のエネルギー量や栄養素については，国際宇宙ステーション（ISS）宇宙食供給の基準文書「ISS FOOD PLAN」の規定によって決められている．地球上でのエネルギー必要量とおおよそ同程度とされている．なお，船外活動を行う場合は，500 kcalを余分に摂取することになっている．宇宙での栄養に関する情報には，まだまだ不明な点が多く今後の研究が望まれる（❻）．

 豆知識
重力は骨に重要な影響を与えることが知られている．同じ運動をしていても，バスケットボール選手は水泳選手より骨密度が高く，重力負荷が骨密度に影響することが知られている．

カコモン に挑戦 ‼

8

環境と栄養

3 災害時の栄養ケア

1 災害発生時の状況と栄養・食生活の課題

災害発生時の状況

- 地震，風水害など，災害が発生すると，自宅などの建物の倒壊，ライフラインの寸断，物流の途絶，機器の破損などにより，これまでの生活が一変し，多くの被災者が発生する．
- 被災地において避難所が開設され，被災者は避難所に避難するとともに，被災市区町村などにより被災者への支援活動が行われる．
- 避難所はいわば災害という危機から一時的に避難し，被災者の身の安全を守るための砦である．そこでは被災者に対して栄養に配慮した食事の提供支援が行われる．
- 避難所に限らず災害地において，管理栄養士・栄養士は，栄養と食生活の面やそれ以外においてもかかわり，災害から助かった命，助けられた命をいかにつなぐか，そのためには何が必要なのか，何をすべきなのかということを考えることが重要である．
- 災害サイクルの急性期から亜急性期，慢性期に移行するなかで，避難生活などで生じるさまざまな問題によって新たな危機に直面する．二次的な健康被害や災害関連死が生じないように適切に対策を講じ，支援活動を行う必要がある．

【用語解説】
災害関連死：直接的な災害による死亡ではなく，避難所や在宅での避難生活で，ストレスや疲労，環境変化，持病の悪化などによってもたらされた死亡．

被災地での栄養・食生活における課題と支援活動

- 災害発生後，各フェーズで想定される課題や支援活動は❶のとおりである．
① フェーズ0の状況では，いち早く避難所が開設され，行政などの支援により，非常食の配給や主食のおにぎり，パン，カップラーメンといった炭水化物中心の緊急支援物資が搬送され提供される．
② フェーズ1の状況では，避難所において避難所の状況把握のためのアセスメントが実施される．さまざまな支援物資が到着するが，物資の過不足により，分配に混乱が生じる．
③ フェーズ2の状況では，徐々にではあるが，物流の回復やライフラインの復旧などに伴い，さらなる支援物資の供給や，早ければ炊き出しや弁当の配付が行われる．
④ フェーズ3～4の状況では，避難所アセスメント，巡回栄養相談実施などにより食事

❶ 被災地での栄養・食生活における栄養課題と支援活動

フェーズ	フェーズ0 初動期 24時間以内	フェーズ1 緊急対策期 72時間以内	フェーズ2 応急対応期 4日目〜2週間	フェーズ3 復旧期 おおむね3週間〜1か月	フェーズ4 復興期 おおむね1か月以降
状　況	ライフライン寸断	ライフライン寸断	ライフライン徐々に復旧	ライフラインおおむね復旧	仮設住宅
想定される栄養課題	● 食料確保 ● 飲料水確保 ● 要配慮者の食品不足（乳児用ミルク，アレルギー食，嚥下困難者，食事制限など）	● 支援物資到着（物資過不足，分配の混乱） ● 水分摂取を控えるため，脱水，エコノミー症候群が発生	● 避難所栄養過多 ● 栄養不足 ● 栄養バランス悪化 ● 便秘，慢性疲労など体調不良者増加 ● 食生活上の個別対応が必要な人の把握	● 食事の簡便化 ● 栄養バランス悪化 ● 慢性疾患悪化 ● 活動量不足による肥満	● 自立支援 ● 食事の簡便化 ● 栄養バランス悪化 ● 慢性疾患悪化 ● 活動量不足による肥満
栄養補給	高エネルギー食		たんぱく質，ビタミン・ミネラル不足への対応		
食事提供	主食（おにぎり・パンなど） 水分	炊き出し ————————————————————————————————→ 弁当 ————————————————————→ ————————————————————————————————————→			
支援活動		避難所アセスメント，巡回栄養相談			栄養教育，相談

（国立健康・栄養研究所・日本栄養士会．災害時の栄養・食生活支援マニュアル．平成23年4月．https://www.dietitian.or.jp/assets/data/learn/marterial/h23evacuation5.pdfより）

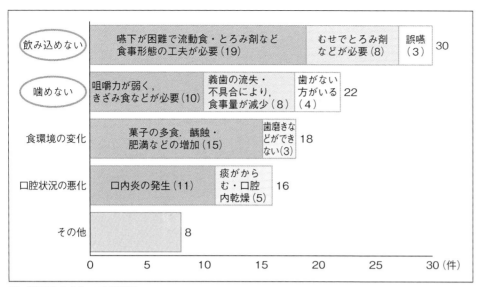

❷ 災害時の「食べる」問題

JDA-DATエビデンスチームによる東日本大震災 活動報告書分析（発災1か月～6か月後，n＝599）

（笠岡〈坪山〉宜代ほか．東日本大震災における栄養士から見た口腔保健問題．日摂食嚥下リハ会誌 2017；21：191-9より）

❸ 災害時に報告される健康課題

- 精神的・身体的に不安定となり，ストレスによる，抑うつ，不安状態，睡眠障害，アルコールの多飲，喫煙量の増加などが生じる
- 風邪，便秘，下痢，口の中があれる（口内炎，口角炎）などの症状が多発
- 血糖や血圧の悪化が生じる
- 食欲の減退が多発

（須藤紀子ほか．ストレス負荷時の食事摂取量の変化と必要な栄養素―被災者の栄養・食生活支援のために．日栄養士会誌 2010；53：39-45／Ogawa S, et al. Effects of the Great East Japan Earthquake and huge tsunami on glycaemic control and blood pressure in patients with diabetes mellitus. BMJ Open 2012；2：e000830より）

内容に関して課題などが明確化される．一般的には穀類中心から肉や魚，野菜，乳類，果物などへの供給対応が行われ，高エネルギー中心からたんぱく質やビタミン，ミネラル，食物繊維などの不足への対応が図られる．

要配慮者への栄養

- 栄養と食事の面では，食料の過不足や栄養素の偏りが生じる．ライフラインの途絶により通常の調理だけでなく，嚥下調整食，アレルギー対応食，疾患に応じた療養食など，特別に配慮された調理などができなくなることから，災害弱者といわれる**要配慮者**（乳幼児，妊産婦，高齢者，障がい者，食物アレルギー，慢性疾患の患者など）に対して適切な食事を提供できない状況が生じる[1]．
- 災害時の「食べる」問題として，「飲み込めない」「噛めない」などが多い（❷）．
- 災害時の食事の悪化が身体状況の悪化を惹起する可能性が指摘されている[2]．
- 災害時に報告される健康課題は，❸のとおりである．
- 平時から特別な配慮が必要とされる者に対しては，特に栄養の質・量的な栄養リスクへの対応が急務となる．
- 特に被災者のなかでも要配慮者に対していち早く栄養・食事面に配慮し，栄養課題に迅速に対応することが，二次健康被害を最小化するうえで最も重要である．そのためにも災害時の栄養管理をしっかりと理解し，栄養と食事の面で支援活動をつなぐことが望まれる．
- 要配慮者を対象に，管理栄養士・栄養士がしっかりと栄養アセスメントを実施し，乳児用ミルク，アレルギー食，とろみ剤など，必要な食品などを必要な者に提供することが重要である．
- 特別な配慮が必要でない者であっても，心理的なストレスで嗜好・食行動の変化が生

【用語解説】

要配慮者：災害対策基本法（第8条2の15）では，「要配慮者」を「高齢者，障害者，乳幼児その他の特に配慮を要する者」と定義し，国および地方公共団体は防災上必要な措置に関する事項の実施に努めなければならない，としている．

 豆知識

農林水産省から要配慮者向けの備蓄ガイドが公表されている．（「要配慮者のための災害時に備えた食品ストックガイド」http://www.maff.go.jp/j/zyukyu/foodstock/guidebook/pdf/need_consideration_stockguide.pdf）

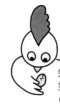

栄養管理のうえで災害時要配慮者（災害弱者）は誰なのかは重要！

8

環境と栄養

❹ 避難所における食事提供の評価・計画のための栄養の参照量

A. エネルギーおよび主な栄養素について

目 的	エネルギー・栄養素	1歳以上，1人1日あたり
エネルギー摂取の過不足の回避	エネルギー	1,800〜2,200 kcal
栄養素の摂取不足の回避	たんぱく質	55 g以上
	ビタミンB₁	0.9 mg以上
	ビタミンB₂	1.0 mg以上
	ビタミンC	80 mg以上

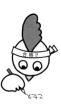

❹において，栄養アセスメントを行うために設定されている栄養素を覚えておこう！→たんぱく質・ビタミンB₁・ビタミンB₂・ビタミンC

※日本人の食事摂取基準（2010年版）で示されているエネルギーおよび各栄養素の値をもとに，平成17年国勢調査結果で得られた性・年齢階級別の人口構成を用いて加重平均により算出.

B. 対象特性に応じて配慮が必要な栄養素について

目 的	栄養素	配慮事項
栄養素の摂取不足の回避	カルシウム	骨量が最も蓄積される思春期に十分な摂取量を確保する観点から，特に6〜14歳においては，600 mg/日を目安とし，牛乳・乳製品，豆類，緑黄色野菜，小魚など多様な食品の摂取に留意すること
	ビタミンA	欠乏による成長阻害や骨および神経系の発達抑制を回避する観点から，成長期の子ども，特に1〜5歳においては，300 µgRE/日を下回らないよう主菜や副菜（緑黄色野菜）の摂取に留意すること
	鉄	月経がある場合には，十分な摂取に留意するとともに，特に貧血の既往があるなど個別の配慮を要する場合は，医師・管理栄養士などによる専門的評価を受けること
生活習慣病の一次予防	ナトリウム（食塩）	高血圧の予防の観点から，成人においては，目標量（食塩相当量として，男性9.0 g未満/日，女性7.5 g未満/日）を参考に，過剰摂取を避けること

（厚生労働省健康局：避難所における食事提供の計画・評価のために当面の目標とする栄養の参照量について．平成23年6月14日．https://www.mhlw.go.jp/stf/houdou/2r9852000001fjb3-att/2r9852000001fxtu.pdf）

じる．強いストレス下での食欲不振や慢性的なストレスによる食欲増進などがみられる場合もあり，食事摂取量の変化や微量栄養素欠乏など，これらの栄養リスクへの対応が求められる．

2　災害時に優先的に管理すべき栄養素とアプローチの方法

災害時に優先的に管理すべき栄養素

- 厚生労働省は，東日本大震災の際に避難所における栄養の参照量（❹）を示した．これには，エネルギー，たんぱく質，ビタミンなどの必要量などが示されている．
- 食事提供の評価・計画のための栄養の参照量は，当面の目標（災害後1〜3か月）とする場合は推奨量ベースで考える．また，災害後3か月以降の場合は推定平均必要量ベースで考える．
- 宮城県の避難所における食事状況調査では，❺のとおり，1か月が経過しても充足できていない栄養素が見受けられた．

栄養素を充足させるためのアプローチの方法

- 災害時において，いかに迅速に栄養の参照量を満たす食事を提供するかが，災害関連死を防ぐうえで重要である．特に要配慮者への支援が必要である．
- 被災者の健康状態を適切に保つうえで，適切な食事の提供は不可欠である．
- 適切な食事，つまり適切に栄養素を充足するうえで，人材を確保し，必要な物資を必要な人に提供するといった支援が重要である．❻のように必要なヒト，モノ，カネ，そして時間が基本であり，いずれが欠けても適切な食事を提供することができず，栄養素の充足もできないこととなる．
- 特にモノに関してのアプローチとしては，公益社団法人日本栄養士会が，行政や他団体と連携し災害時に設置する「特殊栄養食品ステーション」（後述）により，必要なヒトに必要なモノが適切に提供できるよう取り組んでいる．
- 食中毒および感染症予防のための衛生管理が重要である．

●MEMO●
阪神・淡路大震災の約2か月後の避難所で，緑黄色野菜の摂取頻度が低くなるほど，風邪，咳，胃腸障害の数が増大した．魚介類の摂取頻度低下でも同様の傾向が見受けられた[3].

 豆知識
東日本大震災において，各フェーズの段階に応じて対応することは非常に困難であった．フェーズ3〜4の1か月が過ぎようとした段階でさえ，要配慮者に対して適切な食事の提供はできなかった．

8

環境と栄養

避難所におけるエネルギー・栄養素提供量（n=114）		
	提供量：中央値 （最小値～最大値）	栄養の参照量
エネルギー	1,608.6 kcal （854.8～2,593.5）	1,800～ 2,200 kcal
たんぱく質	47.6 g （19.5～82.3）	55 g
ビタミンB₁	0.59 mg （0.13～2.17）	0.9 mg
ビタミンB₂	0.68 mg （0.21～2.50）	1.0 mg
ビタミンC	28.4 mg （0.90～90.5）	80 mg

栄養の参照量“以上”　■ 栄養の参照量“未満”

エネルギー	29%
たんぱく質	30%
ビタミンB₁	25%
ビタミンB₂	23%
ビタミンC	4%

「栄養の参照量」を満たした避難所の割合（n=114）

❺ **東日本大震災：宮城県避難所における食事状況調査（発災18～34日後，332施設）**
被災から1か月経っていてもエネルギー量を満たした避難所は3割であった．
（原田萌香ほか．東日本大震災避難所における栄養バランスの評価と改善要因の探索―おかず提供の有用性について．Japanese Journal of Disaster Medicine 2017；22：17-23より）

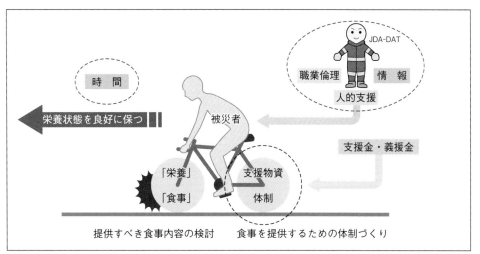

❻ **災害発生時の栄養・食生活支援**
人的支援，支援物資，支援金・義援金などのいずれが欠けても適切な食事を提供することはできない．

要配慮者に対する個別対応

- 普通の食事の摂取が困難な要配慮者に対して，必要なエネルギーおよび栄養素を確保するために，それぞれに対応可能な栄養食品といった物資の備蓄推進や物資の提供を要請する．
- 特別な食事の配慮が必要な要配慮者には，物資の配付だけでなく，個別栄養相談の実施が必要である．
- 要配慮者の食事提供に適切に対応するため，個々の状況に合わせた調理ができるパッククッキング[4]が有効となる．平常時からパッククッキングの方法に習熟しておくことも重要である．

3　災害時に管理栄養士に求められる業務

- 災害時には，まずは自らの身の安全を図ることが第一であり，その次に家族や入所者，入院患者（児）の安全の確保を行う．
- 災害の発生時には，自身の施設などで示されている防災マニュアル，アクションカードなどに基づき行動することとなる．
- それ以降の行動については，業務継続計画（BCP）や給食に関する災害対応マニュアルなどに基づき，適切に行動する．

●MEMO●
パッククッキングででき上がった料理を実際に試食するなどして，食べ慣れておくことが重要である．特に乳幼児は「災害時だから我慢して食べなさい」と言っても食べてくれるとは限らない．食べ慣れている味であれば，子どもが落ち着く効果も期待できる．

【用語解説】
業務継続計画：地震や豪雨などの災害や事故・事件，感染症の流行などが発生した場合に，施設や企業が従来の防災対策に加え，中核事業の継続・早期復旧を図るために平常時に行うべき活動，ならびに緊急時の対応方法，手段などを事前に取り決めてまとめておく計画のこと．

BCP：business continuity plan

 豆知識
一般に給食に関する災害対応マニュアルは，災害時における人材の確保や，非常食と備蓄食品の活用（非常用の献立例），備蓄食品の内容と保管管理，食品の流通状況（支援物資など）の把握，設備の整備（インフラ・厨房機器など），災害時の衛生などについて各施設の状況に応じて作成されている．

8

環境と栄養

Column　災害時に役立つパッククッキング

公益社団法人日本栄養士会では，「JDA-DAT絆プロジェクト」として，JDA-DATトーアス号・河村号という災害支援車両に搭載されているキッチンボックスなどの資機材を活用し，全国各地で管理栄養士・栄養士，調理師への研修会や，地域住民の方々（自治会・老人会・婦人会・PTAなどの団体）の防災訓練などの機会に，パッククッキングを実演している．

パッククッキングの研修・講演会などを通して，JDA-DAT絆プロジェクトを拡充し，パッククッキングへの取り組みを推進していくことが，平時からの防災意識の醸成や災害時において有効と考える．簡単な手順を以下に示す．

準　備

ポリ袋（必ず，高密度ポリエチレン製・耐熱性のものを使用すること），電気ポット（またはカセットコンロ，ガスボンベ，鍋など），トング（または割り箸），ボウル，水，食材，調味料などを準備する．盛りつけは写真のように袋を食器とすると，洗い物もない一人分の簡単な食事となる．また，食材の下ごしらえには包丁や料理ばさみが必要である．

一般的なパッククッキングの手順*

①電気ポット（またはカセットコンロに鍋など）に水を半分程度入れ沸かしておく．

②ポリ袋に下ごしらえした食材と調味料を入れ，水の入ったボウルに浸けて空気をしっかり抜く．

③ポリ袋の上端をしっかりしばり，沸騰した電気ポットに入れる．その際，電気ポットの蓋を割り

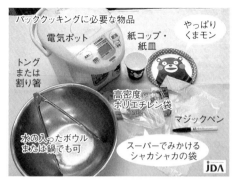

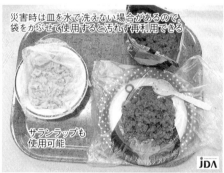

箸などで閉まらないようにしておくことが，電気ポット内でポリ袋が破裂しないために必要である．

④料理によって異なるが，20〜30分程度煮る．

⑤やけどに注意しながら，火の通り具合を確認し，パッククッキングの完成．

⑥適当な器に盛りつける．

*詳細は農林水産省の「要配慮者のための災害時に備えた食品ストックガイド」に掲載されている[4]．

施設などに勤務している管理栄養士・栄養士の業務

●災害発生時の初期対応（情報収集・人員確保・食材確保〈災害備蓄食料品など〉・ライフライン確保・調理機器安全点検など）を実施する．

●災害・事故などが発生した場合の給食に関する災害対応マニュアルなどを作成・整備し，より適切な運用を図る．

●災害時における入所者，入院患者（児）の健康状況を把握し，栄養管理を実施する．

●ライフライン復旧までの食事提供と，復旧後の迅速かつ適切な栄養管理・給食管理を実施する．

災害支援にかかわる管理栄養士・栄養士の業務（JDA-DAT）

●災害支援に携わる管理栄養士・栄養士として，公益社団法人日本栄養士会では東日本大震災を機に日本栄養士会災害支援チーム「JDA-DAT」を発足し，❼に示すような活動を行っている．

●JDA-DATは，今後起こりうる国内外の災害に備え，災害発生地域の被災者に対して栄養と食に関する支援活動ができる専門的トレーニングを受けた栄養の支援チームである．

●JDA-DATの条件（❽）のもとで，日本国内だけでなく，必要があれば海外に向けた

●MEMO●
集団給食施設において，行政や連携施設・系列施設，業者などとの連絡が可能であった施設では，調達できる食材の種類が多かった，という報告がある[5]．

JDA-DAT：The Japan Dietetic Association-Disaster Assistance Team

8

環境と栄養

- ●急性期に活動する（おおむね72時間以内）
- ●機動性を有する
- ●専門的トレーニングを受け，栄養に関して緊急を要する支援を行うことを目的とする栄養支援チーム
- ●広域に対応できる
- ●自己完結性を有する

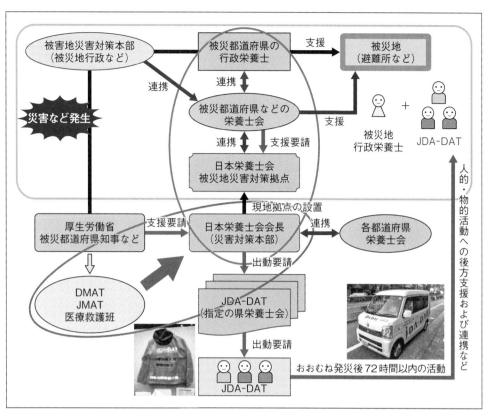

❼ JDA-DATの支援活動

災害発生時，JDA-DATはDMATなどの要請により医療救護班に帯同し，活動するとともに，被災地の行政や栄養士会からの要請，厚生労働省からの協力依頼などを受けて，日本栄養士会災害対策本部などからの派遣調整のもと現地に向かい，原則として被災地行政栄養士の指揮下で活動を行う．

支援を行うことも目指している．具体的な活動内容は❾に示す．

特殊栄養食品ステーションの設置

- ●東日本大震災において，全国からさまざまな支援物資が被災地の自治体などへ届けられた．そのなかには，要配慮者が必要とする特殊な栄養食品（以下，特殊栄養食品）も含まれていた．しかしながら支援物資の適切な仕分けや搬送などが行われなかったため，多くの物資のなかに特殊栄養食品が紛れ込んでしまい，それらを必要とする要配慮者へ，必要な物資をすみやかに届けることが困難であった．その問題を解消するために，日本栄養士会では行政と連携し，被災地内の拠点に特殊栄養食品を提供する「特殊栄養食品ステーション」*¹を設置した．
- ●特殊栄養食品ステーションでは，JDA-DATの管理栄養士・栄養士が物資の調達から仕分け，在庫管理，配送などを担当した．そして，栄養アセスメントや，要配慮者への個別対応を円滑に実施し，すみやかに必要な物資を提供することで，災害時のニーズへの対応や適切な栄養管理を行うことが可能となった．

4 実際に用いられる栄養管理の資料

避難所などにおける栄養管理のための帳票など

- ●避難所などにおいて，被災者に対する栄養相談などの実施時に栄養・食生活に関するリーフレット*²の配布，提供などが行われた．
- ●これまでの災害現場では，避難所における栄養状況把握のために，被災地の自治体での避難所巡回による聞き取りや調査が実施された．
- ●各自治体によって様式などはさまざまで，支援者はそのつど記載方法や内容について把握し，対応することが必要であった．しかしながら，災害がどこで発生するかわからない状況で，事前に自治体すべての様式を習熟することは不可能であり，統一した

🫘 **豆知識**

特殊栄養食品：母乳代替食品（粉ミルク，液体ミルク），離乳食，低たんぱく質食品，アレルゲン除去食品，濃厚流動食（経腸栄養剤），介護食，えん下困難者用食品，とろみ調整用食品などが含まれている．管理栄養士がかかわり，要配慮者へ提供されることが望ましい食品である．

*¹ 特殊栄養食品ステーションを設置した熊本地震の例は，以下のURLを参照．https://www.dietitian.or.jp/news/information/2016/i20.html

*² 日本栄養士会と国立健康・栄養研究所が共同で作成した，一般向けリーフレットを参照．http://www.nibiohn.go.jp/eiken/disasternutrition/info_saigai.html

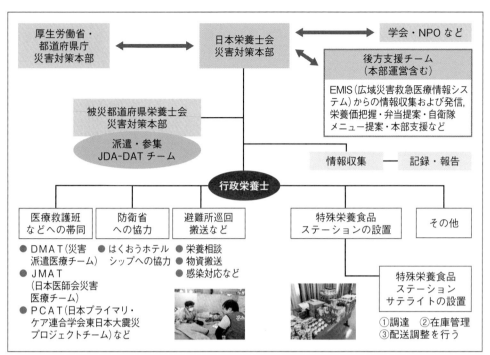

❾ JDA-DATの災害支援活動事例

現地では主に医療救護班に帯同して避難所を巡回し，栄養相談の実施，衛生管理，支援物資の搬送，特殊栄養食品ステーションの設置などの活動を行う．現地で活動するだけでなく，被災地外で被災地の情報を収集，調査分析し，エビデンスを構築するなど，後方支援活動も行う．

様式が求められた．

- 食事提供記録や給食日誌などを共通様式で作成し，定期的に集約すれば，その情報は常に整理され，それを共有することで少なくとも煩雑な業務を避けることが可能である．

- これらを受けて災害時における活動報告書のあり方が見直され，新たな活動報告書の様式が提案された．

- 甲斐ら[6]は，「日本栄養士会災害支援チーム（JDA-DAT）が使用する活動記録票・議事録の検討」で報告したとおり，災害時の食支援活動の内容の質と量を評価することができ，なおかつ記入者・報告書を見る者，記載する者の双方にとって利用しやすい新しい書式について検討した．

- 検討にあたってはJDA-DATの研修で，問題点を改良した活動記録票・議事録を使った訓練を試み，その成果を反映した最新版が作成された．この最新版では，記入内容の指定により記入の段階から大まかな分類が可能となり，また，記入のポイントや要点をマニュアルや記入例に示したことで記入時間の短縮が可能となった．さらに，そこから得たい情報が明確化され，活動内容の分析が容易に行えるようになった．この最新版は，今後のJDA-DAT出動時に使用される．

- 日本栄養士会のこれまでの災害派遣経験をもとに，JDA-DATエビデンスチームが避難所の食事摂取状況や個人の栄養状態が把握できる調査票様式[*3]を作成している．JDA-DATはそれを研修会などで実際に使用し，記載の方法や簡便な記載について訓練を重ねている．

*3 以下のURLで被災者健康相談票，避難所食事状況調査票，特別食アセスメントシートなどの例をみることができる．https://www.nakayamashoten.jp/lmw/74291/

引用文献

1) Tsuboyama-Kasaoka N, et al. What factors were important for dietary improvement in emergency shelters after the Great East Japan Earthquake? Asia Pac J Clin Nutr 2014；23：321-30.

2) 笠岡（坪山）宜代ほか．東日本大震災の避難所で食事提供に影響した要因の事例解析．日本災害食学会誌 2014；1：35-43.

3) 奥田豊子ほか．阪神・淡路大震災避難所における健康調査　緑黄色野菜および魚介類の摂取頻度

と愁訴の関係. 日生理人類会誌 1996；1：101-7.

4）農林水産省. 要配慮者のための災害時に備えた食品ストックガイド. http://www.maff.go.jp/j/zyukyu/foodstock/guidebook/pdf/need_consideration_stockguide.pdf

5）Nozue M, et al. Stockpiles and food availability in feeding facilities after the Great East Japan Earthquake. Asia Pac J Clin Nutr 2014；23：321-30.

6）甲斐美咲ほか. 日本栄養士会災害支援チーム（JDA-DAT）が使用する活動記録票・議事録用紙の検討. 日栄養士会誌 2016；59：97-106.

8

環境と栄養

■ 日本人の食事摂取基準（2020年版）■

1 基準を策定した栄養素と指標[*1]（1歳以上）

栄養素			推定平均必要量 （EAR）	推奨量 （RDA）	目安量 （AI）	耐容上限量 （UL）	目標量 （DG）
たんぱく質[*2]			○b	○b	—	—	○[*3]
脂　質	脂質		—	—	—	—	○[*3]
	飽和脂肪酸[*4]		—	—	—	—	○[*3]
	n-6系脂肪酸		—	—	○	—	—
	n-3系脂肪酸		—	—	○	—	—
	コレステロール[*5]		—	—	—	—	—
炭水化物	炭水化物		—	—	—	—	○[*3]
	食物繊維		—	—	—	—	○
	糖類		—	—	—	—	—
主要栄養素バランス[*2]			—	—	—	—	○[*3]
ビタミン	脂溶性	ビタミンA	○a	○a	—	○	—
		ビタミンD[*2]	—	—	○	○	—
		ビタミンE	—	—	○	○	—
		ビタミンK	—	—	○	—	—
	水溶性	ビタミンB1	○c	○c	—	—	—
		ビタミンB2	○c	○c	—	—	—
		ナイアシン	○a	○a	—	○	—
		ビタミンB6	○b	○b	—	○	—
		ビタミンB12	○a	○a	—	—	—
		葉酸	○a	○a	—	○[*7]	—
		パントテン酸	—	—	○	—	—
		ビオチン	—	—	○	—	—
		ビタミンC	○x	○x	—	—	—
ミネラル	多　量	ナトリウム[*6]	○a	—	—	—	○
		カリウム	—	—	○	—	○
		カルシウム	○b	○b	—	○	—
		マグネシウム	○b	○b	—	○[*7]	—
		リン	—	—	○	○	—
	微　量	鉄	○x	○x	—	○	—
		亜鉛	○b	○b	—	○	—
		銅	○b	○b	—	○	—
		マンガン	—	—	○	○	—
		ヨウ素	○a	○a	—	○	—
		セレン	○a	○a	—	○	—
		クロム	—	—	○	○	—
		モリブデン	○b	○b	—	○	—

＊1：一部の年齢区分についてだけ設定した場合も含む．
＊2：フレイル予防を図るうえでの留意事項を表の脚注として記載．
＊3：総エネルギー摂取量に占めるべき割合（％エネルギー）．
＊4：脂質異常症の重症化予防を目的としたコレステロールの量と，トランス脂肪酸の摂取に関する参考情報を表の脚注として記載．
＊5：脂質異常症の重症化予防を目的とした量を飽和脂肪酸の表の脚注に記載．
＊6：高血圧および慢性腎臓病（CKD）の重症化予防を目的とした量を表の脚注として記載．
＊7：通常の食品以外の食品からの摂取について定めた．
a：集団内の半数の者に不足または欠乏の症状が現れうる摂取量をもって推定平均必要量とした栄養素．
b：集団内の半数の者で体内量が維持される摂取量をもって推定平均必要量とした栄養素．
c：集団内の半数の者で体内量が飽和している摂取量をもって推定平均必要量とした栄養素．
x：上記以外の方法で推定平均必要量が定められた栄養素．

2 目標とするBMIの範囲（18歳以上）

年齢（歳）	目標とするBMI（kg/m²）
18～49	18.5～24.9
50～64	20.0～24.9
65～74	21.5～24.9
75以上	21.5～24.9

3 参照体位（参照身長，参照体重）*1

性　別	男　性		女　性*2	
年齢等	参照身長 （cm）	参照体重 （kg）	参照身長 （cm）	参照体重 （kg）
0～5（月）	61.5	6.3	60.1	5.9
6～11（月）	71.6	8.8	70.2	8.1
6～8（月）	69.8	8.4	68.3	7.8
9～11（月）	73.2	9.1	71.9	8.4
1～2（歳）	85.8	11.5	84.6	11.0
3～5（歳）	103.6	16.5	103.2	16.1
6～7（歳）	119.5	22.2	118.3	21.9
8～9（歳）	130.4	28.0	130.4	27.4
10～11（歳）	142.0	35.6	144.0	36.3
12～14（歳）	160.5	49.0	155.1	47.5
15～17（歳）	170.1	59.7	157.7	51.9
18～29（歳）	171.0	64.5	158.0	50.3
30～49（歳）	171.0	68.1	158.0	53.0
50～64（歳）	169.0	68.0	155.8	53.8
65～74（歳）	165.2	65.0	152.0	52.1
75以上（歳）	160.8	59.6	148.0	48.8

*1：0～17歳は，日本小児内分泌学会・日本成長学会合同標準値委員会による小児の体格評価に用いる身長，体重の標準値を基に，年齢区分に応じて，当該月齢および年齢区分の中央時点における中央値を引用した．ただし，公表数値が年齢区分と合致しない場合は，同様の方法で算出した値を用いた．18歳以上は，平成28年国民健康・栄養調査における当該の性および年齢区分における身長・体重の中央値を用いた．
*2：妊婦，授乳婦を除く．

4 推定エネルギー必要量（kcal/日）

性　別	男　性			女　性		
身体活動レベル*1	Ⅰ	Ⅱ	Ⅲ	Ⅰ	Ⅱ	Ⅲ
0～5（月）	—	550	—	—	500	—
6～8（月）	—	650	—	—	600	—
9～11（月）	—	700	—	—	650	—
1～2（歳）	—	950	—	—	900	—
3～5（歳）	—	1,300	—	—	1,250	—
6～7（歳）	1,350	1,550	1,750	1,250	1,450	1,650
8～9（歳）	1,600	1,850	2,100	1,500	1,700	1,900
10～11（歳）	1,950	2,250	2,500	1,850	2,100	2,350
12～14（歳）	2,300	2,600	2,900	2,150	2,400	2,700
15～17（歳）	2,500	2,800	3,150	2,050	2,300	2,550
18～29（歳）	2,300	2,650	3,050	1,700	2,000	2,300
30～49（歳）	2,300	2,700	3,050	1,750	2,050	2,350
50～64（歳）	2,200	2,600	2,950	1,650	1,950	2,250
65～74（歳）	2,050	2,400	2,750	1,550	1,850	2,100
75以上（歳）*2	1,800	2,100	—	1,400	1,650	—
妊婦（付加量）*3　初期				+50	+50	+50
中期				+250	+250	+250
後期				+450	+450	+450
授乳婦（付加量）				+350	+350	+350

*1：身体活動レベルは，低い，ふつう，高いの3つのレベルとして，それぞれⅠ，Ⅱ，Ⅲで示した．
*2：レベルⅡは自立している者，レベルⅠは自宅にいてほとんど外出しない者に相当する．レベルⅠは高齢者施設で自立に近い状態で過ごしている者にも適用できる値である．
*3：妊婦個々の体格や妊娠中の体重増加量および胎児の発育状況の評価を行うことが必要である．
注1：活用に当たっては，食事摂取状況のアセスメント，体重およびBMIの把握を行い，エネルギーの過不足は，体重の変化またはBMIを用いて評価すること．
注2：身体活動レベルⅠの場合，少ないエネルギー消費量に見合った少ないエネルギー摂取量を維持することになるため，健康の保持・増進の観点からは，身体活動量を増加させる必要がある．

5 参照体重における基礎代謝量

性　別	男　性			女　性		
年齢（歳）	基礎代謝基準値 （kcal/kg 体重/日）	参照体重 （kg）	基礎代謝量 （kcal/日）	基礎代謝基準値 （kcal/kg 体重/日）	参照体重 （kg）	基礎代謝量 （kcal/日）
1～2	61.0	11.5	700	59.7	11.0	660
3～5	54.8	16.5	900	52.2	16.1	840
6～7	44.3	22.2	980	41.9	21.9	920
8～9	40.8	28.0	1,140	38.3	27.4	1,050
10～11	37.4	35.6	1,330	34.8	36.3	1,260
12～14	31.0	49.0	1,520	29.6	47.5	1,410
15～17	27.0	59.7	1,610	25.3	51.9	1,310
18～29	23.7	64.5	1,530	22.1	50.3	1,110
30～49	22.5	68.1	1,530	21.9	53.0	1,160
50～64	21.8	68.0	1,480	20.7	53.8	1,110
65～74	21.6	65.0	1,400	20.7	52.1	1,080
75以上	21.5	59.6	1,280	20.7	48.8	1,010

6 身体活動レベル別に見た活動内容と活動時間の代表例

身体活動レベル[*1]	低い（Ⅰ）	ふつう（Ⅱ）	高い（Ⅲ）
	1.50（1.40〜1.60）	1.75（1.60〜1.90）	2.00（1.90〜2.20）
日常生活の内容[*2]	生活の大部分が座位で，静的な活動が中心の場合	座位中心の仕事だが，職場内での移動や立位での作業・接客等，通勤・買い物での歩行，家事，軽いスポーツ，のいずれかを含む場合	移動や立位の多い仕事への従事者，あるいは，スポーツ等余暇における活発な運動習慣を持っている場合
中程度の強度（3.0〜5.9メッツ）の身体活動の1日あたりの合計時間（時間/日）[*3]	1.65	2.06	2.53
仕事での1日あたりの合計歩行時間（時間/日）[*3]	0.25	0.54	1.00

＊1：代表値．（　）内はおよその範囲．
＊2：Black AE, et al. Eur J Clin Nutr 1996；50：72-92，Ishikawa-Takata K, et al. Eur J Clin Nutr 2008；62：885-91を参考に，身体活動レベル（PAL）に及ぼす仕事時間中の労作の影響が大きいことを考慮して作成．
＊3：Ishikawa-Takata K, et al. J Epidemiol 2011；21：114-21による．

■ 栄養素

7 たんぱく質の食事摂取基準（推定平均必要量，推奨量，目安量：g/日，目標量：％エネルギー）

性　別	男　性				女　性			
年齢等	推定平均必要量	推奨量	目安量	目標量[*1]	推定平均必要量	推奨量	目安量	目標量[*1]
0〜5（月）	—	—	10	—	—	—	10	—
6〜8（月）	—	—	15	—	—	—	15	—
9〜11（月）	—	—	25	—	—	—	25	—
1〜2（歳）	15	20	—	13〜20	15	20	—	13〜20
3〜5（歳）	20	25	—	13〜20	20	25	—	13〜20
6〜7（歳）	25	30	—	13〜20	25	30	—	13〜20
8〜9（歳）	30	40	—	13〜20	30	40	—	13〜20
10〜11（歳）	40	45	—	13〜20	40	50	—	13〜20
12〜14（歳）	50	60	—	13〜20	45	55	—	13〜20
15〜17（歳）	50	65	—	13〜20	45	55	—	13〜20
18〜29（歳）	50	65	—	13〜20	40	50	—	13〜20
30〜49（歳）	50	65	—	13〜20	40	50	—	13〜20
50〜64（歳）	50	65	—	14〜20	40	50	—	14〜20
65〜74（歳）[*2]	50	60	—	15〜20	40	50	—	15〜20
75以上（歳）[*2]	50	60	—	15〜20	40	50	—	15〜20
妊婦（付加量）								
初期					+0	+0		—[*3]
中期					+5	+5	—	—[*3]
後期					+20	+25		—[*4]
授乳婦（付加量）					+15	+20	—	—[*4]

＊1：範囲に関しては，おおむねの値を示したものであり，弾力的に運用すること．
＊2：65歳以上の高齢者について，フレイル予防を目的とした量を定めることは難しいが，身長・体重が参照体位に比べて小さい者や，特に75歳以上であって加齢に伴い身体活動量が大きく低下した者など，必要エネルギー摂取量が低い者では，下限が推奨量を下回る場合がありうる．この場合でも，下限は推奨量以上とすることが望ましい．
＊3：妊婦（初期・中期）の目標量は，13〜20％エネルギーとした．
＊4：妊婦（後期）および授乳婦の目標量は，15〜20％エネルギーとした．

8 脂質の食事摂取基準

性　別	脂質（%エネルギー）				飽和脂肪酸（%エネルギー）[*2, 3]	
	男　性		女　性		男　性	女　性
年齢等	目安量	目標量[*1]	目安量	目標量[*1]	目標量	目標量
0〜5（月）	50	—	50	—	—	—
6〜11（月）	40	—	40	—	—	—
1〜2（歳）	—	20〜30	—	20〜30	—	—
3〜5（歳）	—	20〜30	—	20〜30	10以下	10以下
6〜7（歳）	—	20〜30	—	20〜30	10以下	10以下
8〜9（歳）	—	20〜30	—	20〜30	10以下	10以下
10〜11（歳）	—	20〜30	—	20〜30	10以下	10以下
12〜14（歳）	—	20〜30	—	20〜30	10以下	10以下
15〜17（歳）	—	20〜30	—	20〜30	8以下	8以下
18〜29（歳）	—	20〜30	—	20〜30	7以下	7以下
30〜49（歳）	—	20〜30	—	20〜30	7以下	7以下
50〜64（歳）	—	20〜30	—	20〜30	7以下	7以下
65〜74（歳）	—	20〜30	—	20〜30	7以下	7以下
75以上（歳）	—	20〜30	—	20〜30	7以下	7以下
妊　婦			—	20〜30		7以下
授乳婦			—	20〜30		7以下

＊1：範囲に関しては，おおむねの値を示したものである．

＊2：飽和脂肪酸と同じく，脂質異常症および循環器疾患に関与する栄養素としてコレステロールがある．コレステロールに目標量は設定しないが，これは許容される摂取量に上限が存在しないことを保証するものではない．また，脂質異常症の重症化予防の目的からは，200 mg/日未満に留めることが望ましい．

＊3：飽和脂肪酸と同じく，冠動脈疾患に関与する栄養素としてトランス脂肪酸がある．日本人の大多数は，トランス脂肪酸に関する世界保健機関（WHO）の目標（1%エネルギー未満）を下回っており，トランス脂肪酸の摂取による健康への影響は，飽和脂肪酸の摂取によるものと比べて小さいと考えられる．ただし，脂質に偏った食事をしている者では，留意する必要がある．トランス脂肪酸は人体にとって不可欠な栄養素ではなく，健康の保持・増進を図るうえで積極的な摂取は勧められないことから，その摂取量は1%エネルギー未満に留めることが望ましく，1%エネルギー未満でもできるだけ低く留めることが望ましい．

付録

性　別	n-6系脂肪酸（g/日）		n-3系脂肪酸（g/日）	
	男　性	女　性	男　性	女　性
年齢等	目安量	目安量	目安量	目安量
0〜5（月）	4	4	0.9	0.9
6〜11（月）	4	4	0.8	0.8
1〜2（歳）	4	4	0.7	0.8
3〜5（歳）	6	6	1.1	1.0
6〜7（歳）	8	7	1.5	1.3
8〜9（歳）	8	7	1.5	1.3
10〜11（歳）	10	8	1.6	1.6
12〜14（歳）	11	9	1.9	1.6
15〜17（歳）	13	9	2.1	1.6
18〜29（歳）	11	8	2.0	1.6
30〜49（歳）	10	8	2.0	1.6
50〜64（歳）	10	8	2.2	1.9
65〜74（歳）	9	8	2.2	2.0
75以上（歳）	8	7	2.1	1.8
妊　婦		9		1.6
授乳婦		10		1.8

9 炭水化物・食物繊維の食事摂取基準

性　別	炭水化物（%エネルギー）		食物繊維（g/日）	
	男　性	女　性	男　性	女　性
年齢等	目標量[*1, 2]	目標量[*1, 2]	目標量	目標量
0～5（月）	—			
6～11（月）	—			
1～2（歳）	50～65	50～65	—	—
3～5（歳）	50～65	50～65	8以上	8以上
6～7（歳）	50～65	50～65	10以上	10以上
8～9（歳）	50～65	50～65	11以上	11以上
10～11（歳）	50～65	50～65	13以上	13以上
12～14（歳）	50～65	50～65	17以上	17以上
15～17（歳）	50～65	50～65	19以上	18以上
18～29（歳）	50～65	50～65	21以上	18以上
30～49（歳）	50～65	50～65	21以上	18以上
50～64（歳）	50～65	50～65	21以上	18以上
65～74（歳）	50～65	50～65	20以上	17以上
75以上（歳）	50～65	50～65	20以上	17以上
妊　婦		50～65		18以上
授乳婦		50～65		18以上

＊1：範囲に関しては，おおむねの値を示したものである．
＊2：アルコールを含む．ただし，アルコールの摂取を勧めるものではない．

10 エネルギー産生栄養素バランス（%エネルギー）

性　別	男　性				女　性			
	目標量[*1, 2]				目標量[*1, 2]			
年齢等	たんぱく質[*3]	脂　質[*4]		炭水化物[*5, 6]	たんぱく質[*3]	脂　質[*4]		炭水化物[*5, 6]
		脂　質	飽和脂肪酸			脂　質	飽和脂肪酸	
0～11（月）	—	—	—	—	—	—	—	—
1～2（歳）	13～20	20～30	—	50～65	13～20	20～30	—	50～65
3～5（歳）	13～20	20～30	10以下	50～65	13～20	20～30	10以下	50～65
6～7（歳）	13～20	20～30	10以下	50～65	13～20	20～30	10以下	50～65
8～9（歳）	13～20	20～30	10以下	50～65	13～20	20～30	10以下	50～65
10～11（歳）	13～20	20～30	10以下	50～65	13～20	20～30	10以下	50～65
12～14（歳）	13～20	20～30	10以下	50～65	13～20	20～30	10以下	50～65
15～17（歳）	13～20	20～30	8以下	50～65	13～20	20～30	8以下	50～65
18～29（歳）	13～20	20～30	7以下	50～65	13～20	20～30	7以下	50～65
30～49（歳）	13～20	20～30	7以下	50～65	13～20	20～30	7以下	50～65
50～64（歳）	14～20	20～30	7以下	50～65	14～20	20～30	7以下	50～65
65～74（歳）	15～20	20～30	7以下	50～65	15～20	20～30	7以下	50～65
75以上（歳）	15～20	20～30	7以下	50～65	15～20	20～30	7以下	50～65
妊婦　初期					13～20			
中期					13～20	20～30	7以下	50～65
後期					15～20			
授乳婦					15～20			

＊1：必要なエネルギー量を確保したうえでのバランスとすること．
＊2：範囲に関しては，おおむねの値を示したものであり，弾力的に運用すること．
＊3：65歳以上の高齢者について，フレイル予防を目的とした量を定めることは難しいが，身長・体重が参照体位に比べて小さい者や，特に75歳以上
　　であって加齢に伴い身体活動量が大きく低下した者など，必要エネルギー摂取量が低い者では，下限が推奨量を下回る場合がありうる．この場
　　合でも，下限は推奨量以上とすることが望ましい．
＊4：脂質については，その構成成分である飽和脂肪酸など，質への配慮を十分に行う必要がある．
＊5：アルコールを含む．ただし，アルコールの摂取を勧めるものではない．
＊6：食物繊維の目標量を十分に注意すること．

付録

Ⅱ 脂溶性ビタミンの食事摂取基準

		ビタミンA（μgRAE/日）*1							
性 別		男 性				女 性			
年齢等		推定平均必要量*2	推奨量*2	目安量*3	耐容上限量*3	推定平均必要量*2	推奨量*2	目安量*3	耐容上限量*3
0～5（月）		—	—	300	600	—	—	300	600
6～11（月）		—	—	400	600	—	—	400	600
1～2（歳）		300	400	—	600	250	350	—	600
3～5（歳）		350	450	—	700	350	500	—	850
6～7（歳）		300	400	—	950	300	400	—	1,200
8～9（歳）		350	500	—	1,200	350	500	—	1,500
10～11（歳）		450	600	—	1,500	400	600	—	1,900
12～14（歳）		550	800	—	2,100	500	700	—	2,500
15～17（歳）		650	900	—	2,500	500	650	—	2,800
18～29（歳）		600	850	—	2,700	450	650	—	2,700
30～49（歳）		650	900	—	2,700	500	700	—	2,700
50～64（歳）		650	900	—	2,700	500	700	—	2,700
65～74（歳）		600	850	—	2,700	500	700	—	2,700
75以上（歳）		550	800	—	2,700	450	650	—	2,700
妊婦（付加量）	初期					+0	+0	—	—
	中期					+0	+0	—	—
	後期					+60	+80	—	—
授乳婦（付加量）						+300	+450	—	—

＊1：レチノール活性当量（μgRAE）
　　　＝レチノール（μg）＋β-カロテン（μg）×1/12＋α-カロテン（μg）×1/24
　　　　＋β-クリプトキサンチン（μg）×1/24＋その他のプロビタミンA カロテノイド（μg）×1/24
＊2：プロビタミンA カロテノイドを含む．
＊3：プロビタミンA カロテノイドを含まない．

	ビタミンD（μg/日）*4				ビタミンE（mg/日）*5				ビタミンK（μg/日）	
性 別	男 性		女 性		男 性		女 性		男 性	女 性
年齢等	目安量	耐容上限量	目安量	耐容上限量	目安量	耐容上限量	目安量	耐容上限量	目安量	目安量
0～5（月）	5.0	25	5.0	25	3.0	—	3.0	—	4	4
6～11（月）	5.0	25	5.0	25	4.0	—	4.0	—	7	7
1～2（歳）	3.0	20	3.5	20	3.0	150	3.0	150	50	60
3～5（歳）	3.5	30	4.0	30	4.0	200	4.0	200	60	70
6～7（歳）	4.5	30	5.0	30	5.0	300	5.0	300	80	90
8～9（歳）	5.0	40	6.0	40	5.0	350	5.0	350	90	110
10～11（歳）	6.5	60	8.0	60	5.5	450	5.5	450	110	140
12～14（歳）	8.0	80	9.5	80	6.5	650	6.0	600	140	170
15～17（歳）	9.0	90	8.5	90	7.0	750	5.5	650	160	150
18～29（歳）	8.5	100	8.5	100	6.0	850	5.0	650	150	150
30～49（歳）	8.5	100	8.5	100	6.0	900	5.5	700	150	150
50～64（歳）	8.5	100	8.5	100	7.0	850	6.0	700	150	150
65～74（歳）	8.5	100	8.5	100	7.0	850	6.5	650	150	150
75以上（歳）	8.5	100	8.5	100	6.5	750	6.5	650	150	150
妊 婦			8.5	—			6.5	—		150
授乳婦			8.5	—			7.0	—		150

＊4：日照により皮膚でビタミンD が産生されることをふまえ，フレイル予防を図る者はもとより，全年齢区分を通じて，日常生活において可能な範囲内での適度な日光浴を心がけるとともに，ビタミンDの摂取については，日照時間を考慮に入れることが重要である．
＊5：α-トコフェロールについて算定した．α-トコフェロール以外のビタミンEは含んでいない．

Ⅱ 水溶性ビタミンの食事摂取基準

	ビタミンB₁（mg/日）*1, 2						ビタミンB₂（mg/日）*3					
性 別	男 性			女 性			男 性			女 性		
年齢等	推定平均必要量	推奨量	目安量	推定平均必要量	推奨量	目安量	推定平均必要量	推奨量	目安量	推定平均必要量	推奨量	目安量
0～5（月）	—	—	0.1	—	—	0.1	—	—	0.3	—	—	0.3
6～11（月）	—	—	0.2	—	—	0.2	—	—	0.4	—	—	0.4
1～2（歳）	0.4	0.5	—	0.4	0.5	—	0.5	0.6	—	0.5	0.5	—
3～5（歳）	0.6	0.7	—	0.6	0.7	—	0.7	0.8	—	0.6	0.8	—
6～7（歳）	0.7	0.8	—	0.7	0.8	—	0.8	0.9	—	0.7	0.9	—
8～9（歳）	0.8	1.0	—	0.8	0.9	—	0.9	1.1	—	0.9	1.0	—
10～11（歳）	1.0	1.2	—	0.9	1.1	—	1.1	1.4	—	1.0	1.3	—
12～14（歳）	1.2	1.4	—	1.1	1.3	—	1.3	1.6	—	1.2	1.4	—
15～17（歳）	1.3	1.5	—	1.0	1.2	—	1.4	1.7	—	1.2	1.4	—
18～29（歳）	1.2	1.4	—	0.9	1.1	—	1.3	1.6	—	1.0	1.2	—
30～49（歳）	1.2	1.4	—	0.9	1.1	—	1.3	1.6	—	1.0	1.2	—
50～64（歳）	1.1	1.3	—	0.9	1.1	—	1.2	1.5	—	1.0	1.2	—
65～74（歳）	1.1	1.3	—	0.9	1.1	—	1.2	1.5	—	1.0	1.2	—
75以上（歳）	1.0	1.2	—	0.8	0.9	—	1.1	1.3	—	0.9	1.0	—
妊婦（付加量）				+0.2	+0.2	—				+0.2	+0.3	—
授乳婦（付加量）				+0.2	+0.2	—				+0.5	+0.6	—

＊1：チアミン塩化物塩酸塩（分子量＝337.3）の重量として示した．
＊2：身体活動レベルⅡの推定エネルギー必要量を用いて算定した．
　　特記事項：推定平均必要量は，ビタミンB₁の欠乏症である脚気を予防するに足る最小必要量からではなく，尿中にビタミンB₁の排泄量が増大し始める摂取量（体内飽和量）から算定．
＊3：身体活動レベルⅡの推定エネルギー必要量を用いて算定した．
　　特記事項：推定平均必要量は，ビタミンB₂の欠乏症である口唇炎，口角炎，舌炎などの皮膚炎を予防するに足る最小量からではなく，尿中にビタミンB₂の排泄量が増大し始める摂取量（体内飽和量）から算定．

付録

性　別	ナイアシン（mgNE/日）*4, 5							
	男　性				女　性			
年齢等	推定平均必要量	推奨量	目安量	耐容上限量*6	推定平均必要量	推奨量	目安量	耐容上限量*6
0～5（月）*7	—	—	2	—	—	—	2	—
6～11（月）	—	—	3	—	—	—	3	—
1～2（歳）	5	6	—	60 (15)	4	5	—	60 (15)
3～5（歳）	6	8	—	80 (20)	6	7	—	80 (20)
6～7（歳）	7	9	—	100 (30)	7	8	—	100 (30)
8～9（歳）	9	11	—	150 (35)	8	10	—	150 (35)
10～11（歳）	11	13	—	200 (45)	10	10	—	150 (45)
12～14（歳）	12	15	—	250 (60)	12	14	—	250 (60)
15～17（歳）	14	17	—	300 (70)	11	13	—	250 (65)
18～29（歳）	13	15	—	300 (80)	9	11	—	250 (65)
30～49（歳）	13	15	—	350 (85)	10	12	—	250 (65)
50～64（歳）	12	14	—	350 (85)	9	11	—	250 (65)
65～74（歳）	12	14	—	300 (80)	9	11	—	250 (65)
75以上（歳）	11	13	—	300 (75)	9	10	—	250 (60)
妊婦（付加量）					+0	+0	—	—
授乳婦（付加量）					+3	+3	—	—

＊4：ナイアシン当量（NE）＝ナイアシン＋1/60トリプトファンで示した.
＊5：身体活動レベルⅡの推定エネルギー必要量を用いて算定した.
＊6：ニコチンアミドの重量（mg/日），（　）内はニコチン酸の重量（mg/日）.
＊7：単位はmg/日.

性　別	ビタミンB6（mg/日）*8								ビタミンB12（μg/日）*10					
	男　性				女　性				男　性			女　性		
年齢等	推定平均必要量	推奨量	目安量	耐容*9上限量	推定平均必要量	推奨量	目安量	耐容*9上限量	推定平均必要量	推奨量	目安量	推定平均必要量	推奨量	目安量
0～5（月）	—	—	0.2	—	—	—	0.2	—	—	—	0.4	—	—	0.4
6～11（月）	—	—	0.3	—	—	—	0.3	—	—	—	0.5	—	—	0.5
1～2（歳）	0.4	0.5	—	10	0.4	0.5	—	10	0.8	0.9	—	0.8	0.9	—
3～5（歳）	0.5	0.6	—	15	0.5	0.6	—	15	0.9	1.1	—	0.9	1.1	—
6～7（歳）	0.7	0.8	—	20	0.6	0.7	—	20	1.1	1.3	—	1.1	1.3	—
8～9（歳）	0.8	0.9	—	25	0.8	0.9	—	25	1.3	1.6	—	1.3	1.6	—
10～11（歳）	1.0	1.1	—	30	1.0	1.1	—	30	1.6	1.9	—	1.6	1.9	—
12～14（歳）	1.2	1.4	—	40	1.0	1.3	—	40	2.0	2.4	—	2.0	2.4	—
15～17（歳）	1.2	1.5	—	50	1.0	1.3	—	45	2.0	2.4	—	2.0	2.4	—
18～29（歳）	1.1	1.4	—	55	1.0	1.1	—	45	2.0	2.4	—	2.0	2.4	—
30～49（歳）	1.1	1.4	—	60	1.0	1.1	—	45	2.0	2.4	—	2.0	2.4	—
50～64（歳）	1.1	1.4	—	55	1.0	1.1	—	45	2.0	2.4	—	2.0	2.4	—
65～74（歳）	1.1	1.4	—	50	1.0	1.1	—	40	2.0	2.4	—	2.0	2.4	—
75以上（歳）	1.1	1.4	—	50	1.0	1.1	—	40	2.0	2.4	—	2.0	2.4	—
妊婦（付加量）					+0.2	+0.2	—	—				+0.3	+0.4	—
授乳婦（付加量）					+0.3	+0.3	—	—				+0.7	+0.8	—

＊8：たんぱく質の推奨量を用いて算定した（妊婦・授乳婦の付加量は除く）.
＊9：ピリドキシン（分子量＝169.2）の重量として示した.
＊10：シアノコバラミン（分子量＝1,355.37）の重量として示した.

性　別	葉酸（μg/日）*11								パントテン酸（mg/日）		ビオチン（μg/日）	
	男　性				女　性				男　性	女　性	男　性	女　性
年齢等	推定平均必要量	推奨量	目安量	耐容*12上限量	推定平均必要量	推奨量	目安量	耐容*12上限量	目安量	目安量	目安量	目安量
0～5（月）	—	—	40	—	—	—	40	—	4	4	4	4
6～11（月）	—	—	60	—	—	—	60	—	5	5	5	5
1～2（歳）	80	90	—	200	90	90	—	200	3	4	20	20
3～5（歳）	90	110	—	300	90	110	—	300	4	4	20	20
6～7（歳）	110	140	—	400	110	140	—	400	5	5	30	30
8～9（歳）	130	160	—	500	130	160	—	500	6	5	30	30
10～11（歳）	160	190	—	700	160	190	—	700	6	6	40	40
12～14（歳）	200	240	—	900	200	240	—	900	7	6	50	50
15～17（歳）	220	240	—	900	200	240	—	900	7	6	50	50
18～29（歳）	200	240	—	900	200	240	—	900	5	5	50	50
30～49（歳）	200	240	—	1,000	200	240	—	1,000	5	5	50	50
50～64（歳）	200	240	—	1,000	200	240	—	1,000	6	5	50	50
65～74（歳）	200	240	—	900	200	240	—	900	6	5	50	50
75以上（歳）*13, 14, 15	200	240	—	900	200	240	—	900	6	5	50	50
妊婦*13, 14, 15					+200	+240	—	—		5		50
授乳婦*15					+80	+100	—	—		6		50

＊11：プテロイルモノグルタミン酸（分子量＝441.40）の重量として示した.
＊12：通常の食品以外の食品に含まれる葉酸（狭義の葉酸）に適用する.
＊13：妊娠を計画している女性，妊娠の可能性がある女性および妊娠初期の妊婦は，胎児の神経管閉鎖障害のリスク低減のために，通常の食品以外の食品に含まれる
　　　葉酸（狭義の葉酸）を400 μg/日摂取することが望まれる.
＊14：付加量は，中期および後期にのみ設定した.
＊15：葉酸は付加量を示す.

付録

⓬のつづき

性 別	男 性 ビタミンC（mg/日）*16			女 性		
年齢等	推定平均必要量	推奨量	目安量	推定平均必要量	推奨量	目安量
0〜5（月）	—	—	40	—	—	40
6〜11（月）	—	—	40	—	—	40
1〜2（歳）	35	40	—	35	40	—
3〜5（歳）	40	50	—	40	50	—
6〜7（歳）	50	60	—	50	60	—
8〜9（歳）	60	70	—	60	70	—
10〜11（歳）	70	85	—	70	85	—
12〜14（歳）	85	100	—	85	100	—
15〜17（歳）	85	100	—	85	100	—
18〜29（歳）	85	100	—	85	100	—
30〜49（歳）	85	100	—	85	100	—
50〜64（歳）	85	100	—	85	100	—
65〜74（歳）	80	100	—	80	100	—
75以上（歳）	80	100	—	80	100	—
妊婦（付加量）				+10	+10	—
授乳婦（付加量）				+40	+45	—

＊16：L–アスコルビン酸（分子量＝176.12）の重量で示した.
特記事項：推定平均必要量は，ビタミンCの欠乏症である壊血病を予防するに足る最小量からではなく，心臓血管系の疾病予防効果および抗酸化作用の観点から算定.

⓭ 多量ミネラルの食事摂取基準

性 別	男 性 ナトリウム（mg/日，（ ）は食塩相当量［g/日］）*1			女 性			男 性 カリウム（mg/日）		女 性	
年齢等	推定平均必要量	目安量	目標量	推定平均必要量	目安量	目標量	目安量	目標量	目安量	目標量
0〜5（月）	—	100（0.3）	—	—	100（0.3）	—	400	—	400	—
6〜11（月）	—	600（1.5）	—	—	600（1.5）	—	700	—	700	—
1〜2（歳）	—	—	（3.0未満）	—	—	（3.0未満）	900	—	900	—
3〜5（歳）	—	—	（3.5未満）	—	—	（3.5未満）	1,000	1,400以上	1,000	1,400以上
6〜7（歳）	—	—	（4.5未満）	—	—	（4.5未満）	1,300	1,800以上	1,200	1,800以上
8〜9（歳）	—	—	（5.0未満）	—	—	（5.0未満）	1,500	2,000以上	1,500	2,000以上
10〜11（歳）	—	—	（6.0未満）	—	—	（6.0未満）	1,800	2,200以上	1,800	2,000以上
12〜14（歳）	—	—	（7.0未満）	—	—	（6.5未満）	2,300	2,400以上	1,900	2,400以上
15〜17（歳）	—	—	（7.5未満）	—	—	（6.5未満）	2,700	3,000以上	2,000	2,600以上
18〜29（歳）	600（1.5）	—	（7.5未満）	600（1.5）	—	（6.5未満）	2,500	3,000以上	2,000	2,600以上
30〜49（歳）	600（1.5）	—	（7.5未満）	600（1.5）	—	（6.5未満）	2,500	3,000以上	2,000	2,600以上
50〜64（歳）	600（1.5）	—	（7.5未満）	600（1.5）	—	（6.5未満）	2,500	3,000以上	2,000	2,600以上
65〜74（歳）	600（1.5）	—	（7.5未満）	600（1.5）	—	（6.5未満）	2,500	3,000以上	2,000	2,600以上
75以上（歳）	600（1.5）	—	（7.5未満）	600（1.5）	—	（6.5未満）	2,500	3,000以上	2,000	2,600以上
妊 婦				600（1.5）	—	（6.5未満）			2,000	2,600以上
授乳婦				600（1.5）	—	（6.5未満）			2,200	2,600以上

＊1：高血圧および慢性腎臓病（CKD）の重症化予防のための食塩相当量の量は，男女とも6.0g/日未満とした.

性 別	男 性 カルシウム（mg/日）				女 性			
年齢等	推定平均必要量	推奨量	目安量	耐容上限量	推定平均必要量	推奨量	目安量	耐容上限量
0〜5（月）	—	—	200	—	—	—	200	—
6〜11（月）	—	—	250	—	—	—	250	—
1〜2（歳）	350	450	—	—	350	400	—	—
3〜5（歳）	500	600	—	—	450	550	—	—
6〜7（歳）	500	600	—	—	450	550	—	—
8〜9（歳）	550	650	—	—	600	750	—	—
10〜11（歳）	600	700	—	—	600	750	—	—
12〜14（歳）	850	1,000	—	—	700	800	—	—
15〜17（歳）	650	800	—	—	550	650	—	—
18〜29（歳）	650	800	—	2,500	550	650	—	2,500
30〜49（歳）	600	750	—	2,500	550	650	—	2,500
50〜64（歳）	600	750	—	2,500	550	650	—	2,500
65〜74（歳）	600	750	—	2,500	550	650	—	2,500
75以上（歳）	600	700	—	2,500	500	600	—	2,500
妊婦（付加量）					+0	+0	—	—
授乳婦（付加量）					+0	+0	—	—

付録

⓭のつづき

性別	マグネシウム（mg/日）								リン（mg/日）			
	男性				女性				男性		女性	
年齢等	推定平均必要量	推奨量	目安量	耐容上限量*2	推定平均必要量	推奨量	目安量	耐容上限量*2	目安量	耐容上限量	目安量	耐容上限量
0～5（月）	—	—	20	—	—	—	20	—	120	—	120	—
6～11（月）	—	—	60	—	—	—	60	—	260	—	260	—
1～2（歳）	60	70	—	—	60	70	—	—	500	—	500	—
3～5（歳）	80	100	—	—	80	100	—	—	700	—	700	—
6～7（歳）	110	130	—	—	110	130	—	—	900	—	800	—
8～9（歳）	140	170	—	—	140	160	—	—	1,000	—	1,000	—
10～11（歳）	180	210	—	—	180	220	—	—	1,100	—	1,000	—
12～14（歳）	250	290	—	—	240	290	—	—	1,200	—	1,000	—
15～17（歳）	300	360	—	—	260	310	—	—	1,200	—	900	—
18～29（歳）	280	340	—	—	230	270	—	—	1,000	3,000	800	3,000
30～49（歳）	310	370	—	—	240	290	—	—	1,000	3,000	800	3,000
50～64（歳）	310	370	—	—	240	290	—	—	1,000	3,000	800	3,000
65～74（歳）	290	350	—	—	230	280	—	—	1,000	3,000	800	3,000
75以上（歳）	270	320	—	—	220	260	—	—	1,000	3,000	800	3,000
妊婦*3					+30	+40	—	—			800	
授乳婦*3					+0	+0	—	—			800	

＊2：通常の食品以外からの摂取量の耐容上限量は，成人の場合350 mg/日，小児では5 mg/kg 体重/日とした．それ以外の通常の食品からの摂取の場合，耐容上限量は設定しない．
＊3：マグネシウムは付加量を示す．

⓮ 微量ミネラルの食事摂取基準

性別	鉄（mg/日）									
	男性				女性					
					月経なし		月経あり			
年齢等	推定平均必要量	推奨量	目安量	耐容上限量	推定平均必要量	推奨量	推定平均必要量	推奨量	目安量	耐容上限量
0～5（月）	—	—	0.5	—	—	—	—	—	0.5	—
6～11（月）	3.5	5.0	—	—	3.5	4.5	—	—	—	—
1～2（歳）	3.0	4.5	—	25	3.0	4.5	—	—	—	20
3～5（歳）	4.0	5.5	—	25	4.0	5.5	—	—	—	25
6～7（歳）	5.0	5.5	—	30	4.5	5.5	—	—	—	30
8～9（歳）	6.0	7.0	—	35	6.0	7.5	—	—	—	35
10～11（歳）	7.0	8.5	—	35	7.0	8.5	10.0	12.0	—	35
12～14（歳）	8.0	10.0	—	40	7.0	8.5	10.0	12.0	—	40
15～17（歳）	8.0	10.0	—	50	5.5	7.0	8.5	10.5	—	40
18～29（歳）	6.5	7.5	—	50	5.5	6.5	8.5	10.5	—	40
30～49（歳）	6.5	7.5	—	50	5.5	6.5	9.0	10.5	—	40
50～64（歳）	6.5	7.5	—	50	5.5	6.5	9.0	11.0	—	40
65～74（歳）	6.0	7.5	—	50	5.0	6.0	—	—	—	40
75以上（歳）	6.0	7.0	—	50	5.0	6.0	—	—	—	40
妊婦（付加量）初期					+2.0	+2.5	—	—	—	—
中期・後期					+8.0	+9.5	—	—	—	—
授乳婦（付加量）					+2.0	+2.5	—	—	—	—

性別	亜鉛（mg/日）								銅（mg/日）							
	男性				女性				男性				女性			
年齢等	推定平均必要量	推奨量	目安量	耐容上限量	推定平均必要量	推奨量	目安量	耐容上限量	推定平均必要量	推奨量	目安量	耐容上限量	推定平均必要量	推奨量	目安量	耐容上限量
0～5（月）	—	—	2	—	—	—	2	—	—	—	0.3	—	—	—	0.3	—
6～11（月）	—	—	3	—	—	—	3	—	—	—	0.3	—	—	—	0.3	—
1～2（歳）	3	3	—	—	2	3	—	—	0.3	0.3	—	—	0.2	0.3	—	—
3～5（歳）	3	4	—	—	3	3	—	—	0.3	0.4	—	—	0.3	0.3	—	—
6～7（歳）	4	5	—	—	3	4	—	—	0.4	0.4	—	—	0.4	0.4	—	—
8～9（歳）	5	6	—	—	4	5	—	—	0.4	0.5	—	—	0.4	0.5	—	—
10～11（歳）	6	7	—	—	5	6	—	—	0.5	0.6	—	—	0.5	0.6	—	—
12～14（歳）	9	10	—	—	7	8	—	—	0.7	0.8	—	—	0.6	0.8	—	—
15～17（歳）	10	12	—	—	7	8	—	—	0.8	0.9	—	—	0.6	0.7	—	—
18～29（歳）	9	11	—	40	7	8	—	35	0.7	0.9	—	7	0.6	0.7	—	7
30～49（歳）	9	11	—	45	7	8	—	35	0.7	0.9	—	7	0.6	0.7	—	7
50～64（歳）	9	11	—	45	7	8	—	35	0.7	0.9	—	7	0.6	0.7	—	7
65～74（歳）	9	11	—	40	7	8	—	35	0.7	0.9	—	7	0.6	0.7	—	7
75以上（歳）	9	10	—	40	6	8	—	30	0.7	0.8	—	7	0.6	0.7	—	7
妊婦（付加量）					+1	+2	—	—					+0.1	+0.1	—	—
授乳婦（付加量）					+3	+4	—	—					+0.5	+0.6	—	—

⑭のつづき

性別	マンガン(mg/日) 男性		女性		ヨウ素(μg/日) 男性				女性			
年齢等	目安量	耐容上限量	目安量	耐容上限量	推定平均必要量	推奨量	目安量	耐容上限量	推定平均必要量	推奨量	目安量	耐容上限量
0〜5（月）	0.01	—	0.01	—	—	—	100	250	—	—	100	250
6〜11（月）	0.5	—	0.5	—	—	—	130	250	—	—	130	250
1〜2（歳）	1.5	—	1.5	—	35	50	—	300	35	50	—	300
3〜5（歳）	1.5	—	1.5	—	45	60	—	400	45	60	—	400
6〜7（歳）	2.0	—	2.0	—	55	75	—	550	55	75	—	550
8〜9（歳）	2.5	—	2.5	—	65	90	—	700	65	90	—	700
10〜11（歳）	3.0	—	3.0	—	80	110	—	900	80	110	—	900
12〜14（歳）	4.0	—	4.0	—	95	140	—	2,000	95	140	—	2,000
15〜17（歳）	4.5	—	3.5	—	100	140	—	3,000	100	140	—	3,000
18〜29（歳）	4.0	11	3.5	11	95	130	—	3,000	95	130	—	3,000
30〜49（歳）	4.0	11	3.5	11	95	130	—	3,000	95	130	—	3,000
50〜64（歳）	4.0	11	3.5	11	95	130	—	3,000	95	130	—	3,000
65〜74（歳）	4.0	11	3.5	11	95	130	—	3,000	95	130	—	3,000
75以上（歳）	4.0	11	3.5	11	95	130	—	3,000	95	130	—	3,000
妊婦[2]			3.5	—					+75	+110	—	—[1]
授乳婦[2]			3.5	—					+100	+140	—	—[1]

＊1：妊婦および授乳婦の耐容上限量は，2,000 μg/日とした．
＊2：ヨウ素は付加量を示す．

性別	セレン（μg/日） 男性				女性				クロム（μg/日） 男性		女性	
年齢等	推定平均必要量	推奨量	目安量	耐容上限量	推定平均必要量	推奨量	目安量	耐容上限量	目安量	耐容上限量	目安量	耐容上限量
0〜5（月）	—	—	15	—	—	—	15	—	0.8	—	0.8	—
6〜11（月）	—	—	15	—	—	—	15	—	1.0	—	1.0	—
1〜2（歳）	10	10	—	100	10	10	—	100	—	—	—	—
3〜5（歳）	10	15	—	100	10	10	—	100	—	—	—	—
6〜7（歳）	15	15	—	150	15	15	—	150	—	—	—	—
8〜9（歳）	15	20	—	200	15	20	—	200	—	—	—	—
10〜11（歳）	20	25	—	250	20	25	—	250	—	—	—	—
12〜14（歳）	25	30	—	350	25	30	—	300	—	—	—	—
15〜17（歳）	30	35	—	400	20	25	—	350	—	—	—	—
18〜29（歳）	25	30	—	450	20	25	—	350	10	500	10	500
30〜49（歳）	25	30	—	450	20	25	—	350	10	500	10	500
50〜64（歳）	25	30	—	450	20	25	—	350	10	500	10	500
65〜74（歳）	25	30	—	450	20	25	—	350	10	500	10	500
75以上（歳）	25	30	—	400	20	25	—	350	10	500	10	500
妊婦[3]					+5	+5	—	—			10	—
授乳婦[3]					+15	+20	—	—			10	—

＊3：セレンは付加量を示す．

性別	モリブデン（μg/日） 男性				女性			
年齢等	推定平均必要量	推奨量	目安量	耐容上限量	推定平均必要量	推奨量	目安量	耐容上限量
0〜5（月）	—	—	2	—	—	—	2	—
6〜11（月）	—	—	5	—	—	—	5	—
1〜2（歳）	10	10	—	—	10	10	—	—
3〜5（歳）	10	10	—	—	10	10	—	—
6〜7（歳）	10	15	—	—	10	15	—	—
8〜9（歳）	15	20	—	—	15	15	—	—
10〜11（歳）	15	20	—	—	15	20	—	—
12〜14（歳）	20	25	—	—	20	25	—	—
15〜17（歳）	25	30	—	—	20	25	—	—
18〜29（歳）	20	30	—	600	20	25	—	500
30〜49（歳）	25	30	—	600	20	25	—	500
50〜64（歳）	25	30	—	600	20	25	—	500
65〜74（歳）	20	30	—	600	20	25	—	500
75以上（歳）	20	25	—	600	20	25	—	500
妊婦（付加量）					+0	+0	—	—
授乳婦（付加量）					+3	+3	—	—

付録

索　引

中山書店の出版物に関する情報は，小社サポートページを御覧ください．
https://www.nakayamashoten.jp/support.html

本書へのご意見をお聞かせください．
https://www.nakayamashoten.jp/questionnaire.html

Visual栄養学テキストシリーズ

応用栄養学
（おうようえいようがく）

2020 年 4 月 15 日　初版第 1 刷発行
2023 年 9 月 15 日　　　第 2 刷発行

監　修………津田謹輔・伏木　亨・本田佳子
（つだきんすけ　ふしき　とおる　ほんだけいこ）

編　集………小切間美保・桒原晶子
（こぎりまみほ　くわばらあきこ）

発行者………平田　直

発行所………株式会社 中山書店
　　　　　　〒 112-0006　東京都文京区小日向 4-2-6
　　　　　　TEL 03-3813-1100（代表）　振替 00130-5-196565
　　　　　　https://www.nakayamashoten.jp/

装　丁………株式会社プレゼンツ

印刷・製本……株式会社 真興社

ISBN 978-4-521-74291-5

Published by Nakayama Shoten Co., Ltd.　　　　　　　　Printed in Japan
落丁・乱丁の場合はお取り替えいたします.

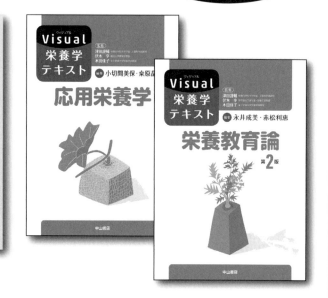